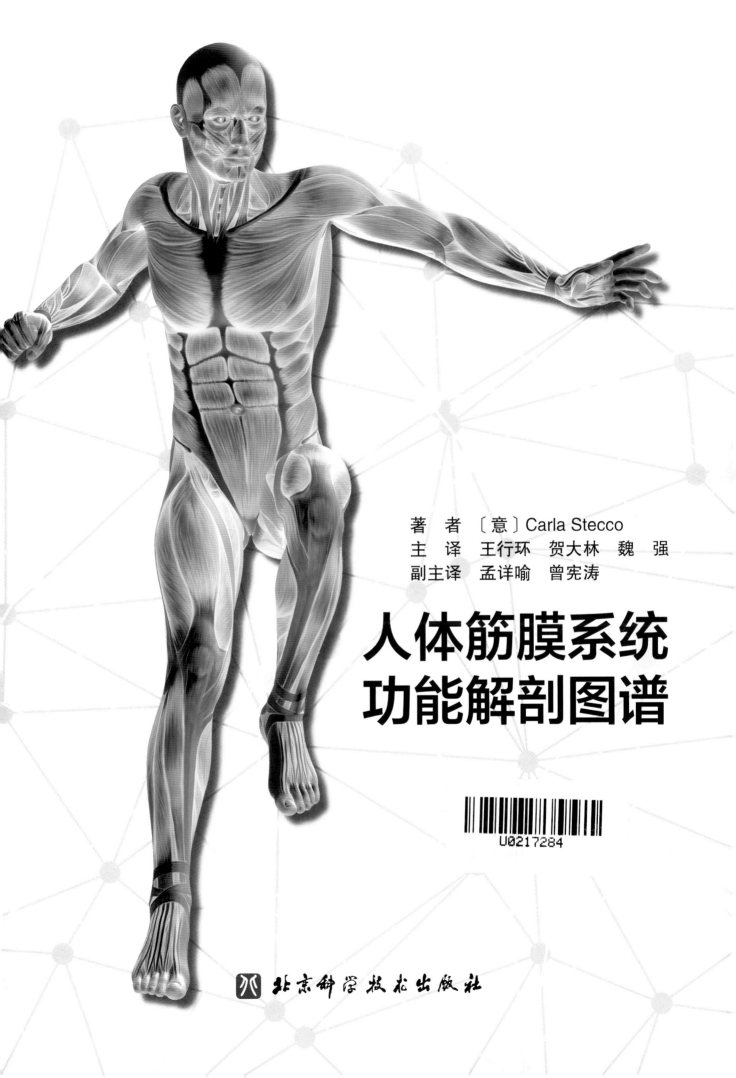

著　者　〔意〕Carla Stecco
主　译　王行环　贺大林　魏　强
副主译　孟详喻　曾宪涛

人体筋膜系统
功能解剖图谱

北京科学技术出版社

ELSEVIER

Elsevier (Singapore) Pte Ltd.
3 Killiney Road
#08–01 Winsland House I
Singapore 239519
Tel: (65) 6349–0200
Fax: (65) 6733–1817

Functional Atlas of the Human Fascial System, 1/E
Copyright © 2015 by Elsevier Ltd. All rights reserved.
ISBN-13: 9780702044304

图书在版编目（CIP）数据

人体筋膜系统功能解剖图谱 / （意）卡拉·斯德科（Carla Stecco）著；王行环、贺大林、魏强主译. — 北京：北京科学技术出版社，2017.8（2023.11重印）

书名原文：Functional Atlas of the Human Fascial System

ISBN 978-7-5304-9123-2

Ⅰ. ①人… Ⅱ. ①卡… ②王… ③贺… ④魏… Ⅲ. ①筋膜–解剖–图谱 Ⅳ. ①R322.7-64

中国版本图书馆CIP数据核字（2017）第156560号

责任编辑：于庆兰		网　　址：www.bkydw.cn
责任印制：李　茗		经　　销：新华书店
图文制作：北京永诚天地艺术设计有限公司		印　　刷：北京捷迅佳彩印刷有限公司
出 版 人：曾庆宇		开　　本：889mm×1194mm　1/16
出版发行：北京科学技术出版社		字　　数：633千字
社　　址：北京西直门南大街16号		印　　张：24
邮政编码：100035		版　　次：2017年8月第1版
电话传真：0086-10-66135495（总编室）		印　　次：2023年11月第5次印刷
0086-10-66113227（发行部）		ISBN 978-7-5304-9123-2/R · 2340

定　　价：248.00元

译者名单

译　者（按姓氏拼音排序）

<table>
<tr><td>陈劲草</td><td>武汉大学中南医院</td></tr>
<tr><td>戴冀斌</td><td>武汉大学人体解剖学教研室</td></tr>
<tr><td>龚　侃</td><td>北京大学第一医院</td></tr>
<tr><td>郭中强</td><td>武汉大学中南医院</td></tr>
<tr><td>贺大林</td><td>西安交通大学第一附属医院</td></tr>
<tr><td>刘同族</td><td>武汉大学中南医院</td></tr>
<tr><td>孟详喻</td><td>武汉大学中南医院</td></tr>
<tr><td>裴　斌</td><td>湖北医药学院附属襄阳医院</td></tr>
<tr><td>彭　谋</td><td>中南大学湘雅二医院</td></tr>
<tr><td>任学群</td><td>河南大学淮河医院</td></tr>
<tr><td>尚政军</td><td>武汉大学口腔医院</td></tr>
<tr><td>孙万群</td><td>复旦大学附属中山医院徐汇医院</td></tr>
<tr><td>王行环</td><td>武汉大学中南医院</td></tr>
<tr><td>魏　强</td><td>四川大学华西医院</td></tr>
<tr><td>吴开杰</td><td>西安交通大学第一附属医院</td></tr>
<tr><td>曾宪涛</td><td>武汉大学中南医院</td></tr>
</table>

秘　书　孟详喻

序 言 一

我眼前此书是一本全新的人体筋膜系统解剖图谱。其着力于探讨筋膜与肌肉组织的统一性及有效传导躯体负荷相互作用时的关联性。我相信，本书将有助于我们更好地理解人体的奥秘。

为便于读者理解躯体构成，经典的解剖学图谱将人体按照区域及横截面进行划分。由于不同组织间的相互作用，着眼单个组织以试图了解错综复杂的人体并不利于恰当地分析躯体如何发挥功能。此外，支持着整个骨骼系统的筋膜、韧带和肌肉组成了网络以传导躯体所负荷的机械应力。

不同于局部解剖学，功能解剖学应呈现肌肉与肌肉、内部骨骼、外部筋膜之间作为整体相互作用的必要信息。而这些常被传统大体解剖所忽略。肌肉收缩与相关结构被动作用所产生的应力和作用时间使关节在不同角度自由运动。肌肉系统作为感受器官与相关被动结构互相作用，产生反馈信息进而调控该系统。

不同的肌肉筋膜结构拥有不同的弹性系数，构成了错综复杂的躯体：从表层的皮肤到骨骼之间，结缔组织可被拉伸及挤压的性能尤为特殊。将之综合在一起，探讨其物理性质及功能是理解人体各种复杂功能的必要前提。

这部全新的图谱有助于我们理解躯体独特的构造，以及我们如何通过各种各样的运动传达信息。它将为我们开辟更深的视角来探寻这一奇迹。

第一章的精彩概述让我们对全书充满期待。作者积十余年之功，在本章描述了整个躯体筋膜结构。

读者阅读此书时，会看到一个崭新的世界——精美的彩图配上精确的文字，打通了整个解剖学。

本书作者出生于科学和医学世家。Carla Stecco教授的众多不朽篇章，阐明了筋膜在运动系统中实体功能学的概念。

我很荣幸认识Stecco教授，多年来，钦佩于她对学术追求的高标准、严要求。本书每一章都呈现出了这种高水准。有了献身科学的人们，有了精准的实体解剖，以及描绘这些的卓越才能，才使我们得以理解人体的五彩缤纷。

进行精确的人体解剖是一种非常特殊的技能，既需要学术造诣亦要求灵巧的技能。筋膜的许多特性在相关研究领域尚未被探明。实际上作者只有反复多次探索，界定研究方法，通过最好的人体解剖技术，才能呈现出这让人叹为观止的影像和图画。

作者行云流水般地将筋膜和结缔组织与肌肉、骨骼、关节和器官的相互联系绘成本书。

阅读此书不仅能提高你的解剖学知识与技能，还能揭示当我们运动时应力如何从表至里传导。

也许我们需要像Carla Stecco这样的意大利骨科医师、解剖学家，她从本质上理解了拉丁语"E motione"的另一层含义——"运动时"。这正是我们在这些精美图片中所见的：功能解剖学展现了躯体"运动时"组织独特的解剖层面。

我向你保证，本书的图片是我见过最精美的图片之一。尽管是二维图像，但新鲜标本被解剖得如此谨慎、精确，几乎相当于三维视图——协调一致滑动运行中的筋膜系统似乎触手可及。

此书对于理解运动系统和结缔组织整合的解剖学而言是一本新的标准图谱。它阐明了筋膜系统的作用，是作者卓越解剖技能的缩影。

阅读此书的同道会很容易从学术视角理解不同结缔组织层如何与肌肉和骨骼相关联。

这是一本美不胜收的书。Stecco巧夺天工般地展现了我们躯体的真实构造。我郑重将它推荐给各位！

Andry Vleeming博士
美国新英格兰大学医学院解剖学教研室教授
比利时根特大学康复医学与运动治疗学教授
世界腰盆区疼痛大会主席

序 言 二

为一本书写序言总是让人满足且自豪，但给我同事Carla Stecco创作的这本书写序言，却让我由衷感到荣耀。我与Carla Stecco相识多年，她对筋膜的精深研究让我钦佩。数年来，她在筋膜研究领域取得傲人成绩，已经成为一位国际一流的解剖专家。Stecco是从一名解剖专业学生成长起来的。童年时期，她和父亲为了深入学习筋膜，便一同解剖小动物。成为医学生后，她开始研究人体筋膜。从26岁起，她在巴黎大学度过了漫长的时间，并被允许解剖新鲜尸体。孜孜不倦地解剖，使她第一次阐明了人体各种各样的筋膜及其与肌肉、关节、血管和神经的联系。初次相识，我便被她对于解剖的热情以及卓越的天赋所打动。我逐渐发现她成为一位教师和真正学者的潜质。她对教学的经验、对研究的兴趣以及对发表论文的热情使她成为一名业务精湛、受人钦佩的著者。多年后，我不得不赞叹她打破传统、解放思想获得一手材料的勇气。即使有时研究成果有悖于正统观点，她也总是信心百倍。近年来她的观点不断得到认同，本书也得以出版——说明那些研究成果是正确的。

本图谱首次准确描绘了人体筋膜。它运用了人体解剖学研究的科学方法。事实上，这些年来，物理治疗师、整骨治疗师、按摩师、手法治疗师以及体育教练都认识到筋膜系统的重要作用。本书的图片首次系统地呈现了人体筋膜。现在，我们理解了它的界限以及宏观和微观结构特性。筋膜层次结构、被作用后应力的传导、本体感受，以及三者之间的关系——对它们的深入认识有助于建立肌筋膜-骨骼解剖学构架。本书的数据将会成为其他研究者的标准。从解剖学视角研究筋膜有助于找到治疗筋膜综合征的更好方法。

本书编排有条不紊，前三章概述了结缔组织、深筋膜和浅筋膜，之后五章用图画描绘了筋膜。全书一以贯之地解释了肌肉筋膜的联系以及筋膜的连续性。

我们必须感谢Carla Stecco所创作的这本有用的书——《人体筋膜系统功能解剖图谱》。

Raffaele De Caro博士
人体解剖学教授
意大利帕多瓦大学分子医学教研室
人体解剖研究所主任
意大利解剖学家联合会主席

前　言

大多数解剖学图谱详细描绘了身体的器官和肌肉，然而覆盖在这些结构之上的筋膜常被忽略，只能留待读者想象。通常情况下，人们只关注筋膜局部区域内微不足道的一个功能：覆盖于组织表面的膜。同样的，解剖学家认为只有把结缔组织除去，才能充分研究关节、肌肉、肌腱，以及器官。许多解剖操作根据以往文献有了这种先入为主的观念。不幸的是，这些研究仅仅阐述了运动系统的一部分。筋膜作为运动系统的另一部分却被忽视，甚至被摒弃了。

近些年来，相关研究揭示了躯体运动不仅仅是神经刺激引起的单个肌肉收缩。肌肉作为运动系统的一部分必须有条不紊地收缩、舒张。负责协调肌肉收缩的是筋膜——作为关节间的桥梁、肌肉间的分隔、收缩时的信使。肌肉协调一致的运动有赖于这些筋膜结构赋予其外形，协助其滑动。研究骨骼肌系统却忽视筋膜的病理学家们常常难以明确患者疼痛的病因，于是称之为"非特异性"。通常，研究者将肌肉看成独立的单元，这阻碍了对于筋膜功能的进一步理解。只有认识了筋膜系统的组成、形态及功能，才能更准确地认识解剖学。

传统解剖学家在其研究中无视筋膜系统，导致临床医师的治疗只关注肌肉、关节和韧带，而忽略了针对筋膜收缩和紧张的病理改变的治疗，结果疗效不如人意。治疗师只有深入认识筋膜层次及其相互关系后，才能有针对性地选择治疗方式和手腕力道以解决筋膜的异常——只有这些知识才能提高手法水平。另外，外科医师充分掌握了手术相关筋膜的知识，就能采取出血最少、暴露最好的手术路径。

此书基于十余年来我对数百例新鲜人类尸体进行解剖的成果之上。如此我才能对自然状态下新鲜的筋膜、筋膜间的解剖关系、筋膜的滑动和筋膜的平面进行最深入地观察。后者在防腐处理后的尸体上是不可能观察到的。亲自解剖才能对人体筋膜有如此独特的视角。以往研究筋膜，常常将其与身体某一特定部位独立开来，让人以为筋膜起于和终止于某一节段，然而事实并非如此。

我在本书中强调两点：筋膜平面的连续性；筋膜联系肌肉、神经和血管的功能性。我个人认为筋膜是一个拥有独特的宏观和微观特性的器官系统，发挥特殊功能，拥有特异的病理变化。基于此，我对筋膜进行了严格的定义，关节囊、韧带、肌腱和疏松结缔组织都被排除于定义之外。事实上，筋膜与它们相延续，但其拥有自身独特的显微特性和功能。

我试着将相关领域文献中关于筋膜的不同定义和描述归纳在一起。关于筋膜组织、筋膜层次和筋膜特性的公认定义将有助于本领域未来的研究，不断改善临床实践，提供更简单更准确的研究方法。

我非常感谢De Caro教授（意大利帕多瓦大学）的鼎力支持与Delmas教授（法国巴黎笛卡尔大学）的通力合作。我必须感谢我的同事Veronica Macchi教授和Andrea Porzionato教授，有了他们的工作和帮助，我才得以对筋膜进行显微和活体研究。相较于尸体，活体研究揭示了筋膜更多信息。我敢肯定，研究者们将成功地对筋膜进行影像学评估（超声、CT和MRI）。我希望，本书能够启发治疗师们，把筋膜刻入他们脑海。

本书第一章通过纤维、细胞和胞外基质的百分比阐明了筋膜的组成成分，将结缔组织进行了分类。该组成成分界定了不同类型结缔组织（尤其是筋膜）的组织学和力学特征。第二章从宏观和微观的角度描述了浅筋膜的一般特征。第三章以同样的方式分析了深筋膜。随后五章从局部解剖的角度描绘了筋膜。本图谱采用常规解剖学术语指代各种筋膜。但我想强调的是筋膜在身体不同节段之间是连续的，筋膜和肌肉是互相连接的。这对于理解筋膜在调节肌肉活动中的关键作用和作为全身本体感受器非常重要。筋膜之间的联系可以作为牵涉痛分布区域的另一种解释，强调了双下肢、躯干和双上肢之间的联系。值得强调的是，必须以整体视角研究筋膜。多年来，手法治疗师通过图表、功能筛查和物理测试认识到肌肉内部的联系。我希望本书将为这种联系提供直观的图像展示。

Carla Stecco

致　　谢

致我亲爱的丈夫Giuseppe、我的孩子Elettra和Jago，为了完成本书我牺牲了许多陪伴他们的时光。

致我的父亲，他鼓励我跳出经典解剖学的视野，启迪我孜孜不倦地研究筋膜系统。

致Warren Hammer以及他的助理Martha Cook Hammer，他们对此书的完成提供了宝贵建议，使它清晰明了。

不要被教条束缚，那意味着顺从他人的想法生活。不要让其他人喧嚣的观点掩盖你内心真正的声音。最重要的是，你要有勇气去听从直觉和心灵的指示。（——史蒂夫·乔布斯，《斯坦福报》2005）

——Carla Stecco

目 录 | CONTENTS

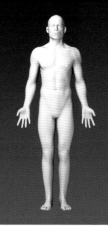

第一章
结缔组织

一、结缔组织的组成

结缔组织（connective tissues，CT）是人体组织的四大基本类型之一（其他三种分别是上皮组织、肌肉组织和神经组织）。它参与机体和器官的组成，使组织和器官之间互相连接并提供结构支持。结缔组织的名称来源于它连接器官和组织的功能。结缔组织在机体中普遍存在，被视为把人体各个部位连接在一起的"胶水"。

结缔组织由三种主要成分构成：细胞、纤维和细胞外基质（ECM）（图1.1）。细胞完成组织的新陈代谢，纤维体现了组织的机械属性，细胞外基质使组织具有可塑性和延展性。结缔组织中最主要的细胞类型是成纤维细胞。成纤维细胞生成胶原纤维，并分泌细胞间的基质。其他类型的细胞如脂肪细胞和未分化的间充质细胞也可出现在结缔组织中。这三种主要成分所占的比例在人体中的各个部位均有所不同，主要取决于各个部位

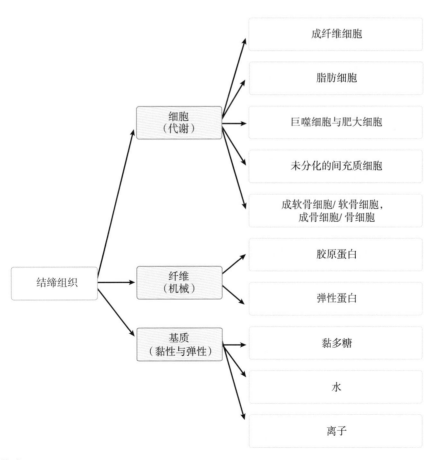

图1.1　结缔组织的构成

1

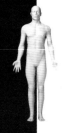

的结构特点。某些部位的结缔组织排列疏松，细胞种类较多；某些部位的结缔组织绝大部分由纤维构成，而某些部位的结缔组织主要由细胞外基质构成。细胞外基质的黏稠度可变性很大，变化范围可从似凝胶材料到似刚性材料。因此，结缔组织的黏稠度变化范围可从疏松结缔组织凝胶一般的柔软到骨头一般的坚硬。不同类型的结缔组织在结构上的分类，主要是基于组成元素的种类和排列方式。例如，坚硬的结缔组织，如肌腱和韧带，其中胶原纤维占很大比例而含有较少的细胞。反之，由较多细胞组成的结缔组织如脂肪组织则比较柔软。

结缔组织具有许多功能：

- 结构支持：组成机体的结构框架，维持器官和系统的解剖结构，构成骨骼和器官的包膜。
- 机体组织之间的连接：如韧带、肌腱和筋膜。
- 保护器官：形成包膜将器官包绕起来并将器官与周围的结构分开，填充在器官与器官的间隙之间并允许器官做必要的运动，防止这些可移动的结构之间发生摩擦、挤压和损伤性的碰撞。
- 代谢功能：提供营养支持。血液中的所有代谢养料穿过毛细血管床，经结缔组织扩散进入与之邻接的细胞和组织。反过来，细胞和组织的代谢废物经结缔组织扩散后回流入毛细血管。结缔组织介导并调控各类物质交换活动。
- 储存能量：如脂肪组织（一种特殊的结缔组织）。
- 调节物质的扩散。
- 形成瘢痕组织：在外伤后的修复过程中扮演最基本的角色。

所有的结缔组织细胞都来源于间充质细胞。间充质细胞存在于胚胎中，绝大部分的结缔组织起源于胚胎的中胚层（中胚叶），但是头部的一些结缔组织起源于神经嵴（源自外胚层）。间充质细胞只存在于胚胎中，然而一些间质样的细胞存在于成人结缔组织中，并在损伤后应答中保留了分化能力。

（一）细胞外基质

细胞外基质（extracellular matrix，ECM）是结缔组织位于细胞外的组成成分和支持组织。这种基质将作用在组织上的机械压力分散，并且为嵌入其中的细胞提供结构上的环境。它由基质和纤维组成，形成了一个框架，使得细胞可以黏附其上并在其中移动（Standring，2008年）。这种细胞基质是由水、胞外蛋白、糖胺聚糖（GAGs）和蛋白多糖以不同的比例组成的。它边界清晰，无色透明且有黏性。这些纤维有不同的类型，但主要的类型是胶原纤维和弹性纤维。这些纤维决定了组织的力学特性。

1. 基质

基质（ground substance）是一种位于细胞周围无定形的凝胶样物质。它不包含纤维（例如胶原纤维和弹性纤维），但包含细胞外基质的其他所有组成成分，又被称为纤维外基质。基质为细胞提供支持和营养。它决定了结缔组织的顺应性、流动性和完整性，同时也是细胞外基质其他成分的润滑剂和黏合剂（Hukinsa和Aspden，1985年）。基质中大分子的存在使胶原纤维在受外力作用滑动时受到的摩擦力较小，其运动范围受到纤维间交叉连接的限制。胶原蛋白、水分子和基质分子都有导电性和极化的特性。偏振波可能存在并且质子在胶原纤维之间的跃迁比神经传导的电信号更快（Jaroszyk和Marzec，1993年）。

（1）蛋白多糖

基质中包含蛋白多糖（proteoglycans），是由许多糖胺聚糖（GAG）分子共价连接在一个核心蛋白上的超级大分子，其形态近似于包绕试管刷主干的鬃毛。糖胺聚糖是由重复的二糖单位组成的长链多糖，每个二糖单位中的其中一种糖是氨基葡糖，因此命名为糖胺聚糖。糖胺聚糖中的许多糖都有硫酸基和羧基团，使其高度负电荷化。基于糖基的类别、连接的性质和硫酸化程度的差别，公认糖胺聚糖家族有7种不同的糖胺聚糖分子。这些糖胺聚糖分子分别为透明质酸、4-硫酸软骨素、6-硫酸软骨素、硫酸皮肤素、硫酸角质素、硫酸肝素和肝素。

糖胺聚糖的弹性不足以形成一个球形的结构，并且使它保持伸展状态以获得与之体积相对应的足够的表面积。高密度的负电荷吸引水分子而形成水合凝胶。这种凝胶使结缔组织膨胀且具有弹性，同时也调控着各种代谢物的扩散。特别是它为水溶性分子的快速扩散提供了条件，同时抑制大分子和细菌的运动。它的黏弹性允许组织在受压之后恢复原来的形状，同时为胶原纤维之间的无摩擦运动创造了条件，这是为了吸收作用于组织上的力，保护胶原蛋白网免受过度压力的损害。含水量的不同决定了基质的状态是溶胶还是凝胶，随之决定嵌入其中的胶原纤维的流动性。分子量较小的蛋白多糖，如核心蛋白聚糖，只有一条单链糖胺聚糖，在胶原纤维的组成和分布上起作用。蛋白多糖也存在于细胞膜上和细胞内，调节细胞与基质之间的相互作用。

（2）透明质酸

透明质酸（hyaluronan，HA）是疏松结缔组织中最具代表性的糖胺聚糖，也是唯一一个没有硫酸基团的糖胺聚糖。不同于典型的糖胺聚糖，透明质酸极长且硬，包含一条含有几千糖基的长链，而相较之下其他糖胺聚糖只含有几百或更少的糖基。此外，透明质酸不与核心蛋白连接组成蛋白多糖的一部分，而蛋白多糖反过来通过一种特殊的连接蛋白直接与透明质酸相连形成一个大分子。这些亲水性大分子在软骨基质中特别丰富，是形成胀压的原因，使软骨成形。透明质酸提供像含水的眼睛一样胀满的结构，脐带的脐带胶质（Wharton's Jelly）中的透明质酸可保护胎儿血管免受压迫（图1.2）。

透明质酸通过大剂量的溶剂水（容量为溶质的10 000倍）为皮肤提供水分。当肌肉和肌腱在骨骼上或腱膜下滑行的时候，它也起到润滑剂的作用。看起来这些滑行间的相互作用受到富含透明质酸的细胞外基质的成分和功效的影响。这一层富含透明质酸的基质可保护肌肉，支持创伤后修复，在损失肌纤维之后刺激卫星细胞增殖。富含透明质酸的基质病变将导致疼痛、炎症和某些功能丧失。在创伤愈合早期透明质酸的含量十分丰富，其功能为打开组织间隙以使细胞通行。透明质酸与细胞受体结合及其与细胞骨架间的相互

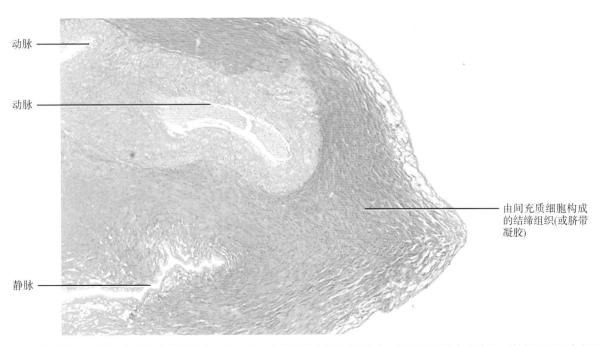

动脉

动脉

静脉

由间充质细胞构成的结缔组织(或脐带凝胶)

图1.2　脐带的组织学切片（阿尔新蓝染色，50×）。注意由间充质细胞构成的结缔组织被染成蓝色，突出显示了脐带的细胞外基质中丰富的透明质酸

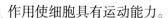

作用使细胞具有运动能力。

透明质酸在胚胎发育时期和快速生长的组织中特别丰富，且存在于任何修复和再生的部位。近来研究发现，随着链长的改变，尤其是在其碎片化时，透明质酸有多样的，甚至截然相反的生物学功能，例如促血管生成、炎症性和免疫刺激性。

透明质酸的代谢周期为2~4天，而其他硫酸化的氨基葡聚糖的周期为7~10天。这意味着产生透明质酸的细胞必须保持活性，否则基质的数量有减少的风险。糖胺聚糖的副产物对细胞有反馈作用，可以调控其合成。已经明确的是，结缔组织细胞的机械性扭曲可对细胞外基质合成产生刺激作用（Adhikari等，2011年）。

（3）连接蛋白

连接蛋白（link proteins）使基质中的蛋白聚糖复合物保持稳固，并形成一个巨大的试管刷样立体结构。在所有的连接蛋白中，研究最多的是黏着斑蛋白（vinculin）、血影蛋白（spectrin）和肌动球蛋白（actomyosin）。上述连接蛋白可以调节细胞、纤维和基质其他组成成分的相互作用，主要任务是将胶原纤维连接到细胞膜上和组织细胞外基质中的弹性纤维。对于个别连接蛋白而言，其他特殊功能包括引导可移动的细胞穿过结缔组织，控制胞核、线粒体、高尔基体的活动性，将细胞骨架与细胞外基质连接，等等。在老化的过程中，连接蛋白的数量将增加，这将降低结缔组织的可移动性。

2. 纤维

结缔组织细胞分泌两种类型的纤维（fibres）：胶原纤维和弹性纤维。在不同类型的结缔组织中上述纤维的数量和比例均有所不同。两种纤维均由长肽链构成的蛋白质所组成。

（1）胶原纤维

胶原纤维（collagen fibres）具有强度高、可塑性强的特点。一般来说，每条胶原纤维都由名为胶原纤维丝的螺纹样亚基所构成，每条纤维丝又是由胶原蛋白分子按照头尾对齐交叠排列的方式组成。纤维丝的强度取决于毗邻的胶原蛋白分子之间的共价键。胶原蛋白分子（又称为原胶原蛋白）由三条相互缠绕的多肽链（每条都被称为α链）组成，形成向右的三重螺旋结构。除了链的尾端之外，每三个氨基酸中就有一个是甘氨酸。糖基和三重螺旋连在一起，所以胶原蛋白被形象地称为糖蛋白。α链形成的螺旋并不全部相同，基于链内的差异将其定义为不同类型的胶原蛋白。按照发现年代的先后顺序以罗马数字对其进行命名，其中最重要的类型有：

- I型胶原蛋白是最普遍的类型，占了胶原蛋白家族的90%。它被发现存在于皮肤真皮层、骨骼、肌腱、筋膜、器官的包膜和许多其他部位。这些纤维丝聚集形成直径为2~10 μm的厚束，为结缔组织提供了高抗拉强度（500~1000 kg/cm^2）。

- II型胶原蛋白是骨的主要成分，这些纤维更加精细。

- III型胶原蛋白或称网状纤维，直径更小，且典型地不聚集成束而形成厚纤维。它们排列成网眼状的图案，为由细胞构成的各种各样的组织和器官提供支撑框架，如肝脏。这些纤维同样存在于上皮细胞的边界、疏松结缔组织、脂肪细胞的周围、小血管、神经、肌腱和肌肉内的结缔组织（图1.3）。在所有结缔组织的发育过程中，在新的结缔组织形成时，它们都是首先被分泌出来的，在瘢痕组织中也一样。

- IV型胶原蛋白形成网状结构而不是纤维丝，也是上皮细胞基膜的基本成分。

胶原纤维是由成纤维细胞合成的。支持造血和淋巴组织基质的III型纤维是由网状细胞产生的，周围神经的神经内膜是由施万细胞产生的。平滑肌细胞（出现于血管的中膜和消化道的肌层）能够分泌所有类型的结缔组织纤维。

单个胶原纤维通常顺着机械负荷的主要走行方向排列。在病理性的情况下，由于基质密度的改变，胶原纤维彼此靠近，可能形成病理性的横向连接。这也将阻碍正常胶原蛋白网络的形成。

胶原纤维的代谢周期一般为300~500天，

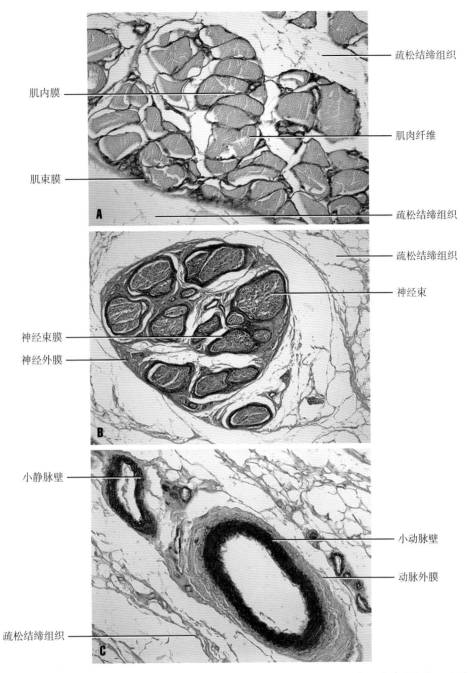

肌内膜

疏松结缔组织

肌肉纤维

肌束膜

疏松结缔组织

A

疏松结缔组织

神经束

神经束膜

神经外膜

B

小静脉壁

小动脉壁

动脉外膜

疏松结缔组织

C

图1.3 免疫组织化学染色显示胶原纤维在肌肉（A）、外周神经（B）和小血管（C）中的存在和定位。注意Ⅲ型胶原纤维在肌内膜与肌束膜、神经束膜以及小动脉壁和小静脉壁中大量存在

Carano与Siciliani（1996年）已经证明伸展状态的成纤维细胞可通过增加胶原酶的分泌而延长此周期。胶原酶是一种在胶原纤维降解过程中起重要作用的酶。上述研究人员还证明了周期性的拉伸比持续不断的拉伸更为高效。拉伸和压缩为成纤维细胞传递一种即时而均衡的形态变化，但是10～15分钟后细胞形态重新适应了这种新的力学环境，导致了一种生物活性化的丢失。这也提示了新的机械性刺激对新的生物学反应是非常有必要的。

（2）弹性纤维

弹性纤维（elastic fibres）比胶原纤维更细，并排列成分支型的模式以形成三维立体网状结构。它使组织具备应对伸展的能力，弹性纤维与胶原纤维交织以限制其伸展，防止组织撕裂。弹性纤维由两种结构元件构成：弹性蛋白（elastin）

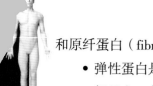
和原纤蛋白（fibrilin）：

- 弹性蛋白是一种与胶原蛋白有关的蛋白质，但具有一条与众不同的多肽主干，导致其能随意地卷曲。这种分子螺旋的结构并不稳固，因为它可以从一种形状变为另一种。卷曲的弹性蛋白分子可以被拉伸，并且当拉伸的力量被撤回时，分子又弹回原来的状态。两种大的氨基酸名为锁链素和异锁链素，与弹性蛋白相连，导致弹性蛋白之间以共价键相连，并形成弹性蛋白基质。在拉伸和弹回的过程中，整个基质都处于忙碌状态。

- 原纤蛋白是一种纤维样糖蛋白。其在弹性纤维发育过程中先于弹性蛋白出现，被认为起到组织结构形成的作用。

在大多数情况下，弹性纤维是由成纤维细胞产生的，然而动脉的弹性纤维由血管中膜的平滑肌细胞产生。平滑肌细胞产生的弹性材料只有弹性蛋白而无原纤蛋白，因此不形成弹性纤维。相反，弹性蛋白排列成网状片层，或在平滑肌层之间排列成同轴的片层。

> **临床精粹 1.1　爱－唐综合征**
>
> 病因：Ⅰ型或Ⅲ型胶原纤维的缺失导致胶原蛋白渐进性退化。身体的不同部位都可能受到影响，例如关节、心脏瓣膜、器官壁和动脉壁，因此产生不同临床类型的爱–唐综合征（Ehlers-Danlos syndrome）。其共有的临床症状为关节活动度增大、疼痛和肌力下降。Clayton等（2013年）通过证明患者具有本体感受障碍而支持了我们的假说，即结缔组织的损伤是本体感受障碍的关键因素（见第三章）。

（二）结缔组织细胞

在结缔组织中可以找到许多不同种类的细胞，相较之下成纤维细胞更为重要，脂肪细胞和未分化的间充质细胞也可在结缔组织中发现。如果脂肪细胞含量丰富，且排列有序形成小叶，那么这种结缔组织被称为脂肪组织。成纤维细胞可以分化成不同的细胞，从而形成不同类型的结缔组织，包括负责形成软骨的成软骨细胞（图1.4）和负责产生骨的成骨细胞。最后，总是在结缔组织中出现的有巨噬细胞和肥大细胞，还有一些短

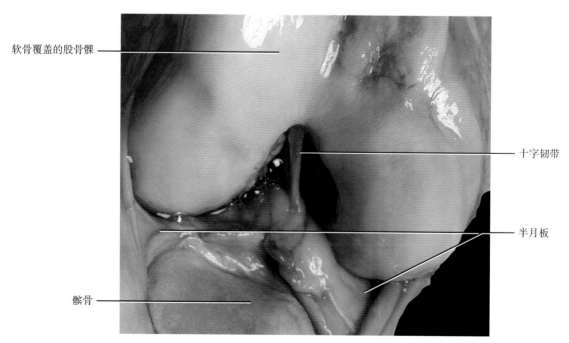

软骨覆盖的股骨髁

十字韧带

半月板

髌骨

图1.4 肉眼观膝盖软骨：股骨髁和髌骨表面。软骨形成光滑表面。注意髌骨关节面软骨的退化

马方综合征（Marfan's syndrome）是发生于结缔组织的遗传障碍性疾病，病因是原纤蛋白-1基因（FBN1）的突变。马方综合征有一系列从温和型到严重型的表现。马方综合征的患者表现为身材高大、四肢长、手指细长。除了骨骼的特点之外，马方综合征患者的眼睛、心脏瓣膜、主动脉、皮肤、肺和肌肉组织同样受累。在过去的30年里，随着有创性医疗手段的进展，外科手术治疗运用于心血管问题，特别是二尖瓣脱垂、主动脉扩张、主动脉夹层，已经使该病患者的预期寿命得到极大提高。

暂移行停留的细胞如淋巴细胞、浆细胞和白细胞。

1. 成纤维细胞

成纤维细胞（fibroblasts）是结缔组织中主要的细胞。成纤维细胞的主要作用是不断分泌细胞外基质的前体物质，如胶原纤维、弹性纤维和基质中所有的复合碳水化合物，从而保持结缔组织结构的完整性。它们有助于基质的形成，其细胞骨架形态有可能影响所分泌基质物质的沉积。成纤维细胞通过新纤维和蛋白质的降解与合成，在重建基质的过程中也起着一定作用。与上皮细胞在人体结构中的排列方式不同，成纤维细胞不形成扁平单细胞层，也不受基底膜一端的极化连接物的限制。

如同结缔组织中的其他细胞一样，成纤维细胞源自原始的间充质，其寿命在鸡胚中为（57±3）天。组织的损伤刺激成纤维细胞，并导致细胞的有丝分裂。成纤维细胞的增殖和退化与日常生活中步行、跑步和其他运动等机械性行为相伴随。即使在休息和睡眠时这种机械性行为都会刺激结缔组织。单次剧烈运动之后，髌骨跟腱中的胶原蛋白合成增加了几乎100%，3天后效果依然显著。在训练期初始阶段，跟腱中胶原蛋白的代谢（即合成与分解的平衡）增加，胶原蛋白净消耗。这使得跟腱进行调整，以适应更大强度的训练模式。直到训练持续进行，胶原蛋白才出现净增长。

成纤维细胞在创伤愈合过程中也起着至关重要的作用。最初的创伤发生于结缔组织和血管后，生长因子导致成纤维细胞的数量增加，成纤维细胞汇集于伤口处并开始分泌新的胶原蛋白，生成新的肉芽组织，协助组织重构。肉芽组织的细胞外基质是由成纤维细胞产生并改造。最初，成纤维细胞产生的Ⅲ型胶原蛋白，为一种形式较弱的结构蛋白；接着，它们产生存在于瘢痕组织中的Ⅰ型胶原蛋白，其更坚固且存在时间更长。瘢痕是成纤维细胞在修复过程中储存的胶原蛋白。

经受高频率拉伸的肌腱可能更易受炎症的影响，并最终组成纤维细胞拉伸而出现退化。成纤维细胞周期性的拉伸，特别是当拉伸的频率增加时，将增加促炎性细胞因子环氧合酶（COX-1和COX-2）和前列腺素E_2的产生（Yang等，2005年）。因此，成纤维细胞的过度刺激可能是反复发生的运动问题的根源。最新的研究（Kaux等，2013年）阐明了在肌肉和肌腱的康复过程中离心性运动优于向心性运动的原因。有观点认为离心性运动的负载模式对成纤维细胞产生更大的刺激，因此增加胶原蛋白分泌，从而刺激创伤组织的愈合。拉伸也可导致肌腱中成纤维细胞的对齐。

Abbott等（2013年）推导认为结缔组织，特别是成纤维细胞，是整个身体细胞与细胞之间信号通信网络的一部分。他们的研究表明成纤维细胞在组织拉伸的几分钟之内即产生活跃的细胞骨架应答信号：

"结缔组织中可能存在涉及钙离子和（或）ATP的同源细胞-细胞信号传导，可能伴随活跃的组织收缩与舒张发生。可以想象，整个身体的结缔组织构成一个网络，产生动态的、遍布全身的细胞活跃性波动变化，时间短则数秒、长则数分，伴生于外部或内部产生的作用于身体的机械力。"

成纤维细胞的一种特殊类型是见于肌腱、筋膜和瘢痕中的肌成纤维细胞（Hinz等，2012年）。这些细胞的细胞质中含有为其收缩创造条件的肌动蛋白纤维。在创伤修复期间，成纤维细胞需要转换为肌成纤维细胞，然后产生细胞外的胶原纤维沉积物。他们的研究显示平滑肌类型的肌动蛋白-肌球蛋白复合物可以愈合伤口，通过收缩伤口的边缘加速伤口的修复。在修复了创伤之后，这些肌成纤维细胞则发生细胞凋亡（程序化的细胞死亡）。肌成纤维细胞可能持久存在于愈合不良而转化为瘢痕疙瘩或增生性瘢痕的伤口处。根据Schleip（Schleip等，2006年）的描述，这些细胞在决定结缔组织的强度方面也起着重要的作用。

临床精粹 1.3 作用于成纤维细胞和循环的机械负荷的有益作用

机械负荷强烈地影响着成纤维细胞的活性和胶原纤维的沉积。扭伤或运动系统发生其他创伤之后，也许会产生新的胶原纤维。然而，如果患者被固定，则胶原纤维的分泌会变得无规律。这将导致运动受限，恢复时间延长。早期活动可以帮助顺着功能性力量的方向产生适量的胶原纤维。

Loghmani与Warden（2009年）将51只啮齿动物双侧膝关节的内侧副韧带损伤，然后在伤后1周，对其中的31只啮齿动物使用仪器辅助、交叉纤维按摩一侧韧带，每周3期，每期1分钟。治疗仅针对一侧单方面进行，受伤的另一侧内侧副韧带（未经治疗）作为自身对照。结果表明，在伤后第4周观察经治疗的韧带比对侧伤后未经治疗的韧带强度增加43.1%（$P>0.05$），硬度增加39.7%（$P<0.01$），吸收的能量增加57.1%（$P<0.05$）。经组织学和扫描电子显微镜观察法评估，和未经治疗的韧带相比，经治疗的韧带在创伤区域胶原纤维束形成和适应等方面都有所改进。

在一个类似的研究中，Loghmani与Warden（2013年）使用横向组织按摩法（cross-friction massage）按摩受伤的内侧副韧带，发现膝盖的韧带中不仅出现暂时性的血管舒张，韧带邻近部位微血管的形态也发生了改变，包括小动脉的直径。这些改变在最终的干预结束后仍持续了1周。

2. 脂肪细胞

脂肪细胞（adipocytes/fatcells）可以单个或集体的形式存在于多种结缔组织内。当成为主要的细胞和发挥的主要功能是储存脂肪形式的能量时，它们形成一种专门的组织，即脂肪组织。虽然脂肪细胞的来源依然不明确，但可以确定脂肪前体细胞是来源于间充质干细胞的未分化的成纤维细胞，当受到刺激时形成脂肪细胞。

我们将脂肪细胞分成两类：

- 单泡脂肪细胞：这些都是大细胞（直径从50～100 μm不等），以一层细胞质围绕的大脂滴为特征。胞核呈扁平形，位于细胞的周边。一个典型的脂肪细胞直径为0.1 mm，但有些细胞直径为其2倍，另一些直径为其一半。脂质以半流质的状态储存，主要由甘油三酯和胆固醇构成。这些脂肪细胞能分泌许多蛋白质，如抵抗素、脂联素和瘦素等，它们能将雄激素转化成雌激素。在幼年和青春期它们的数量增加，在成人期则保持不变。当脂肪细胞的体积增大4倍时，则开始分裂，以增加已有脂肪细胞的绝对数量。当体重显著减少时，脂肪细胞并不会减少数量，而只是容纳更少的脂肪。在整个成人阶段，大约有10%的脂肪细胞会每年更新一次。这些脂肪细胞组织起来形成白色脂肪组织（white adipose tissue，WAT）。

- 多泡脂肪细胞：这是一些小细胞，以细胞质内含有许多更小的脂滴和大量的线粒体为特征。这些脂肪细胞组织起来形成棕色脂肪组织（brown adipose tissue，BAT）。

3. 多潜能间质细胞

这些细胞保留胚胎间充质细胞的潜能，可以分化成多种类型的细胞，包括成骨细胞、软骨细胞、脂肪细胞、肌细胞和神经细胞。多潜能间质细胞（multipotent stroma cells）在保留多潜能分化能力的同时还具有强大的自我更新能力。

二、结缔组织的分类

结缔组织有三种类型：特有的、固有的和胚胎性的。特有结缔组织包括脂肪组织、骨和软骨。对于特有结缔组织来说，我们主要探讨脂肪组织，因为它与浅筋膜有很强的关联性。请参考其他教材以了解更多关于骨与软骨的信息。

固有结缔组织是一个组织的大群体，其中包含疏松结缔组织和致密结缔组织（图1.5）。它包

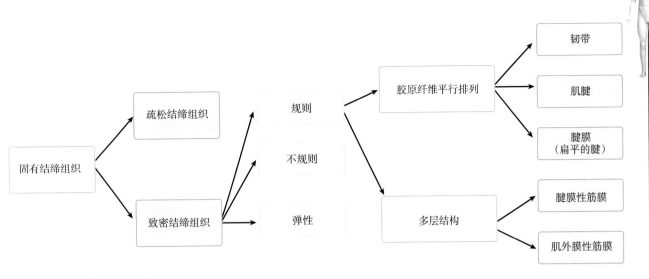

图1.5　固有结缔组织分类

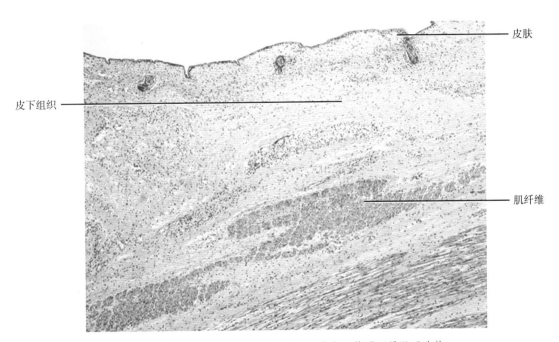

图1.6　19周胚胎的腹壁组织切片（HE染色，50×）。注意细胞密度高，筋膜面界限不清楚

绕着所有的器官和体腔，将身体的各部分连接起来。同等重要的是，它将一组细胞和另一组细胞彼此分隔开。所有的筋膜都被归类为固有结缔组织，但是一些作者拒绝将疏松或致密结缔组织归入此范围中。胚胎性结缔组织包括间充质（图1.6）和黏液性结缔组织（图1.2）。在下文的讨论中，我们将会描述固有结缔组织的相关特征，以便对筋膜进行恰当的分类。

（一）疏松结缔组织

疏松结缔组织（或蜂窝组织）是身体中分布最广泛的组织。它的特点是具有大量的基质，加上薄而相对较少的纤维和细胞（图1.7）。主要的细胞组分是成纤维细胞和相对更少的脂肪细胞。脂肪细胞是疏松结缔组织的一个很普通的组成成分，但当它们的数量丰富且组成大块的小叶以达到储存目的时，则将这种组织归为脂肪组织更为

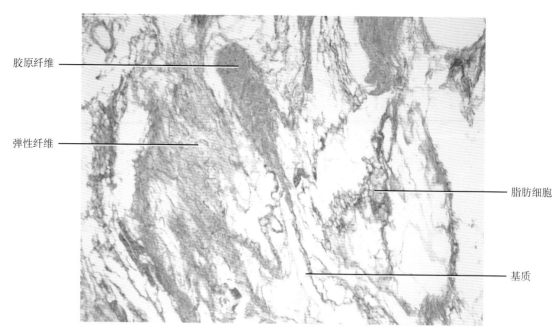

胶原纤维

弹性纤维

脂肪细胞

基质

图1.7　疏松结缔组织的组织切片（HE染色，50×）。注意不存在任何组织类型的组织结构。胶原纤维和弹性纤维排列在许多方向，存在一些脂肪细胞

合适。出现在疏松结缔组织中的脂肪细胞通常独立存在或者小范围地聚集，并不行使储存库的功能，它们的主要功能是润滑和填塞空隙。在人的体重增加时，疏松结缔组织中的脂肪细胞的体积并不增大。胶原纤维是结缔组织最主要的纤维，在各个方向排列以形成细胞间的疏松网络。疏松结缔组织中还存在着弹性纤维。

疏松结缔组织具有黏滞性和凝胶样的稠度，而且它的稠度因在身体的不同部位而有所变化，这是由于温度和酸碱度变化导致的。这种组织为肌肉与器官之间相互滑动创造了条件（图1.8，图1.9），促使氧气和营养物质从小血管扩散至细胞内以及代谢物从细胞扩散回血管。当抗原、细菌或其他因素破坏上皮表面时，它首先受到破坏。

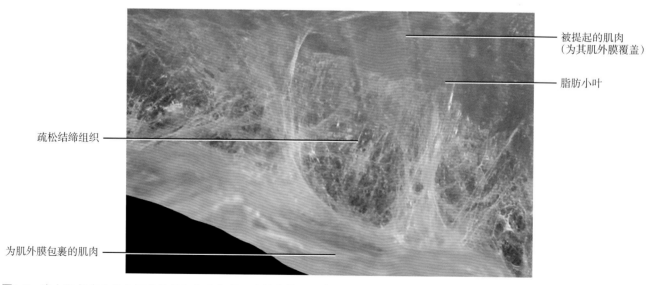

被提起的肌肉
（为其肌外膜覆盖）

脂肪小叶

疏松结缔组织

为肌外膜包裹的肌肉

图1.8　胸大肌与胸小肌之间结缔组织的大体观。疏松结缔组织在两层肌肉之间构建了平滑的表面，为两块肌肉独立收缩创造了条件。图中白色的线是胶原纤维。在活体中两者之间的空间为连接于糖胺聚糖的水分所填充

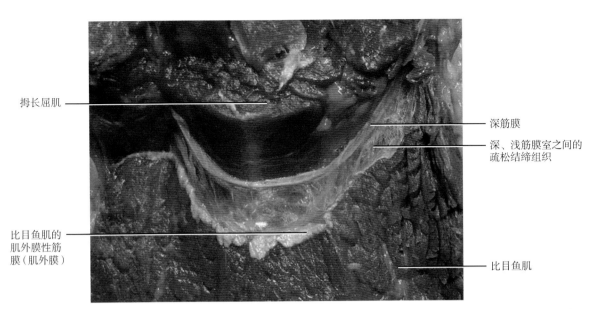

拇长屈肌

深筋膜

深、浅筋膜室之间的
疏松结缔组织

比目鱼肌的
肌外膜性筋
膜（肌外膜）

比目鱼肌

图1.9 腿部中1/3的横切面。将拇长屈肌的筋膜与其下方的肌肉分离，比目鱼肌紧密地附着于它自己的筋膜上。在远侧牵拉比目鱼肌，模拟肌肉的收缩，它的筋膜也跟着移动。注意比目鱼肌筋膜与拇长屈肌筋膜之间的疏松结缔组织。它为两筋膜之间创造了一个光滑的表面，为上述两肌肉的独立收缩和（或）被动牵拉提供条件

它也形成一种含液体基质的网眼状组织，以支持上皮细胞，如皮肤和黏膜。这种结缔组织填充在各种器官之间的间隙中，维持其正常位置并起到缓冲和保护的作用。它也在血管周围提供支持。

疏松结缔组织的一种特殊的类型是网状组织，只包含由Ⅲ型胶原蛋白组成的网状纤维。网状细胞呈星形，有着长长的突起，可以与邻近的细胞形成联系。该结缔组织存在于多种身体结构中发挥支持作用，如肝脏、脾脏、骨髓和淋巴器官。

（二）脂肪组织

脂肪组织的存在目的，并不只是为了被动地储存以甘油三酯形式存在的过剩碳，成熟的脂肪细胞还能合成分泌许多酶、生长因子、细胞因子和与能量平衡有关的激素。脂肪组织有许多种类型，例如脂肪组织通常被分为白色脂肪组织和棕色脂肪组织（Smorlesi等，2012年）。白色脂肪组织根据分布的部位分成两种主要的类型：皮下白色脂肪组织（subcutaneous white adipose tissue，SWAT）和内脏白色脂肪组织（visceral white adipose tissue，VWAT）。Sbarbati等（2010年）根

据脂肪细胞的形态学和超微结构特点将白色脂肪组织分成三种不同的类型：沉淀型（deposit white adipose tissue，dWAT）、结构型（structural white adipose tissue，sWAT）和纤维型（fibrous white adipose tissue，fWAT）。

1．白色脂肪组织

白色脂肪组织是哺乳动物脂肪组织的主要类型（一般被称为脂肪）。它由被疏松结缔组织围绕的脂肪细胞构成，高度血管化且受神经支配。白色脂肪细胞为圆形，内有一颗占据了90%细胞体积的单个大脂滴，而线粒体和胞核被挤到边缘。在身体的不同部位，皮下白色脂肪组织在显微镜下的表现有所不同。位于腹部皮下组织的脂肪细胞排列紧密，彼此间以孤立的胶原纤维构成的单薄的网所连接。这些胶原纤维缺乏大细胞并存在少量的血管（图1.10）。在四肢的皮下白色脂肪组织，基质中呈现出大量的血管，细胞也被许多胶原纤维所包绕（图1.11，图1.12）。在足部或其他可能出现很强的机械压力的部位，皮下白色脂肪组织含有大量纤维成分包裹脂肪细胞（图1.13）。我们可以通过皮下白色脂肪组织与浅筋膜之间的关系，分辨出它的不同成分。皮肤与浅筋膜之间

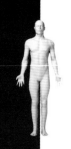

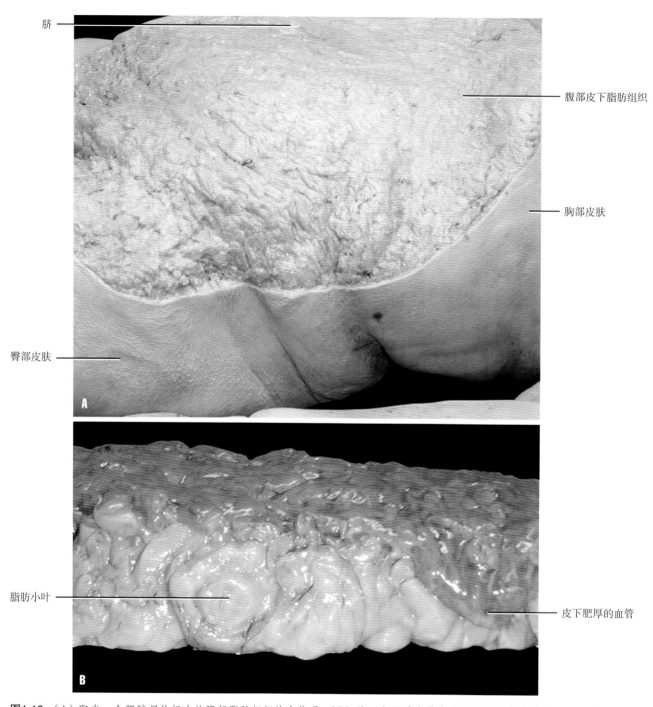

脐

腹部皮下脂肪组织

胸部皮肤

臀部皮肤

脂肪小叶

皮下肥厚的血管

图1.10 （A）取自一个肥胖尸体标本的腹部脂肪组织的大体观。（B）从一个肥胖个体身上取下的腹部脂肪组织。注意大块的脂肪小叶和少量的纤维组织支撑。肥厚的血管垂直地穿过组织表面

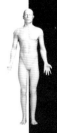

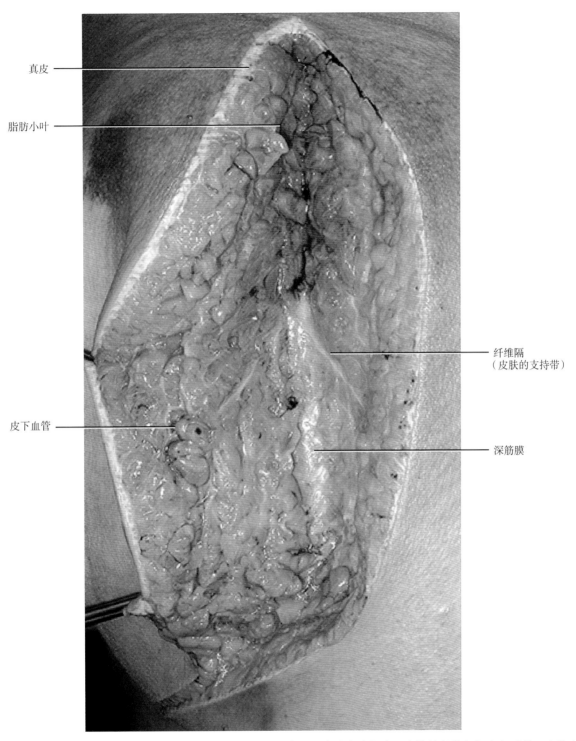

真皮

脂肪小叶

纤维隔
（皮肤的支持带）

皮下血管

深筋膜

图1.11 一个标准体形的尸体标本，其大腿脂肪组织的大体观。脂肪小叶很小，支持性纤维组织清晰可见。血管小而多，能够为脂肪组织提供均匀的血液供应

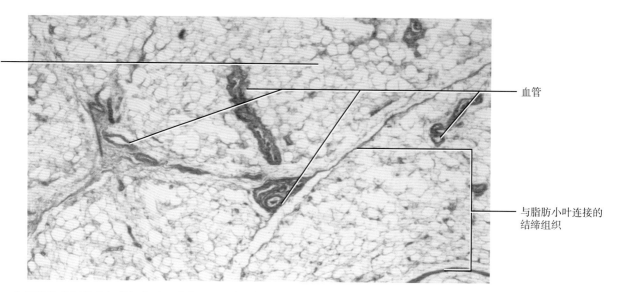

脂肪细胞 ——— 血管

与脂肪小叶连接的结缔组织

图1.12 大腿脂肪组织的组织学切片（HE染色，25×）。脂肪细胞很小，形成规则的小叶，每个小叶都由结缔组织所支持，有大量的血管

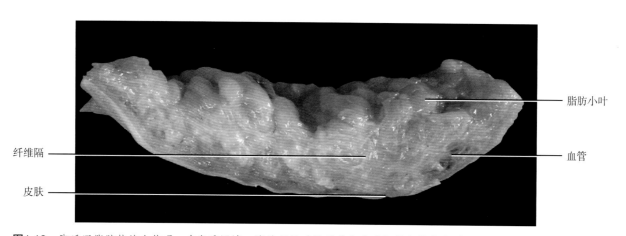

脂肪小叶

纤维隔 血管

皮肤

图1.13 脚后跟脂肪垫的大体观。在负重区域，脂肪组织（呈现黄色外观）的纤维成分（呈现白色外观）增加，每个脂肪细胞都有致密的纤维外壳。这种类型的脂肪起缓冲作用，但当个体的体重增加时，其厚度并不增加

的皮下白色脂肪组织是真正的"脂肪组织"：当一个人变胖时，通常厚度会增加。但浅筋膜与深筋膜之间的白色脂肪组织常常更为疏松，并且厚度一般不会增加（见第二章）（图1.14）。

内脏白色脂肪组织是由几个脂肪库组成的，包括肠系膜、附睾和肾周脂肪库（图1.15）。内脏白色脂肪组织与胰岛素抵抗、糖尿病、血脂异常、高血压、动脉粥样硬化、肝脂肪变性和全因死亡有关。

白色脂肪组织最主要的功能是储存能量和起缓冲作用。另一方面，它也扮演着内分泌/免疫器官的作用，通过分泌脂肪因子如炎症细胞因子、补体因子、趋化因子和急性时相蛋白产生影响。它的内分泌功能包括调控食欲、葡萄糖和脂类代谢、炎症过程和生殖功能。皮下与内脏脂肪细胞源于不同的祖细胞，显示出不同的遗传表达模式。和内脏白色脂肪组织相比，皮下白色脂肪组织对胰岛素和其他激素的抗脂肪分解作用有着更强的反应力，分泌更多的脂连蛋白和更少的炎症细胞因子，对药物和信号传导分子的应答不同。根据Sudi等（2000年）的研究，上身皮下脂肪组织的数量与瘦素的水平显著相关，暗示着瘦素是由

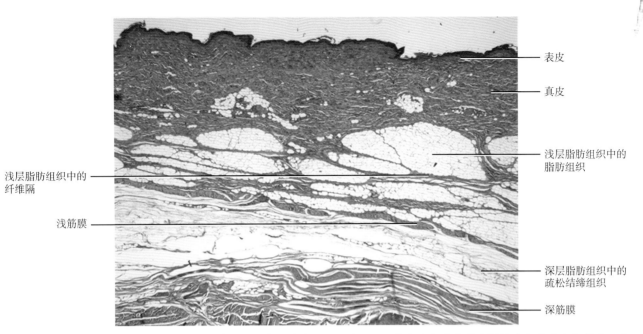

表皮

真皮

浅层脂肪组织中的
脂肪组织

浅层脂肪组织中的
纤维隔

浅筋膜

深层脂肪组织中的
疏松结缔组织

深筋膜

图1.14 大腿皮下组织全层组织学切片（偶氮卡红染色，16×）。很显然皮肤与浅筋膜之间的白色脂肪组织是真正的"脂肪组织"，是由纤维隔包绕的脂肪小叶形成的。在浅筋膜与深筋膜之间的结缔组织更加疏松，纤维隔稀少

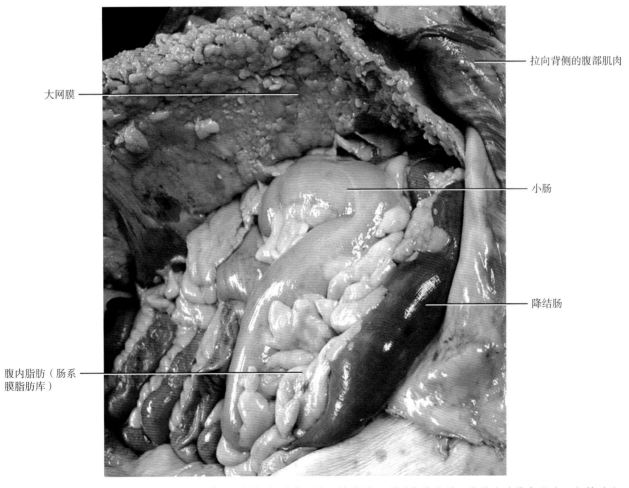

拉向背侧的腹部肌肉

大网膜

小肠

降结肠

腹内脂肪（肠系
膜脂肪库）

图1.15 腹部内脏白色脂肪组织的大体观，提起大网膜以展示被脂肪环形围绕的小肠。脂肪小叶体积很大，但缺乏血管。起支撑作用的纤维结缔组织则几乎没有

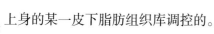
上身的某一皮下脂肪组织库调控的。

2. 棕色脂肪组织

棕色脂肪组织是一种特化的脂肪组织，主要功能是产热作用。棕色脂肪组织的名字来源于它的颜色，由于富含线粒体而在染色处理后着色较深。其主要作用在于产生热量（适应性发热作用）和脂质的化学氧化。在新生儿和冬眠的哺乳动物体内含量尤其丰富，但也可存在于成年人的颈部、主动脉周围、锁骨上区、纵隔区和肩胛区。棕色脂肪组织比白色脂肪组织含有更多的血管，因为它对氧气的需求量比大多数的组织更大。棕色脂肪细胞与白色脂肪细胞相比，总体体积偏小，呈多边形，包含许多大线粒体。白色脂肪细胞内含一滴大的脂肪滴，棕色脂肪细胞内含多个小的脂肪滴。棕色脂肪细胞分子标记表现为产热素阳性（UCP1+）和瘦素阴性。棕色脂肪组织高度血管化，包含高密度的去甲肾上腺素能的神经纤维。棕色脂肪组织对传统的非战栗性产热意义重大。当功能性棕色脂肪组织不存在时，这种现象也不会出现。另外，它对低温驯化也很重要，是去甲肾上腺素诱发型的产热作用。无论机体何时需要额外的热量，棕色脂肪组织的产热都处于激活状态，例如出生后进入发热状态的过程、冬眠后的觉醒过程等。饮食也会导致棕色脂肪组织的激活。一系列以低蛋白质含量为显著特点的饮食，将会导致组织的瘦素依赖性的聚集。棕色脂肪组织被激活后，其内的大量脂肪和葡萄糖将被消耗。棕色脂肪组织的发育伴随着特征性的蛋白质，UCP1也许对于哺乳动物的成功进化至关重要，因为它的产热作用提高了新生儿的存活率，使其在寒冷环境中仍能生存。Ito等（1991年）已证实了婴儿期的人类棕色脂肪细胞已展示出开始向白色脂肪细胞转变的趋势。这种改变从脂肪小叶的周围向中央发生，以致各种各样的功能细胞类型只存在于脂肪小叶的中央区域。与人类相比，冬眠动物的白色脂肪细胞从未在棕色脂肪组织中存在。根据Bartness等（2010年）的研究，棕色脂肪组织出现在交感神经支配区和感觉神经分布区，可以感知温度变化和调控脂类的分解。他也证实了在一些棕色脂肪组织中，存在副交感神经的支配。

（三）致密结缔组织

致密结缔组织的特点是大而强健的胶原纤维，可以为组织提供相当大的力量。由于纤维的数量很多，所以这种组织的主要识别特征是细胞或纤维之间缺乏开阔的空间。蛋白纤维是这些组织的主要组成成分。纤维的类型和在组织中的排列方向是主要的命名依据。致密结缔组织包含胶原纤维或弹性纤维，因此，存在致密胶原结缔组织和致密弹性结缔组织。致密胶原结缔组织更为多见，被称为纤维性或白色结缔组织。弹性纤维在未经染色的组织中呈现黄色，致密弹性结缔组织通常被称为黄色结缔组织（例如脊柱的黄韧带）。成纤维细胞是唯一可视的细胞，在纤维中间成排分布，它们的作用是为组织产生胶原纤维。

致密结缔组织的主要功能是远距离传送力量，连接不同的器官和肌肉。在这种特定的组织中，胶原纤维排列在沿着机械负荷的方向上。致密结缔组织抵抗机械压力的能力直接与细胞外基质的结构性组织有关，特别与胶原纤维有关。

致密结缔组织的分类如下：

- 致密不规则结缔组织，胶原纤维排列无规则，包含皮肤真皮层和筋膜。在过去的几年里，已经被证实深筋膜无规则的表现也许是由于它结构层次很多，但事实上每一层都有自己的规律（见第三章）。因此，深筋膜也可归类为致密规则结缔组织。

- 致密规则结缔组织，是一层白色有弹性的组织，包含着被紧密包裹的胶原纤维束。所有的纤维都朝着一个方向，和施加于组织所在身体的某部分的力的方向平行。这种排列方式是肌腱和韧带的特点，但是根据最新的研究（Benetazzo等，2011年），深筋膜可以被归为这一类。Purslow（2010年）已证明肌外膜与肌束膜有一种特殊的排列方式，可以把它归为致密规则结缔组织。Huijing与Baan（2003年）证明这种组织的作用是传递力（见第三章）。最后，关于肌内膜的特别讨论很有必要，因为并不明确它是否具有和小肌腱类似的结构（Purslow，2010年），抑或将它归为疏松结缔组织更加合适（Testut，1905年）。在下一章节，我将对深筋膜、肌外膜与肌束膜的特点和功能进行更加具体的叙述与讨论。

我们可以进一步根据功能对致密规则结缔组织进行分类：

- 连接骨与骨之间的致密结缔组织：如韧带（ligament），由彼此平行的胶原纤维组成，且富含弹性纤维（图1.16）。
- 连接肌肉与骨之间的致密结缔组织：如普通的肌腱，也由彼此平行的胶原纤维（图1.17，图1.18）组成，但是含有较少的弹性纤维。肌腱可以分成两种类型：管状的肌腱（例如肱二头肌肌腱、髌腱）和扁平的肌腱（或称腱膜）。以前，筋膜和腱膜的名称可以互相替代。然而，基于它们胶原纤维的排列走向，腱膜（扁平肌腱的类型）可以和深部肌肉的筋膜相鉴别。它们都是致密规则结缔组织，但是腱膜的胶原纤维束都朝着单一的方向，而深筋膜有多层结构，且胶原纤维朝着不同的方向（见第三章）。这些组织具有不同的功能：腱膜将肌肉和骨头连接在一起，筋膜将肌肉和肌肉

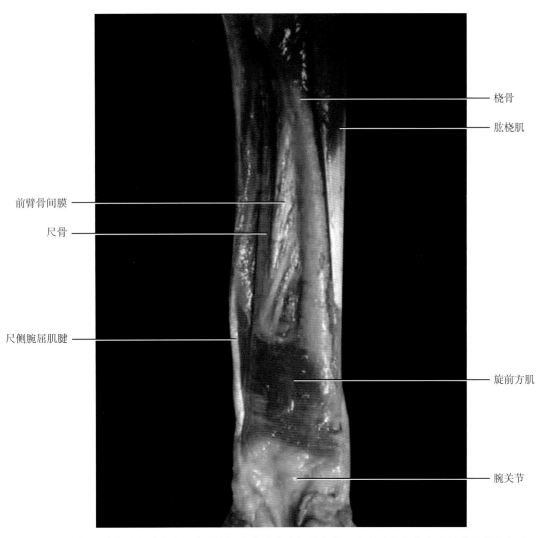

桡骨

肱桡肌

前臂骨间膜

尺骨

尺侧腕屈肌腱

旋前方肌

腕关节

图1.16 前臂前区的解剖结构（仰卧位）。前臂骨间膜外观为宽阔的韧带，大量胶原纤维束连接着尺骨和桡骨。前臂骨间膜将前臂分成前、后筋膜室，并作为前臂肌肉的一个附着点将桡骨的力量传递给尺骨和肱骨

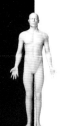
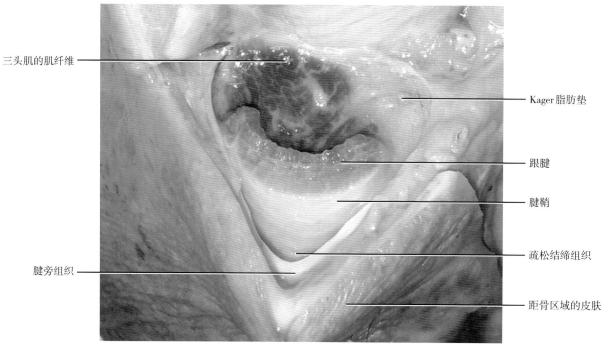

三头肌的肌纤维 ——————————————— Kager脂肪垫

跟腱

腱鞘

疏松结缔组织

腱旁组织 ———————————————— 距骨区域的皮肤

图1.17　小腿远端1/3的横切面，展示了跟腱的大体观。小腿筋膜在肌腱周围分开形成腱旁组织。腱旁组织包裹着跟腱和Kager脂肪垫。在这个层面，三头肌的部分肌纤维开始出现。肌腱是由彼此平行的胶原纤维致密排列形成

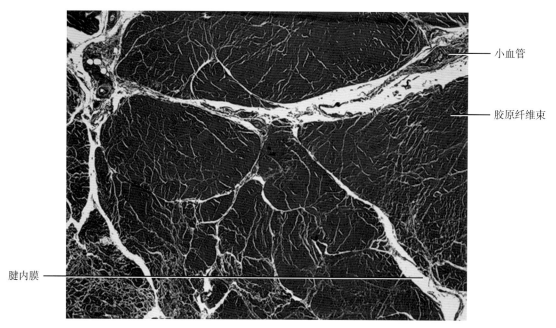

小血管

胶原纤维束

腱内膜 ———————————————

图1.18　肌腱的组织学切片（偶氮卡红染色，50×）。纤维排列成束，并彼此平行，与腱内膜相邻，富含透明质酸。血管沿着腱内膜的隔膜贯穿肌腱。仅有的细胞类型为成纤维细胞，但它们的数量很少。只存在少量的基质

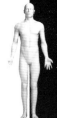

小的脂肪小叶 ——

横向的胶原纤维束

纵向的胶原纤维束 ——

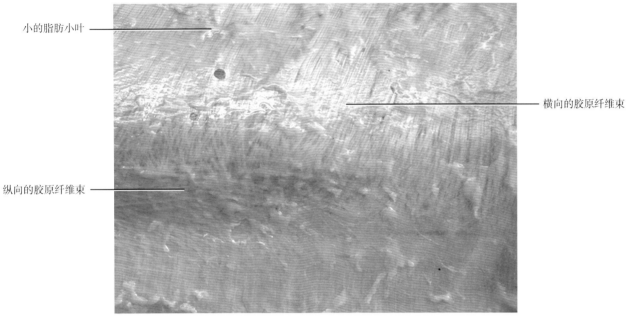

图1.19　阔筋膜的大体观，阔筋膜是由不同方向的胶原纤维束形成的致密结缔组织

疏松结缔组织 ——

彼此平行的胶原纤维束

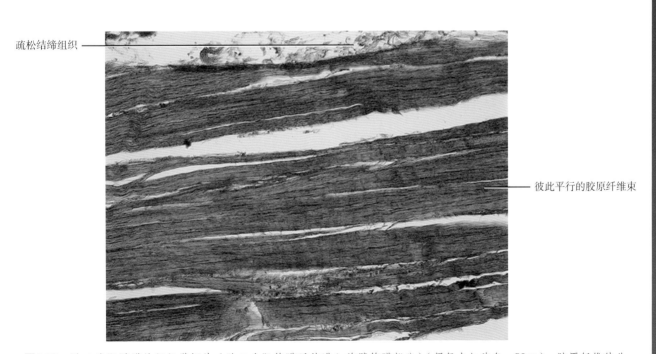

图1.20　肱二头肌腱膜的组织学切片（肱二头肌筋膜延伸进入前臂筋膜部分）（偶氮卡红染色，50×）。胶原纤维彼此平行排列形成纤维层

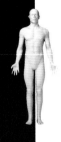

连接在一起。

- 肌肉与肌肉之间连接的致密结缔组织：即深筋膜（见第三章）（图1.19）。
- 肌肉与筋膜之间连接的致密结缔组织：被称为"肌筋膜延伸"，其胶原纤维彼此平行。一些肌筋膜延伸是扁平的（例如肱二头肌腱膜是肱二头肌延伸至前臂筋膜的部分）（图1.20），另一些肌筋膜延伸是管状的（形似肌腱，例如股薄肌、缝匠肌与半腱肌延伸至脚部的筋膜）。弹性纤维在这种结缔组织中几乎不存在。

参考文献

Abbott, R.D., Koptiuch, C., Iatridis, J.C., Howe, A.K., Badger, G.J., Langevin, H.M., 2013. Stress and matrix-responsive cytoskeletal remodeling in fibroblasts. J. Cell. Physiol. 228 (1), 50–57.

Adhikari, A.S., Chai, J., Dunn, A.R., 2011. Mechanical load induces a 100-fold increase in the rate of collagen proteolysis by MMP-1. J. Am. Chem. Soc. 133 (6), 1686–1689.

Bartness, T.J., Vaughan, C.H., Song, C.K., 2010. Sympathetic and sensory innervation of brown adipose tissue. Int. J. Obes. 34 (Suppl. 1), S36–S42.

Benetazzo, L., Bizzego, A., De Caro, R., Frigo, G., Guidolin, D., Stecco, C., 2011. 3D reconstruction of the crural and thoracolumbar fasciae. Surg. Radiol. Anat. 33 (10), 855–862.

Carano, A., Siciliani, G., 1996. Effects of continuous and intermittent forces on human fibroblasts in vitro. Eur. J. Orthod. 18 (1), 19–26.

Clayton, H.A., Cressman, E.K., Henriques, D.Y., 2013. Proprioceptive sensitivity in Ehlers–Danlos syndrome patients. Exp. Brain Res. 230 (3), 311–321.

Hinz, B., Phan, S.H., Thannickal, V.J., et al., 2012. Recent developments in myofibroblast biology: paradigms for connective tissue remodeling. Am. J. Pathol. 180 (4), 1340–1355.

Huijing, P.A., Baan, G.C., 2003. Myofascial force transmission: muscle relative position and length determine agonist and synergist muscle force. J. Appl. Physiol. 94 (3), 1092–1107.

Hukinsa, D.W. L., Aspden, R.M., 1985. Composition and properties of connective tissues. Trends Biochem. Sci. 10 (7), 260–264.

Ito, T., Tanuma, Y., Yamada, M., Yamamoto, M., 1991. Morphological studies on brown adipose tissue in the bat and in humans of various ages. Arch. Histol. Cytol. 54 (1), 1–39.

Jaroszyk, F., Marzec, E., 1993. Dielectric properties of BAT collagen in the temperature range of thermal denaturation. Ber. Bunsenges Phys. Chem. 97 (7), 868–871.

Kaux, J.F., Drion, P., Libertiaux, V., et al., 2013. Eccentric training improves tendon biomechanical properties: a rat model. J. Orthop. Res. 31 (1), 119–124.

Loghmani, M.T., Warden, S.J., 2009. Instrument-assisted cross-fiber massage accelerates knee ligament healing. J. Orthop. Sports Phys. Ther. 39 (7), 506–514.

Loghmani, M.T., Warden, S.J., 2013. Instrument-assisted cross fiber massage increases tissue perfusion and alters microvascular morphology in the vicinity of healing knee ligaments. Complement. Altern. Med. 28 (13), 240.

Purslow, P.P., 2010. Muscle fascia and force transmission. J. Bodywork Mov. Ther. 14 (4), 411–417.

Sbarbati, A., Accorsi, D., Benati, D., et al., 2010. Subcutaneous adipose tissue classification. Eur. J. Histochem. 54 (4), e48.

Schleip, R., Naylor, I.L., Ursu, D., et al., 2006. Passive muscle stiffness may be influenced by active contractility of intramuscular connective tissue. Med. Hypotheses 66 (1), 66–71.

Smorlesi, A., Frontini, A., Giordano, A., Cinti, S., 2012. The adipose organ: white–brown adipocyte plasticity and metabolic inflammation. Obes. Rev. Suppl. 2, 83–96.

Standring, S., 2008. Gray's Anatomy, fortieth ed. Churchill Livingstone, London, pp. 156–163.

Sudi, K.M., Gallistl, S., Tafeit, E., Möller, R., Borkenstein, M.H., 2000. The relationship between different subcutaneous adipose tissue layers, fat mass and leptin in obese children and adolescents. J. Pediatr. Endocrinol. Metab. 13 (5), 505–512.

Testut, J.L., Jacob, O., 1905. Précis d'anatomietopographique avec applications medico- chirurgicales, vol. III. Gaston Doinet Cie, Paris, p. 302.

Yang, G., Im, H.J., Wang, J.H., 2005. Repetitive mechanical stretching modulates IL-1beta induced COX-2, MMP-1 expression, and PGE2 production in human patellar tendon fibroblasts. Gene 19 (363), 166–172.

书目

Benjamin, M., 2009. The fascia of the limbs and back – a review. J. Anat. 214 (1), 1–18.

Cannon, B., Nedergaard, J., 2004. Brown adipose tissue: function and physiological significance. Physiol. Rev. 84 (1), 277–359.

Gao, Y., Kostrominova, T.Y., Faulkner, J.A., Wineman, A.S., 2008. Age-related changes in the mechanical properties of the epimysium in skeletal muscles of rats. J. Biomech. 41 (2), 465–469.

Gil, A., Olza, J., Gil-Campos, M., Gomez-Llorente, C., Aguilera, C.M., 2011. Is adipose tissue metabolically different at different sites? Int. J. Pediatr. Obes. Suppl. 1, 13–20.

Himms-Hagen, J., 1995. Role of brown adipose tissue thermogenesis in control of thermoregulatory feeding in rats: A new hypothesis that links thermostatic and glucostatic hypotheses for control of food intake. Proc. Soc. Exp. Biol. Med. 208 (2), 159–169.

Huijing, P.A., 2009. Epimuscularmyofascial force transmission: A historical review and implications for new research. J. Biomech. 42 (1), 9–21.

Huijing, P.A., Jaspers, R.T., 2005. Adaptation of muscle size and myofascial force transmission: a review and some new experimental results. Scand. J. Med. Sci. Sports 15 (6), 349–380.

Huijing, P.A., Van De Langenberg, R.W., Meesters, J.J., Baan, G.C., 2007. Extramuscular myofascial force transmission also occurs between synergistic muscles and antagonistic muscles. J. Electromyogr. Kinesiol. 17 (6), 680–689.

Järvinen, T.A., Józsa, L., Kannus, P., Järvinen, T.L., Järvinen, M., 2002. Organization and distribution of intramuscular connective tissue in normal and immobilized skeletal muscles. An immunohistochemical, polarization and scanning electron microscopic study. J. Muscle Res. Cell Motil. 23 (3), 245–254.

Marquart-Elbaz, C., Varnaison, E., Sick, H., Grosshans, E., Cribier, B., 2001. Cellular subcutaneous tissue. Anatomic observations. (Article in French). Ann.Dermatol. Venereol. 128 (11), 1207–1213.

McCombe, D., Brown, T., Slavin, J., Morrison, W.A., 2001. The histochemical structure of the deep fascia and its structural response to surgery. J. Hand Surg. 26 (2), 89–97.

Metcalfe, D.D., Baram, D., Mekori, Y.A., 1997. Mast cells. Physiol. Rev. 77 (4), 1033–1079.

Nishimura, T., Hattori, A., Takahashi, K., 1996.Arrangement and identification of proteoglycans in basement membrane and intramuscular connective tissue of bovine semitendinosus muscle. Acta.Anatomica. 155 (4), 257–265.

Passerieux, E., Rossignol, R., Chopard, A., et al., 2006. Structural organization of the perimysium in bovine skeletal muscle: Junctional plates and associated intracellular subdomains. J. Struct. Biol. 154 (2), 206–216.

Passerieux, E., Rossignol, R., Letellier, T., Delage, J.P., 2007. Physical continuity of the perimysium from myofibers to tendons: involvement in lateral force transmission in skeletal muscle. J. Struct. Biol. 159 (1), 19–28.

Purslow, P.P., 1989. Strain-induced reorientation of an intramuscular connective tissue network: implications for passive muscle elasticity. J. Biomech. 22 (1), 21–31.

Rowe, R.W., 1981. Morphology of perimysial and endomysial connective tissue in skeletal muscle. Tissue Cell 13 (4), 681–690.

Sakamoto, Y., 1996. Histological features of endomysium, perimysium and epimysium in rat lateral pterygoid muscle. J. Morphol. 227 (1), 113–119.

Smahel, J., 1986. Adipose tissue in plastic surgery. Ann.Plast. Surg. 16 (5), 444–453.

Stecco, A., Macchi, V., Masiero, S., et al., 2009. Pectoral and femoral fasciae: common aspects and regional specializations. Surg. Radiol. Anat. 31 (1), 35–42.

Stecco, C., Gagey, O., Macchi, V., et al., 2007. Anatomical study of myofascial continuity in the anterior region of the upper limb. Tendinous muscular insertions onto the deep fascia of the upper limb. First part: anatomical study. Morphologie 91 (292), 29–37.

Trotter, J.A., 1990. Interfiber tension transmission in series-fibered muscles of the cat hindlimb. J. Morphol. 206 (3), 351–361.

Trotter, J.A., 1993. Functional morphology of force transmission in skeletal muscle. A brief review. Acta. Anatomica. 146 (4), 205–222.

Trotter, J.A., Eberhard, S., Samora, A., 1983. Structural domains of the muscle-tendon junction. 1. The internal lamina and the connecting domain. Anat. Rec. 207 (4), 573–591.

Trotter, J.A., Purslow, P.P., 1992. Functional morphology of the endomysium in series fibered muscles.J. Morphol. 212 (2), 109–122.

Young, B., et al., 2008. Wheater – Histology and microscopic anatomy, fifth ed. Elsevier Masson, pp. 65–80.

Yucesoy, C.A., Baan, G., Huijing, P.A., 2008. Epimuscular myofascial force transmission occurs in therat between the deep flexor muscles and their antagonistic muscles. J. Electromyogr. Kinesiol. 20 (1), 118–126.

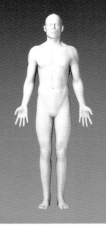

第二章
皮下组织和浅筋膜

一、历史

浅筋膜是一个仍存在争议的领域。虽然有学者认为存在将皮下组织分为两层的膜样层，但并非所有学者都认同此观点，甚至有一些学者认为有多个膜样层存在（Wendell-Smith，1997年）。古代解剖学家（Fabrici、Casseri、Spiegel和Veslin等）遵循Vesalius（1543年）的学说，认为皮下组织含有脂肪层和肉层。他们知道皮肌结构存在于动物的全身，但是对人类皮肌结构的认知仅来源于颈部、额部、枕部和其他一些部位。在这些部位下方，他们发现了"泛肌膜（membrane muscolorum communis）"，即与肌肉相连的膜样层。直到19世纪末，Camper（1801年）、Colles（1811年）和Scarpa（1808年和1819年）在研究腹股沟管的组成时，"浅筋膜"这个术语才出现，被用于描述腹部和骨盆皮下组织中的纤维层。该纤维层被定义为"浅筋膜"，与"深筋膜"相区分。1825年，Velpau证实"浅筋膜是遍布于全身的纤维层，而不仅仅存在于腹部和骨盆"。不幸的是，没有人继续研究浅筋膜及其与古代解剖学教科书中所描述的肉膜之间的关系。因此，皮下组织的术语和组成仍然不清楚。按照以Testut为首的法国学派的观点，皮下组织由两层纤维层构成：第一层在真皮层下方，第二层靠近深筋膜，两者由一薄层疏松结缔组织分隔。脂肪组织存在于两纤维层之间。但意大利与德国学派的观点认为，浅筋膜是一层纤维层，将皮下组织分为浅部和深部两个结构松散的脂肪层。Velpau同意第二种观点，将其描述为浅层（"泡状层"）和深层（"板状层"），但其观点未被

Testut采纳。

有意思的是，术语"脂膜（panniculus adiposus）"和"浅筋膜（superficial fascia）"的含义在英语、法语和德语国家间存在差异。例如，分隔皮下组织的纤维层被联邦解剖学术语委员会（FACT）命名为"textus connectives compactus"，而意大利和法国解剖学家将其命名为"fascia superficialis"，英国解剖学家将其命名为"membranous layer"，德国学者命名为"straffen bindegewebe"，Wendell Smith（1997年）命名为"subcutaneous fascia"或"tela subcutanea"。如今，许多学者建议笼统地使用"hypodermis"或"subcutis"而不做进一步细分，甚至1997年版的*Nomina Anatomica*解剖学标准术语表中用一般术语"hypodermis（皮下组织）"代替"superficial fascia（浅筋膜）"。

二、当前证据

为了理解皮下组织的组成和浅筋膜的存在，我们必须将人体作为一个整体来思考，要意识到即便是从人体整体的角度来进行研究，依然有同一结构在身体的不同部位存在差异的可能。因此，我们对人体全身进行逐层的解剖分割。新鲜尸体的解剖揭示皮下组织被纤维层分为多个亚层，每一层各有鲜明的特征（图2.1）。浅层被称为"浅层脂肪组织"（superficial adipose tissue，SAT），深层为"深层脂肪组织"（deep adipose tissue，DAT），中间的纤维层为"浅筋膜"（图2.2，图2.3）。本书根据Sterzi教授的描述使用了术语"浅筋膜"（superficial fascia）。在*Terminologia*

皮肤　　　　浅层脂肪组织　　　　　　　浅筋膜

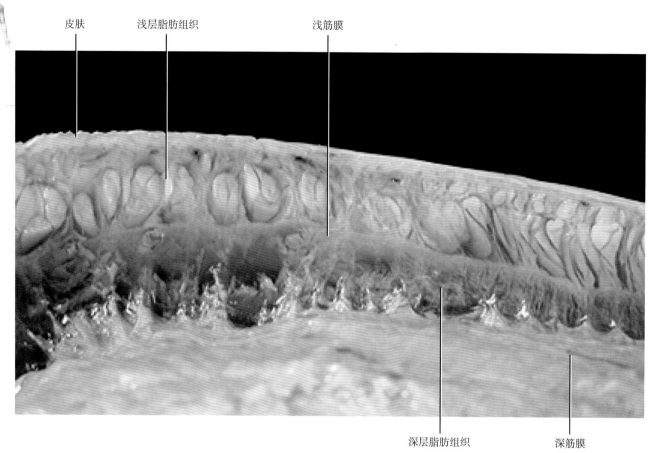

深层脂肪组织　　　　　深筋膜

图2.1　大腿皮下组织断面。展示了皮下组织的各个层面。浅筋膜将浅层脂肪组织和深层脂肪组织分开。浅层脂肪组织结构清晰，其中纤维隔垂直分布，脂肪小叶则存在于纤维隔之间。深层脂肪组织由疏松结缔组织组成，几乎不含脂肪细胞，隔膜较薄且纤维含量少。该结构为浅、深筋膜之间的滑动提供了条件

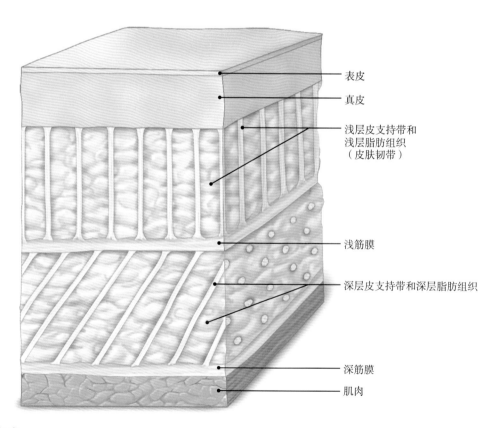

表皮

真皮

浅层皮支持带和
浅层脂肪组织
（皮肤韧带）

浅筋膜

深层皮支持带和深层脂肪组织

深筋膜

肌肉

图2.2　皮下组织的组成

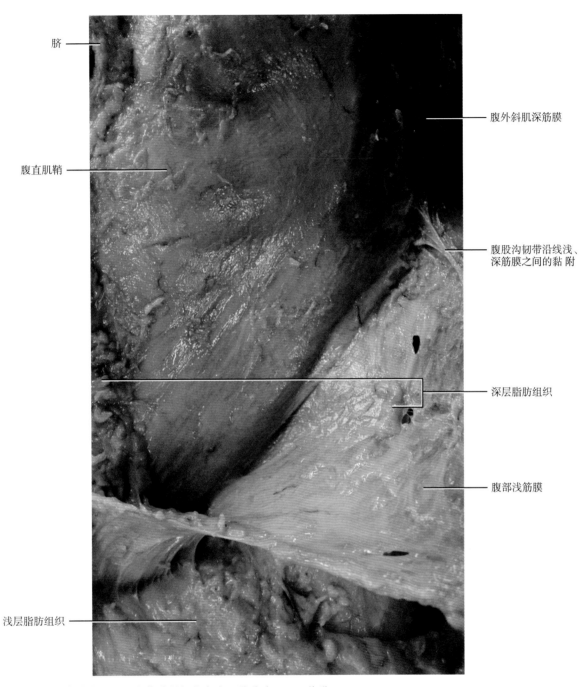

脐

腹直肌鞘

浅层脂肪组织

腹外斜肌深筋膜

腹股沟韧带沿线浅、深筋膜之间的黏附

深层脂肪组织

腹部浅筋膜

图2.3 腹部浅筋膜肉眼观。该筋膜层纤维丰富，被称为Scarpa筋膜

*Anatomica*解剖术语标准中将"筋膜"定义为鞘状、层状或其他类型可分割的结缔组织结构。因此，根据我们的解剖所见，浅筋膜确实是真正意义上的筋膜。

浅筋膜通过纤维隔与皮肤（经浅层皮支持带）和深筋膜（经深层皮支持带）相连接，纤维隔赋予了皮下组织特殊的力学性能（Nash等，2004年）。一些纤维隔倾斜度较大，对这些区域的一小

部分进行分析发现，其外观似多层纤维板层，但是从大范围来看，就会发现这些纤维板层并未汇合成一个独立结构。这些结论为影像学和组织学检查所证实。很明显，皮下组织结构均匀，但在身体的不同部位具备不同的特征。一些部位的纤维成分较多，另一些部位又以脂肪成分为主。这些差异决定了皮下组织的力学和生物学特征。有时浅筋膜分裂包裹血管、神经或脂肪细胞，看起

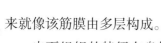

来就像该筋膜由多层构成。

皮下组织的特征在身体不同部位有所不同，尤其是浅层脂肪组织和深层脂肪组织在厚度、形态以及脂肪小叶和纤维隔的分布上都有差异。浅层皮支持带（英文教材中的"皮肤韧带"）通常接近垂直（图2.4）。将浅筋膜和深筋膜明确分隔的深层皮支持带通常具有比浅层皮支持带更大的倾斜度，也更薄。一般来说，在浅层和深层皮支持带伸入浅筋膜的部位，其附着面积增大，类似于扇形或锥形，该区域的浅筋膜明显增厚。可能正是这些隔膜的分布与走行造成了文献报道中筋膜厚度值的差异。

浅筋膜和皮支持带形成了皮下脂肪小叶之间的三维立体网络，该网络为皮肤动态锚接于皮下组织创造了条件。这样的结构为来自多方向的外力提供了一个灵活但有抗性的机械负载传输机制。根据Li与 Ahn（2011年）的观点，浅层、深层皮支持带和浅筋膜（其组成的结构名为"皮下筋膜带"）可作为连接皮肤、皮下层和深部肌层的机械桥梁。它们的数量和形态学特征因身体部位不同而异。例如，大腿与小腿皮下组织中皮支持带覆盖区域的厚度要高于上肢。这些区域与皮下组织厚度无关。大腿皮支持带的平均数量最多，而小腿的皮支持带平均厚度最大。皮下组织的局部差异决定了皮肤相对深部组织移动性的不同，可能与相关身体部位所承受的复合机械力相对

被提起的皮肤

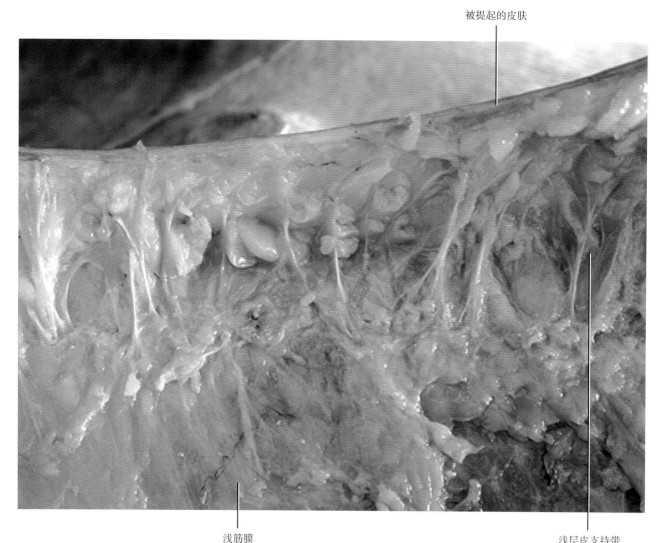

浅筋膜

浅层皮支持带

图2.4 切开腹部皮肤并提起。借此拉伸浅层皮支持带以增加视野，方便观察

应。例如，眼睑、阴茎和阴囊皮下组织缺乏脂肪组织和皮支持带，因而其皮肤相对深部组织平面具有更大的移动性。另一个例子是手掌和足底表面，这些部位缺乏深层脂肪组织，浅筋膜直接附着于深筋膜，浅层脂肪组织中的皮支持带很厚，排列密集，将皮肤和深部组织平面紧密连接。

三、浅层脂肪组织

浅层脂肪组织（superficial adipose tissue, SAT）由包裹于纤维间隔之间的大量脂肪小叶组成（图2.5）。脂肪小叶几近圆形，纤维间隔（浅层皮支持带或皮肤韧带）轮廓清晰，通常垂直于皮面，将真皮锚于深层。脂肪小叶有单层或多层：取决于该个体的脂肪含量和浅层脂肪组织厚度（图2.6）。

浅层脂肪组织的厚度在躯干部位比较恒定，各部位的变化比深层脂肪组织小。在四肢，下肢的浅层脂肪组织比上肢的厚。手掌和足跖区的浅层脂肪组织薄且含有更多更坚韧的垂直皮支持带，因此，这些部位的皮肤紧密附着于深层。手背侧的筋膜解剖不同，由于浅层皮支持带很薄，故此处皮肤相对深层组织面具有更大的移动性。

不同个体的浅层脂肪组织厚度不同。肥胖人群躯干部位浅层脂肪组织的平均厚度为17.2 mm（范围6～35 mm），正常体重人群的平均厚度为3.7 mm（范围1～10 mm）。在肥胖者中，浅层脂肪组织的厚度从T10到股骨头水平逐步显著增加，而瘦者浅层脂肪组织的厚度则一致。浅层皮支持带的厚度在不同个体和身体不同部位间也存在差异。例如，躯干背侧的浅层皮支持带更厚更坚韧，使得背部浅层脂肪组织比腹部浅层脂肪组织有更大的抗压能力。Sterzi（1910年）发现劳动者手部的皮肤韧带厚度是久坐不动者手部皮肤韧带的2～3倍。Sterzi还阐述了浅层脂肪组织的性别差异：女性浅层脂肪组织脂肪细胞更多，皮肤韧

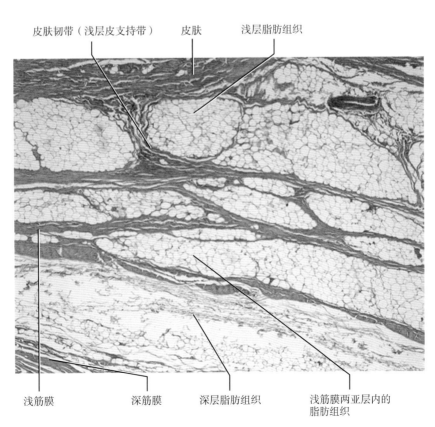

皮肤韧带（浅层皮支持带）　　皮肤　　浅层脂肪组织

浅筋膜　　　深筋膜　　深层脂肪组织　　浅筋膜两亚层内的脂肪组织

图2.5　大腿皮下结构的组织学切片。浅层脂肪组织内皮肤韧带和脂肪小叶明显，而深层脂肪组织内疏松结缔组织占优势。浅筋膜由多层纤维组织和脂肪组织组成。这些亚层在组织学上表现为轮廓清晰的多层，而肉眼观浅筋膜为单层

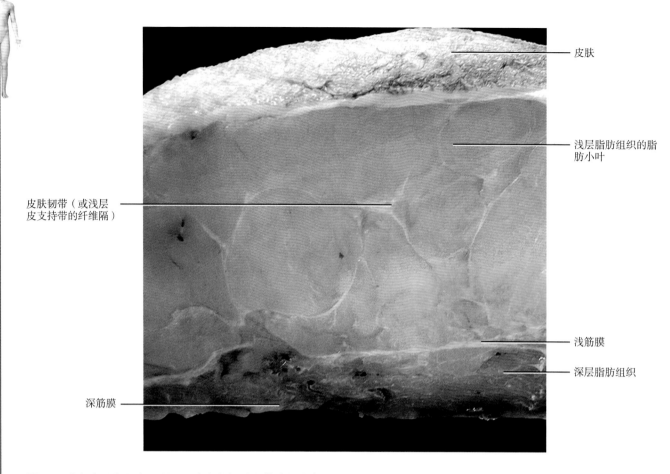

皮肤

浅层脂肪组织的脂肪小叶

皮肤韧带（或浅层皮支持带的纤维隔）

浅筋膜

深层脂肪组织

深筋膜

图2.6　腹部皮下组织肉眼观。注意纤维层（浅筋膜）将皮下组织分为两部分：浅层脂肪组织和深层脂肪组织

带更薄，脂肪小叶排列为多层。这些特征可解释为何脂肪团（外观形态为皮肤凹陷和结节的纤维结缔组织内的皮下脂肪疝）更多见于女性。老年人，浅层脂肪组织的脂肪小叶体积更小，皮支持带垂直度小，从而使皮肤和浅筋膜的连接强度下降。这两个因素导致了随着年龄的增长浅表组织逐渐松弛。

汗腺的分泌部、毛囊和帕西尼小体也位于浅层脂肪组织。通常这些结构都靠近浅层皮支持带（皮肤韧带），以保护它们免受牵拉和机械负荷的影响。

四、浅筋膜

浅筋膜（superfical fascia）是一结缔组织纤维层，由大量的弹性纤维混合松散交织的胶原纤维组成（图2.7）。浅筋膜和许多低等哺乳动物中发现的皮肌层（肉膜）类似，在浅筋膜内或下方可见一薄层横纹肌，使皮肤能够局部运动。例如，食草动物通过颤动肉膜以驱赶欲停留在其背上的鸟类。这种肉膜在人类中罕见，若存在，我们猜想它们主要分布在颈部（颈阔肌）（图2.8）、面部（浅表肌肉腱膜系统，SMAS）、肛门区域（肛门外括约肌）和阴囊（阴囊肉膜肌）。在所有的浅筋膜内都可发现孤立的肌纤维。

浅筋膜存在于全身。根据Abu-Hijleh等（2006年）的描述，浅筋膜的排列和厚度因身体部位、体表和性别的不同而不同。在腹部，浅筋膜平均厚度为（847.4±295）μm，并且由上到下逐渐增厚，上腹平均值551 μm，下腹1045 μm（Lancerotto等，2011年）。下肢浅筋膜较上肢厚，身体后部浅筋膜较前部厚。Abu-Hijleh等（2006年）发现，女性足背部、大腿前侧和乳房周围浅筋膜的平均厚度明显高于男性。另一方面，男性手和手臂的

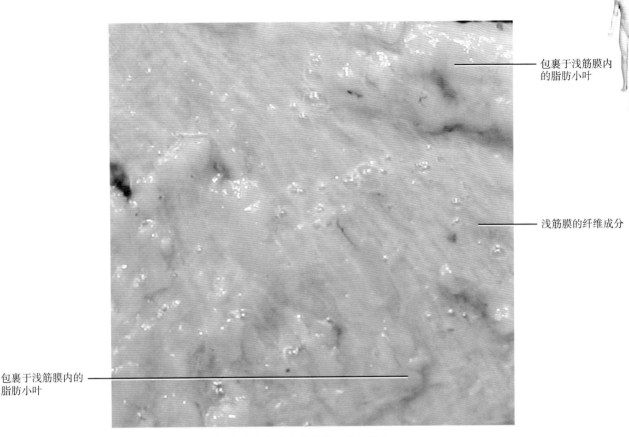

包裹于浅筋膜内的脂肪小叶

浅筋膜的纤维成分

包裹于浅筋膜内的脂肪小叶

图2.7 背部浅筋膜肉眼观。纤维成分（白）和脂肪小叶在浅筋膜内交织混合

背部以及小腿前侧浅筋膜的厚度明显高于女性。肥胖个体的浅筋膜通常被脂肪细胞填充，厚度增加50%。Sterzi（1910年）叙述，肌肉发达、身体强健个体的浅筋膜更厚更坚固。人体四肢远端的浅筋膜变得非常薄，几乎不能将其作为独立纤维层分离；不过可以将浅层脂肪组织与深层脂肪组织相分离。哺乳动物，例如兔子，四肢远端缺乏肉膜，只有一层薄纤维层延续至腕骨和踝骨。这就解释了为何这些动物除了爪子、尾巴、耳朵和鼻口周围之外的部位易于剥皮。

组织学上，浅筋膜是由不规则排列的胶原纤维和弹性纤维网构成（图2.9）。肉眼观浅筋膜为可分离的轮廓分明的单层膜，但显微镜下其结构为多层或密集蜂窝状。不同亚层平均厚度为（66.6±18.6）μm，各亚层之间可发现许多连接小点。胶原纤维亚层间可有不规则脂肪岛沉积〔平均厚度为（83.87±72.3）μm〕。

年轻人的浅筋膜富有弹性，使皮下组织能够适应各个方向的应力，并且可以回复到原来的状态。随着年龄增长，浅筋膜和皮支带逐渐失去弹性。这是最终皮肤下垂、皱纹形成和皮下组织张力下降的原因。

在骨性突起和一些韧带褶皱处，浅筋膜直接附着于深筋膜。浅筋膜内有许多神经纤维，在一些部位，浅筋膜分裂，形成特殊的筋膜室，尤其在主要的皮下静脉和淋巴管周围。纤维隔从血管壁外膜延伸至浅筋膜。

功能上，浅筋膜对保证皮肤的完整性发挥作用，并支持皮下结构，尤其是静脉，保证其通畅。浅筋膜和皮支带一起支持并帮助维持脂肪组织的位置。最后，浅筋膜将皮肤和肌肉骨骼系统分离，允许肌肉和皮肤彼此间正常滑动。

五、深层脂肪组织

与浅层脂肪组织相比，深层脂肪组织（deep

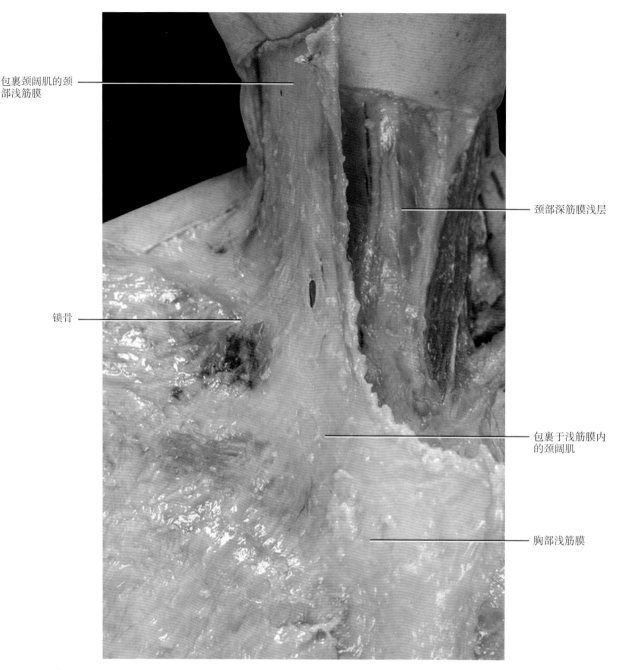

包裹颈阔肌的颈部浅筋膜

锁骨

颈部深筋膜浅层

包裹于浅筋膜内的颈阔肌

胸部浅筋膜

图2.8　浅筋膜内的颈阔肌。注意颈部浅筋膜与胸部浅筋膜相延续；同样，颈阔肌也非局限于颈部而是延续至胸部

adipose tissue，DAT）一般由相对疏松、缺乏组织和排列更倾斜的纤维间隔（深层皮支持带）组成（图2.10）。脂肪小叶呈椭圆形，有位移趋势（图2.11）。深层脂肪组织弹性功能良好。这些因素可能解释了浅筋膜为什么能在深筋膜上滑动。根据Markman与Barton（1987年）的描述，身体不同部位的深层脂肪组织的厚度和脂肪含量明显不同。总的来说，躯干的前部往往较薄，胁腹水平的后外侧最厚，表现为"脂肪堆积袋"。在一些部位，例如胁腹，深层甚至比浅层含有更多的脂肪组织。在表情肌下方，仅有含少量脂肪细胞的疏松结缔组织。深层脂肪组织的厚度因个体不同而异。肥胖者躯干部深层脂肪组织平均厚度为18.5 mm（范围10～35 mm），而正常体重者平均厚度为3.14 mm（范围0.5～8 mm）。无论是纤瘦还是肥胖个体，T10水平到股骨头的深层脂肪组织厚度都大幅度增加。

一些部位的深层脂肪组织非常薄甚至缺乏，

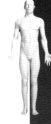

弹性纤维（染成黑紫色）　　　脂肪组织（染成白色）

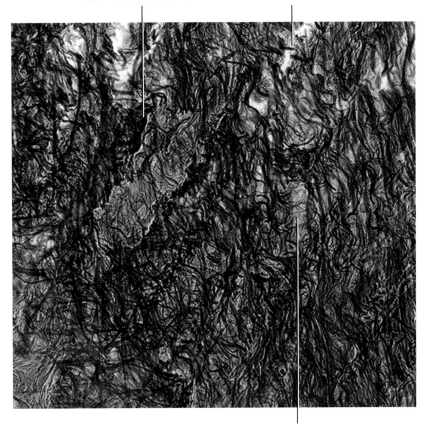

胶原纤维（染成橙色）

图2.9　腹部浅筋膜组织学切片〔Van Gieson染色，以突显弹性纤维（图中黑紫色），200×〕。注意浅筋膜内富含弹性纤维。浅筋膜可以是极富弹性的组织

临床精粹 2.1　　与皮下脂肪解剖有关的抽脂手术

　　了解皮下组织局部解剖有助于解释人体畸形并为手术矫正提供解剖学基础。根据Markman和Barton（1987年）的观点，每个个体全身浅层脂肪组织的厚度相对恒定，但深层脂肪组织在不同解剖部位差异显著。他们认为，浅层脂肪组织的厚度与"压力试验"之间有相关性，因此，临床上常用"压力试验"来评估进行抽脂手术时的导管插入深度。根据Chopra等（2011年）的主张，外科医生进行抽脂手术时应在浅筋膜下方操作，以避免术

中过度吸脂或其他异常以及术后皮肤凹陷、形成波纹。抽脂辅助美体应致力于消除皮下深层组织而不影响浅层脂肪组织和浅筋膜。

　　Joseph和Remus（2009年）等指出，保留浅筋膜对下腹的腹壁成形术具有重要意义。软组织抽吸后，张力分布于浅筋膜，关闭皮肤时张力相对减小且不影响皮肤血液循环。保留浅筋膜可看作是减少传统腹壁成形术并发症的一种方法。

但深层皮支持带增厚，浅筋膜因此锚于深筋膜。这些黏附点的位置都是固定的，能够将其定位。黏附可以分为两种方式，形成水平和垂直线。这些黏附线与Ida Rolf（Schultz和Feitis，1996年）描述的带状结构相似。体内所有的黏附线交汇形成深层脂肪组织内界限分明的小室，称为"象限"。这些象限似乎与浅表血管和神经的分布以及淋巴

引流对应。这提示皮下组织有其独特的结构以约束血管和神经的分布及走行。深层脂肪组织内可见皮下滑囊和淋巴结。

六、横向和纵向黏附线

　　人体一些部位缺乏浅层脂肪组织和深层脂肪

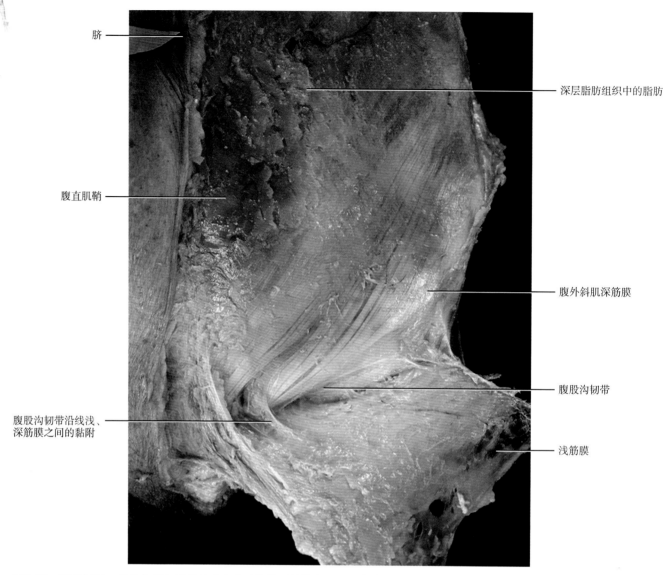

脐

腹直肌鞘

腹股沟韧带沿线浅、深筋膜之间的黏附

深层脂肪组织中的脂肪

腹外斜肌深筋膜

腹股沟韧带

浅筋膜

图2.10 腹部解剖。将浅筋膜与下层平面分离以暴露深层脂肪组织。腹前区缺乏深层脂肪组织，皮支持带少且薄。这种结构有利于浅、深筋膜之间的滑动

组织。在这些地方，浅、深筋膜之间，有时在皮肤和浅筋膜之间，会出现黏附（图2.12）。Bichat（1799年）指出，当发生皮下气肿时，由于这些黏附构成了特殊的皮下小室，故气体不会越过身体中线。这些黏附位点在肥胖人群中尤其明显，因为在缺乏浅层脂肪组织或深层脂肪组织的部位没有脂肪堆积。在肥胖者中，脊椎水平的骨性突起、髂嵴、手腕和足踝由于缺乏脂肪而易于触及。不同皮下平面之间的附着点可被定位，并且往往出现在人体的相同部位。黏附可见于横向与纵向平面。人体内的各黏附线将皮下组织划分为不同的"象限"（图2.13）。这些象限参与皮下组

织的架构并很可能约束浅表血管、神经和淋巴引流管的分布与走行。

（一）纵向黏附

主要的纵向黏附沿躯干前、后正中线走行。最重要和著名的融合线是腹白线。此处，皮肤、深筋膜和浅筋膜三层融合。沿着该线，皮肤黏附于深层组织面并将人体完全分隔为两半。另一条类似的融合线是颈部和舌骨尾部的颈白线。然而，颈部的连接并不像腹部一样紧密，通过小心地解剖，可将浅筋膜与深筋膜分离。颈白线和腹白线在胸部（胸骨上方）通过另一条较不明显的

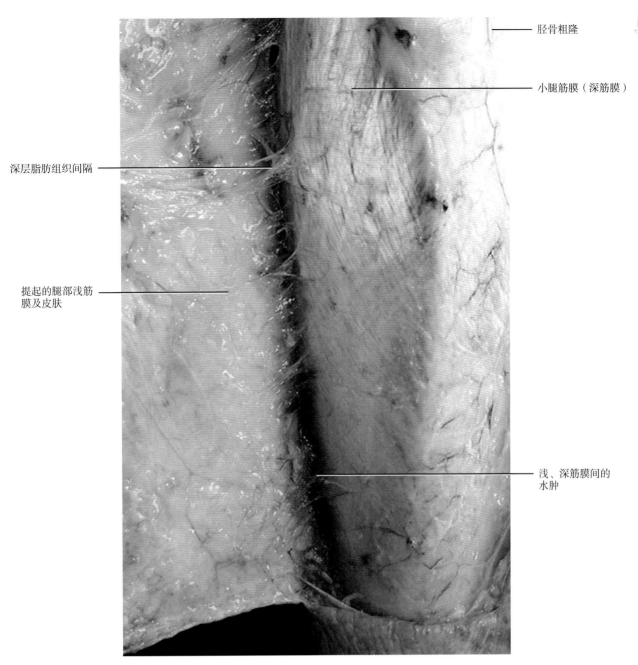

深层脂肪组织间隔

提起的腿部浅筋
膜及皮肤

胫骨粗隆

小腿筋膜（深筋膜）

浅、深筋膜间的
水肿

图2.11　小腿解剖，展示了深层皮支持带。该标本可观察到明显的水肿。水肿累及浅筋膜和深层脂肪组织，并导致其纤维化

黏附线连接。胸骨上方的胸肌筋膜部分附着于骨膜和浅筋膜。

　　在背部，沿着脊椎可发现类似的纵向黏附线。脊椎上方，深筋膜通过许多坚韧的间隔附着于脊柱；L4尾侧是一个例外，此处胸腰筋膜穿过中线连接身体两侧。脊柱走行区域缺乏深层脂肪组织，故其浅筋膜直接附着于深筋膜。浅层脂肪组织内坚韧的皮支持带连接着皮肤及深部组织面。在胸部，这些皮支持带数量繁多，彼此之间

的距离不到1 mm；腰区的支持带相对较少。在肩胛区周围，浅筋膜穿过中线连接身体两侧。

　　在颅骨，帽状腱膜（浅筋膜）沿中线附着于颅骨外膜（深筋膜），前方向鼻、鼻唇沟和颏隆突延续，后沿项韧带。在头部其他部分，这两层筋膜层被疏松结缔组织分离。

　　四肢也存在纵向黏附。在大腿，沿着股外侧皮神经走行有一黏附线，该神经走行轨迹经由在浅、深筋膜融合所形成的纤维脂肪室。下肢的其

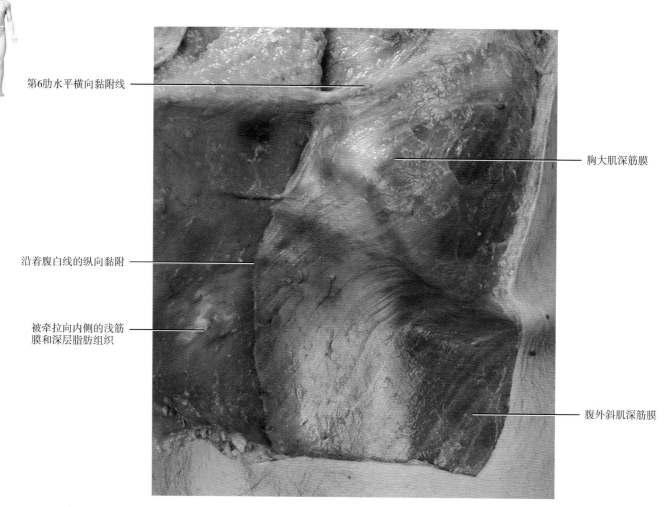

第6肋水平横向黏附线

胸大肌深筋膜

沿着腹白线的纵向黏附

被牵拉向内侧的浅筋膜和深层脂肪组织

腹外斜肌深筋膜

图2.12 躯干前部解剖。将浅筋膜和深层脂肪组织一起从下层平面分离。沿着中线，浅、深筋膜间可见一强健的黏附线，称为腹白线。在该剖面，第6肋水平可见一横向黏附线

他纵向黏附线沿着胫骨嵴，经腓肠肌两头中隔上方。小隐静脉在腓肠肌两头之间的浅筋膜内部走行，该处缺乏深层脂肪组织，所以浅筋膜直接与深筋膜连接。两层筋膜间形成了特殊的小室用于容纳小隐静脉。沿着腓肠肌黏附线，深筋膜借肌间隔与小腿深层连接，这也防止了小隐静脉的移位。

在足跖和手掌区，由于深层脂肪组织完全缺乏，跖腱膜和掌腱膜由融合的浅、深筋膜形成。此外，浅层脂肪组织稀少且皮支持带短而坚韧，内含将皮肤和深部结构紧密连接的垂直间隔。

（二）横向黏附

横向黏附分布于所有关节周围，尤其是关节屈面。深层脂肪组织缺乏，浅、深筋膜彼此附着。深筋膜常完全或部分连于关节囊和骨性突起。关节周围的浅层脂肪组织通常较薄（图2.14），因此皮肤紧密锚于深层。这种皮下组织的结构使得皮肤能够紧随关节运动，且不会互相干扰。在关节伸面，浅、深筋膜之间通常存在皮下滑液囊以利于关节滑行。

其他的横向黏附位于枕骨突起上方、耳屏前方、斜方肌下缘、第6肋和髂嵴走行方向、腹股沟韧带上方（图2.15），以及臀大肌下缘（图2.16）。

七、皮下血管

谈到皮肤和皮下组织血管，我们会发现一个被称为"血管区域"（angiosome）的特定血管范围，该区域由源动脉及其伴行静脉供血。皮下组织的结缔组织网络和人体血管系统关系紧密，该

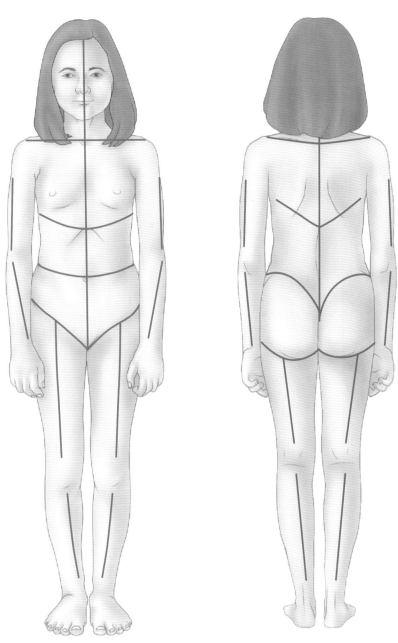

图2.13　浅、深筋膜间主要黏附线示意图。很明显，所有这些黏附线将皮下组织分成不同的分区。纵向黏附线沿着胸骨和腹白线、棘突、大腿前部和后部的中线、胫骨嵴、小腿后部中线和上肢的肌间隔走行。横向黏附线沿着下颌角、枕骨粗隆、第6肋水平、腹股沟韧带上方、斜方肌下缘、髂嵴、臀大肌下缘以及上、下肢各关节周围

网络结构为血管提供了机械支持和保护。

（一）动脉

　　皮下组织内含小动脉和中动脉。动脉穿过皮下组织最常见的方式有两种：垂直和纵向。垂直走行的动脉穿过筋膜层和皮下组织到达皮肤（穿动脉）（图2.17）。纵向走行的动脉（长动脉），沿着浅筋膜以非常倾斜的角度穿过皮下组织，因此长度更长。在皮下组织，血管伴随着皮支持带从深层到达皮肤，同时，皮支持带为这些伴行血管提供保护并防止牵拉皮肤时血管发生位移。在皮支持带周围，血管走行十分弯曲，因此，当皮肤被提起时，血管能无损伤地伸展。具有较大弹性的皮支持带也能替代小弹性的血管。Li与Ahn（2011年）提出，血管和皮支持带的黏结网（cohesive network）可能具有间接调节血流的作用。

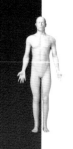

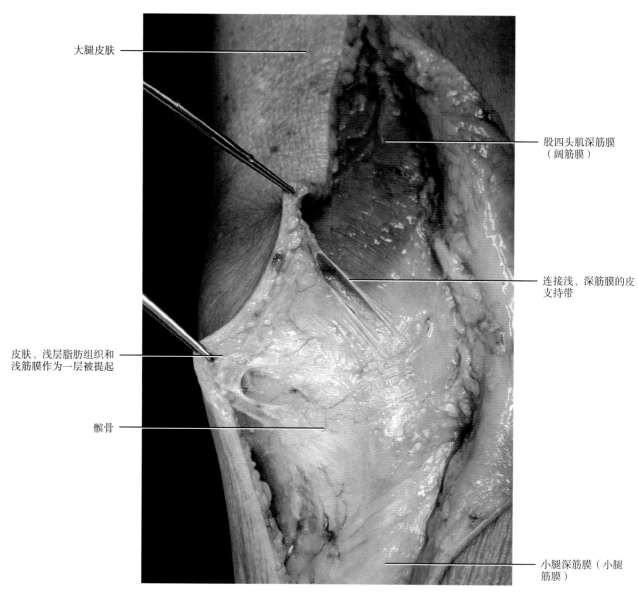

大腿皮肤

股四头肌深筋膜
（阔筋膜）

连接浅、深筋膜的皮
支持带

皮肤、浅层脂肪组织和
浅筋膜作为一层被提起

髌骨

小腿深筋膜（小腿
筋膜）

图2.14 膝关节前部解剖。将皮肤和皮下组织与深层分离。在大腿和小腿，分离比较容易，因为该处深层脂肪组织形成浅、深筋膜间的滑行平面；但在膝关节几乎不可能分离，因为膝关节处坚韧的皮支持带将两层筋膜紧密连接。这些支持带也界定了膝前囊轮廓

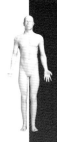

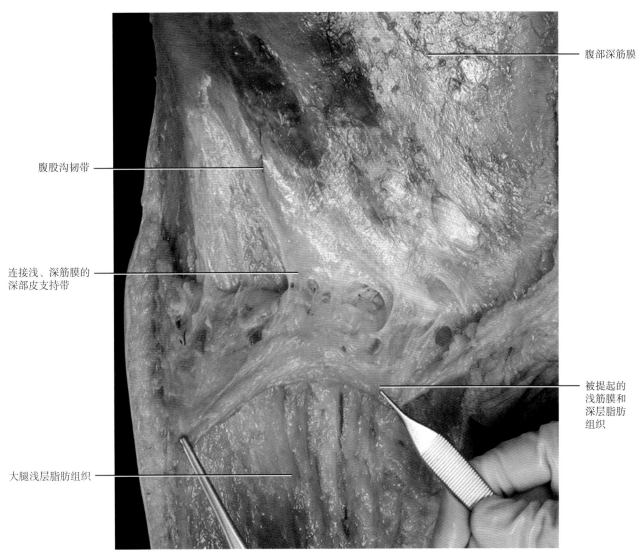

腹部深筋膜

腹股沟韧带

连接浅、深筋膜的
深部皮支持带

被提起的
浅筋膜和
深层脂肪
组织

大腿浅层脂肪组织

图2.15 腹股沟区。浅、深筋膜间的横向黏附。该处深层脂肪组织缺乏，深层皮支持带增厚、垂直、短而坚韧。该黏附线将腹部皮下组织和大腿皮下组织分隔

臀大肌深筋膜

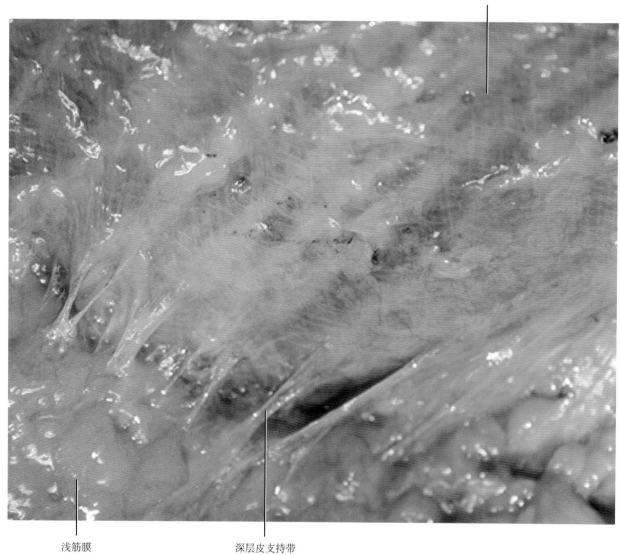

浅筋膜　　　　　　　　　　　　深层皮支持带

图2.16　臀部解剖。臀沟处浅、深筋膜间的横向黏附。在这个层面上，皮肤黏附于深层。由于浅筋膜和下层平面相黏附，当皮肤被牵拉时，张力可传递到深层肌肉

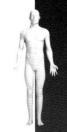
浅层脂肪组织　　　　　　　　　　　浅筋膜

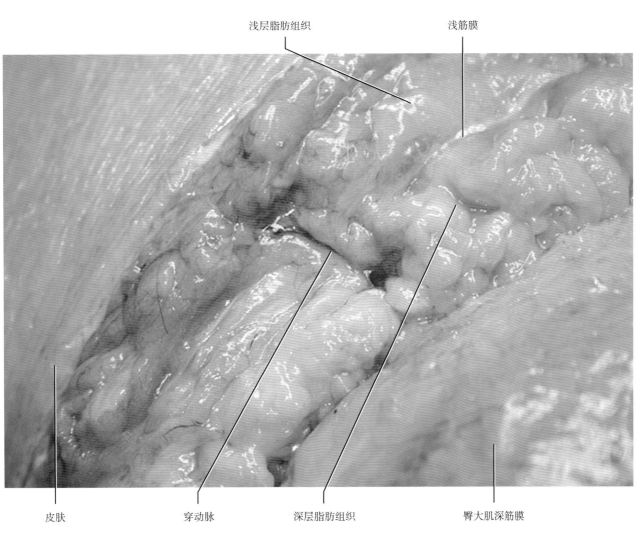

皮肤　　　　　　穿动脉　　　　深层脂肪组织　　　　臀大肌深筋膜

图2.17 臀部皮下组织的穿血管

长血管通常由长的吻合支相连，在皮下组织的DAT内形成整齐的拱形。脂肪小叶的所有毛细血管均起源于这些斜行动脉。Schaverien等（2009年）认为，皮下组织分布于解剖单元或小室，每个解剖小室均伴有可辨别的动脉和静脉。我们推测，这些小室对应一定的象限，浅筋膜和皮支持带的特定结构界定了皮下组织和血管的分布。

所有的皮下动脉都参与了两组皮下血管丛的形成：包括位于真皮乳头下的浅丛和位于浅筋膜内的深丛（图2.18）。浅、深丛间可自由交通。仅有1/5的毛细血管对皮肤的血供是必需的，其余动脉的作用是体温调节。深丛动脉有许多动静脉短路，其控制皮肤血流量从而调节体温。皮下动脉的舒缩决定了皮肤温度和浅肤色人种的肤色。例如，急性休克患者皮肤明显苍白，就是皮下动脉丛血管收缩的结果。我们可以假设，纤维化的浅筋膜可阻塞筋膜内的动脉，从而导致皮肤颜色改变甚至造成皮肤的慢性缺血。根据Distler等（2007年）的叙述，慢性缺血将促进皮下组织的纤维化，从而形成恶性循环。如果动静脉短路分流不足，可能会造成机体热调节发生变化进而导致皮肤过冷或过热。

（二）静脉

根据其是否位于深筋膜的浅部或深部将静脉进行分类。穿静脉以几乎垂直的角度穿过深筋膜连接上述两个区域。交通静脉连接同一系统内的不同静脉（例如，将深静脉与深静脉相连接，浅静脉与浅静脉连接）。浅静脉引流皮下微循环，深静脉引流肌肉组织。与浅动脉类似，浅静脉也分为两丛。

浅层静脉系统包括网状静脉和较大的筋膜上

小动脉　　　　　　　　　　　　　　　　　　浅筋膜

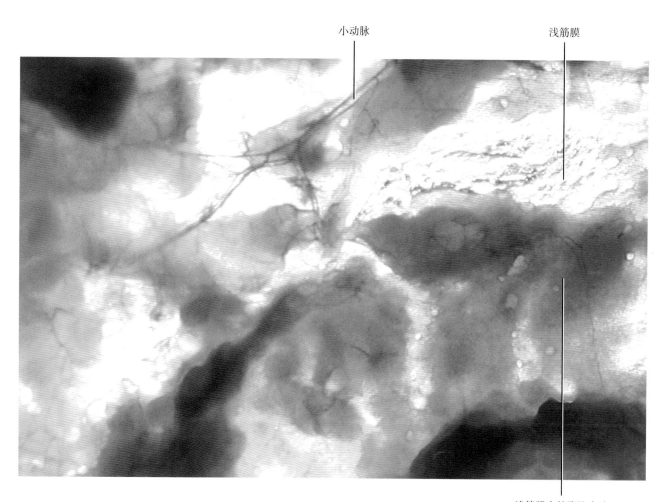

浅筋膜内的脂肪小叶

图2.18　分离浅筋膜，在浅筋膜后放置光源以显示筋膜内小动脉

静脉曲张通常定义为静脉直径大于4 mm、可触及、扩张迂曲，位于其上的皮肤不变色。

网状静脉亦可扩张而显见，但是不可触及且直径小于4 mm。

约90%的下肢静脉回流是通过肌泵的方式流过深静脉。这些带瓣膜肌泵的作用依赖于深筋膜：肌肉收缩期间限制肌肉并在筋膜室内产生高压。Ludbrook（1966年）发现，腓肠肌收缩时，小腿后筋膜室的压力高达250 mmHg。交通支静脉功能不全可将深静脉的高压传向浅静脉。Krnic等（2005年）的研究表明，交通支静脉发生逆流是大隐静脉发生静脉逆流性疾病的一个重要因素，单腿功能不全交通支静脉的数量以及交通支静脉的直径都和大隐静脉功能不全有关。

静脉[1]（位于深筋膜上方，浅筋膜内部，例如大隐静脉和头静脉）。网状静脉在平行于皮肤表面的浅层脂肪组织内形成静脉网（图2.19，图2.20）。Caggiati（1999年）断言，这些静脉周围任何筋膜支持的缺乏将导致静脉曲张，后者最常发生于浅筋膜以上水平。

较大的浅静脉在浅筋膜内走行时，浅筋膜分裂成双层来包裹着这些静脉。自静脉壁外膜存在纤细韧带发出，后者将静脉壁与浅筋膜相连。正是这些连接使得浅静脉保持开放。

穿静脉通常位于肌内隔膜中。它们的数量和走行存在变化。Thomson（1979年）发现下肢平均有64条交通静脉。穿静脉的静脉瓣有助于引导血流从浅静脉流向深静脉。

（三）淋巴管

Mascagni（1755～1815年）是首位描述皮下脂肪组织内淋巴管的学者。1884年，Hoggan证实人体

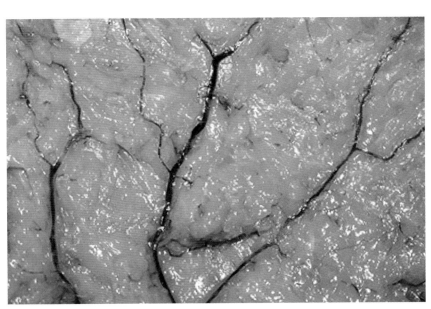

图2.19 腹部皮下组织解剖。向血管（附脐静脉）内注入树脂以更好地显示血流。这些静脉均位于浅筋膜内，因此躯干运动时血管能维持其原有位置

中存在两种浅表淋巴管：真皮淋巴管和皮下淋巴管。淋巴丛位于真皮下方，是小淋巴管的起源。淋巴管沿着浅表皮支持带在皮下组织穿行。通常，这些淋巴管被纤维隔完全包裹，纤维隔为纤薄的淋巴管壁提供了良好的支持。淋巴管走行过程中汇集了来自脂肪小叶的小淋巴管，并在浅筋膜水平形成一个吻合网[2]，之后汇入位于深层脂肪组织内的大淋巴管。

---

1 医学辞典中将"epifascial"定义为"位于筋膜表面，深筋膜上的"。实际上这些静脉相比深筋膜位置表浅，包裹于浅筋膜中。

2 皮下组织中的另一淋巴丛在1909年由Bartel首次描述，在1910年被Sterzi所证实。

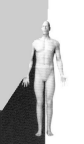

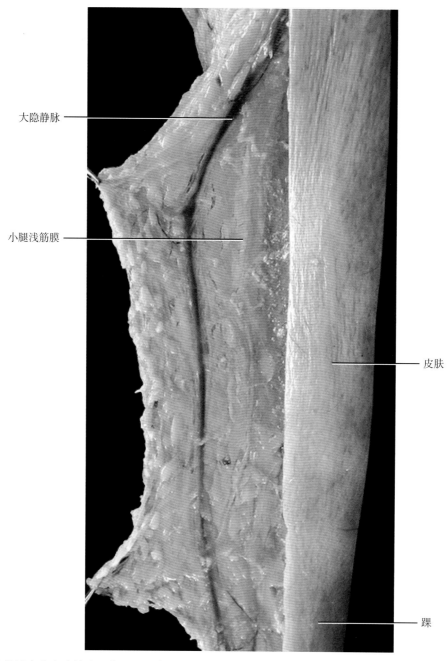

大隐静脉

小腿浅筋膜

皮肤

踝

图2.20 小腿浅筋膜内的大隐静脉。将小腿浅筋膜自浅、深层脂肪组织分离并提起。向大隐静脉内注入树脂以保持静脉壁开放，从而更清晰地显示静脉和浅筋膜的关系。静脉外膜和浅筋膜胶原纤维的特定关系使血管管腔保持开放

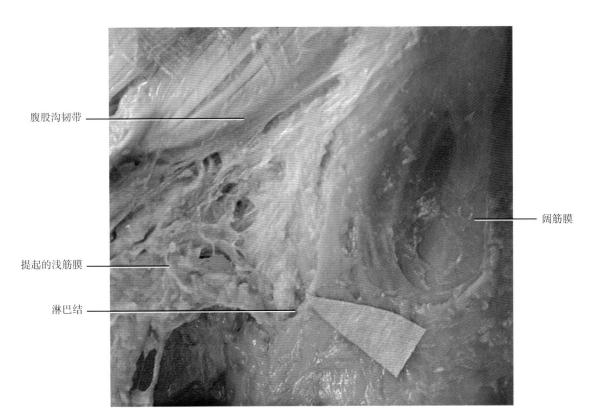

图2.21 左侧腹股沟区和浅表淋巴结解剖。淋巴结位于深层脂肪组织内，与浅筋膜和深筋膜分离

腹股沟韧带

提起的浅筋膜

淋巴结

阔筋膜

临床精粹 2.3 淋巴水肿

Hauck（1992年）证实了结缔组织纤维沿线存在一条自毛细血管至淋巴管跨间隙液体转运的"低阻力通路"。我们认为，浅筋膜内胶原纤维和弹性纤维的分布能引导淋巴液流向正确方向。如果浅筋膜发生改变，则淋巴引流将受影响。

在临床上，淋巴水肿的形成常涉及浅筋膜与深层脂肪组织。根据Tassenoy等（2009年）描述，淋巴水肿患者的深层脂肪组织的MRI影像学表现为蜂窝状，提示液体积聚于纤维化组织内。更具特征的表现包括深层皮支持带增厚、脂肪细胞外界显著增加（$P < 0.05$）以及肌筋膜附近积液。Marotel等（1998年）使用CT对淋巴水肿患者进行检查，有以下发现（按频率排序）：皮肤增厚、皮下组织区域增加、肌筋膜增厚、脂肪浸润、出现与皮肤平行和垂直的线状结构（即纤维化的皮支持带）以及深筋膜沿线的水肿区。

所有的浅部淋巴结均位于深层脂肪组织中（图2.21）。通常，它们通过疏松结缔组织与浅筋膜和深筋膜相分离。触诊可扪及柔软可移动的浅表淋巴结，直径通常小于1 cm。当发生炎症或肿瘤浸润时，它们与周围组织粘连固定。

八、皮下神经

皮下神经通常细薄，伴随皮支持带到达皮肤。与Spalteholz（1893年）描述的真皮下血管丛和Unna（1908年）描述的真皮下淋巴丛相同，皮下神经也在真皮下方形成神经丛。

随着神经在组织中的深入，浅筋膜为大神经束提供的通路移动度越大，以保护神经免于过度伸展（图2.22，图2.23）。同时，皮下神经通常斜行穿过不同筋膜平面，保护神经免于过度移动。浅层脂肪组织和浅筋膜内存在一些鲁菲尼小体和帕西尼小体。鲁菲尼小体嵌入筋膜组织，感受浅筋膜的牵拉刺激。帕西尼小体对压力刺激敏感。浅层脂肪组织移动性好，它们与皮肤的相对位置可帮助这些小体辨别轻、重压力。帕西尼小体位置越浅，越易感知到轻压力；位置越深，越易感知到重压力。浅筋膜、浅层脂肪组织和皮肤作为一个整体参与外感受。

深层脂肪组织中几乎不存在神经感受器。我们认为，深层脂肪组织可能是外感受系统（由皮

43

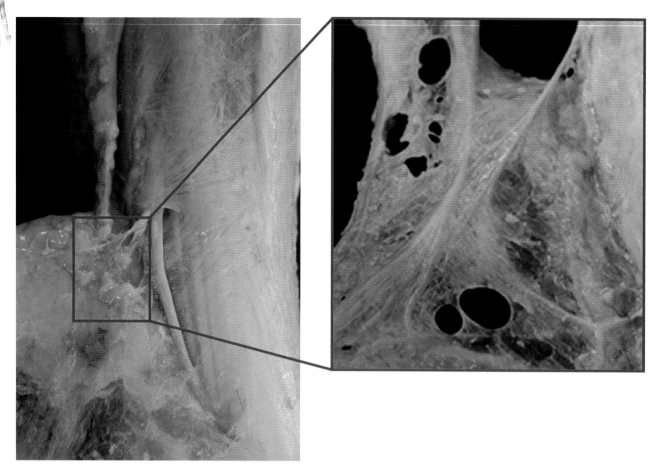

图2.22 外踝解剖和浅筋膜放大图以显示浅表腓总神经。腓总神经穿过深筋膜，然后呈束状进入浅筋膜并发出许多分支。腓总神经一个常见受压部位是深筋膜孔，但是有时纤维化的浅筋膜能改变神经传导

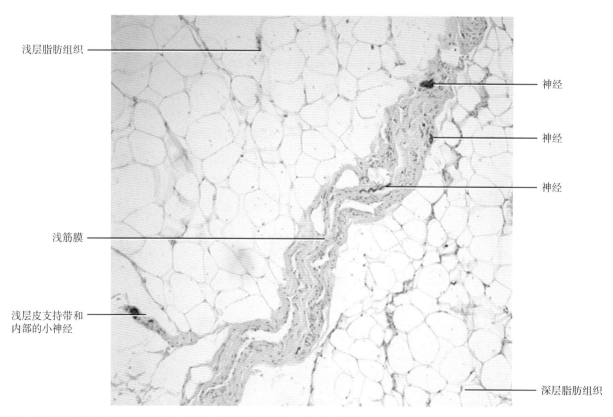

浅层脂肪组织

神经

神经

神经

浅筋膜

浅层皮支持带和
内部的小神经

深层脂肪组织

图2.23 大腿浅筋膜内的小神经。抗S-100免疫组织化学染色下仅有髓纤维可见

肤、浅层脂肪组织和浅筋膜组成）和本体感觉系统（位于肌肉和深筋膜内）的分水岭。在深层脂肪组织缺乏、浅筋膜和深筋膜融合的部位（如手掌和足底），外感受系统和本体感觉系统相结合。这有利于感知不同物体的形状、体积、表面及运动情况，确保足和手适应不同的接触平面。瘢痕中的病理性纤维组织导致皮肤、浅筋膜和深筋膜融合，故深筋膜受牵拉将作用于浅筋膜，反之亦然。在这种情况下，即使正常的肌肉收缩或皮肤拉伸都将导致外感受器和本体感受器受到过度刺激。

九、皮下囊

皮下囊（subcutaneous bursa）是由浅筋膜和深筋膜（图2.24）融合形成的隐蔽空间。常位于

临床精粹 2.4 气候病

气候变化如湿度、温度、气压的变化会导致人身体感知的变化，对这种现象尚无完善的科学解释。而孤立的筋膜对温度和压力的变化很敏感，所以筋膜可能与这种现象有关。尤其是浅筋膜，能不断根据周围的环境改变自己的内在张力。而纤维性或致密的筋膜可能无法适应正常的生理变化，导致受体激活应答的变化。

深层脂肪组织中，也可位于浅筋膜内，或皮肤与浅筋膜之间。皮下囊的功能是协助运动并减少摩擦。Canoso（1983年）等在皮下囊中未分离出真正的滑膜衬里。因此，皮下囊可被认为是一种特化的筋膜，而不是某种特定的实体解剖结构。其中的滑液可能由存在于筋膜内的可生成透明质酸

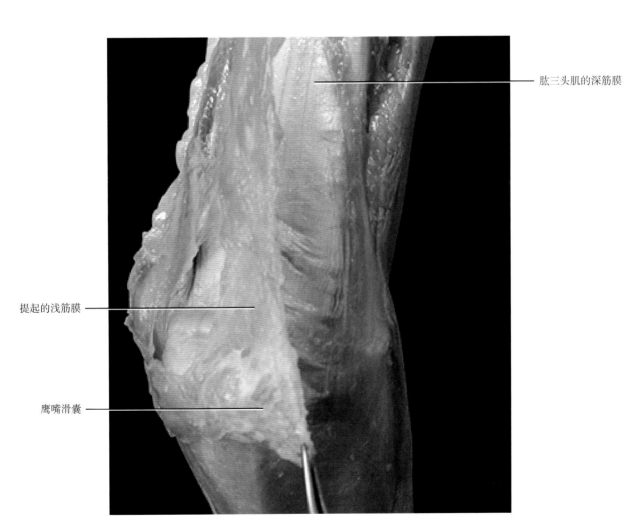

肱三头肌的深筋膜

提起的浅筋膜

鹰嘴滑囊

图2.24 肘部解剖。为更好地评估其边缘和与周围结构的关系，在剥离之前向鹰嘴滑囊注射了树脂。为移除浅筋膜，深层皮支持带被切断。尺骨鹰嘴滑囊也与其下层面分离。鹰嘴滑囊位于深层脂肪组织中，但紧密附着于浅筋膜

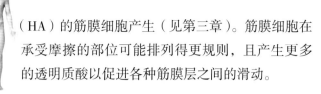

（HA）的筋膜细胞产生（见第三章）。筋膜细胞在承受摩擦的部位可能排列得更规则，且产生更多的透明质酸以促进各种筋膜层之间的滑动。

十、浅筋膜的发育

Sterzi（1910年）的研究结果表明，胎儿皮下只存在一层结缔组织。其发育到第5个月时，脂肪组织小叶出现，含有丰富细胞的纤维层从中间将皮下组织分为两层。第6个月时浅筋膜已明显分化。第8个月时，脂肪小叶在浅层形成连续的单层组织（SAT），一些脂肪小叶出现在深层脂肪组织。厚的皮支持带也出现，在浅层更明显。它将脂肪分成小的小叶，并将皮肤固定于浅筋膜。与成人相比胎儿的皮支持带更厚，但不如成人的耐牵拉。这可能是由缺乏机械负荷造成的。

在新生儿期，浅层脂肪组织富含比成人脂肪更白的脂肪组织。其脂肪细胞为单层排列的椭圆形，其长轴垂直于皮肤。根据Sterzi的观点，浅筋膜遍布全身。

出生20周以后，棕色脂肪组织主要位于浅筋膜。棕色脂肪组织对于新生儿适应子宫外环境至关重要。其在妊娠期间的增长主要依靠母亲供应给胎儿的葡萄糖。脂肪沉积的量、位置和类型可以决定胎儿的葡萄糖稳态（Symonds等，2012年）。在出生后，棕色脂肪组织并未被白色脂肪组织完全取代。

十一、机械特性

浅筋膜为纤维弹性层，可轻松地向不同方向拉伸并返回初始状态。要理解浅筋膜的机械特性，需考虑到与浅筋膜紧密相连的浅、深层皮支持带，三者构成立体网络。皮下组织的这种结构可支持脂肪组织，并固定皮肤与深部解剖层，同时也允许皮肤和肌肉的一些独立的活动。皮下脂肪组织会随皮肤运动而移动，但因为皮支持带、皮肤浅筋膜的弹性缓冲作用，浅层（SAT）比深层（DAT）移动度大。若浅层（SAT）支持带短而

厚实且垂直于皮肤，则皮肤与其下的层面之间连接更紧密，并有助于将皮肤所受的压力更直接地传向深层次的组织层。若浅层（SAT）支持带长而纤薄且不垂直于皮肤，则能减轻从皮肤传向深筋膜的机械应力（图2.25），这对保护深筋膜内的神经和血管尤为重要。值得注意的是，这种转移可确保深筋膜里的受体不被皮肤的正常伸展激活。

除了减轻从皮肤下传的机械压力，浅筋膜和支持带还有助于防止肌肉收缩对皮肤造成损害。通常情况下，肌肉收缩是在皮下组织中滑动而不涉及皮肤。这是因为肌肉运动时将固定收缩深筋膜的特定部位（见第三章），其对皮肤的影响将因深层（DAT）支持带和浅筋膜与深筋膜的相互运动而减轻。据NaKajima等（2004年）报道，浅层与深层的皮下脂肪组织层在机械构造和功能上均有不同。浅层脂肪组织与皮肤、浅筋膜形成一种稳固的结构，并具有抵抗外力的能力。深层脂肪组织为可移动层，被认为可将肌肉、骨骼的运动与浅层分离。

对瘢痕组织的分析揭示其已经失去了减轻机械应力的作用。因为整个皮下组织已转变为连接皮肤与深筋膜的刚性纤维组织。每当机械应力作用于瘢痕组织时，深筋膜及其受体的激活都将受到影响。肌肉外、深筋膜内的受体与局部受牵拉皮肤内的受体将随肌肉的运动而被激活。这可能解释了作用于瘢痕的应力传入紊乱以及过度刺激某些特定受体会导致瘢痕组织区域过敏和疼痛的原因。

皮支持带和浅筋膜可支持皮肤和皮下脂肪。Tsukahara等（2012年）揭示了面部皱纹深度与皮下组织中皮支持带的密度之间的关系。面部皱纹可能发生于皮支持带密度降低的部位。随着皱纹的增加，周围皮支持带的密度将随之降低得更多。

Ahn与Kaptchuk（2011年）用超声成像展示了皮下组织的空间各向异性[3]。与大腿和手臂相比，小腿具有更明显的各向异性。与横向定位的探针

3　各向异性是材料的物理属性或机械特性随方向的不同而表现出一定差异的特性。

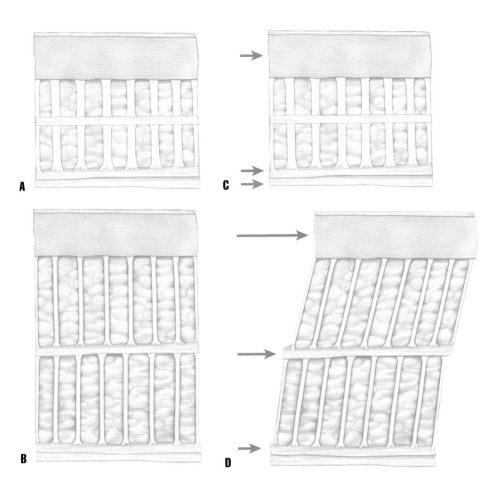

图2.25　插图显示浅层和深层支持带在皮肤相对于其下平面运动中的作用。蓝色箭头表示皮肤拉伸在各个层面产生的拉力。（A和C）支持带短而厚，将作用于皮肤的应力传送到更深的平面（C）。（B和D）支持带长而薄，便于吸收机械应力，所以皮肤拉力不会被传送到深筋膜（D）。同样，肌肉收缩也不会影响到皮肤

图像相比，纵向定位探针图像的各向异性显著增高。空间各向异性的最高峰常发生在纵向定位探针横扫肢体时，这表明皮下脂肪层中存在张力更大的纵向渠道。这些结果表明，这种在小腿比在大腿和手臂更强的皮下生物力学张力是由可产生回声的胶原带介导的，且在较瘦的个体中更大，在平行于其下肌肉的纵向轨迹上达到最大化。总之，空间各向异性的超声图像分析具有重要意义，其可能是一种了解四肢皮下组织的生物力学应变规律的有效手段。根据对身体不同部位浅筋膜的分析（图2.26），单独的浅筋膜显示出强各向异性，且其材料力学性能具有很大差异。因此，作用于皮下组织的总拉力可以有效地用空间各向异性来替代表示。

临床精粹 2.5　浅层还是深层按摩

　　对采用手法治疗的医师而言，一个常见的问题就是按摩的力度应达到浅层还是深层。目前还没有确定的答案。一些医师确信作用于浅层的力度将会对深部组织产生同等效果，而一些医师喜欢较重的手法。本书中关于筋膜的解剖和生理知识可能有助于回答此问题。浅筋膜更多地参与体温调节、淋巴回流、静脉循环和皮肤的感知，而深筋膜更多地参与本体感觉和外部运动的协调（见下一章）。

　　身体不同部位的皮下组织结构、浅筋膜与皮支持带的力学行为可能影响浅、深筋膜手法治疗的方式。显而易见的是，在皮支持带松弛和薄的区域，浅表按摩皮肤不太可能直接影响到深筋膜（除了可能存在的间接影响）。若要机械力直接作用于深筋膜，则皮下脂肪组织必须被去除，所以，机械力有必要直接指向更深的层面并减小局部受力面积。也有些区域的深、浅筋膜层融合为一体并相互作用。在这些区域里，集中在一个层上的治疗将会自动影响到其他层。

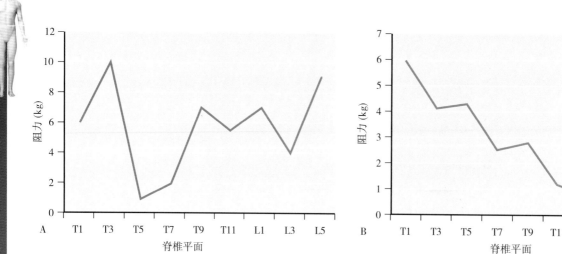

图2.26 浅筋膜对作用于背部不同脊椎平面牵引力的阻力大小。（A）中的阻力施加方向为横向。（B）中的阻力施加方向为纵向。显而易见的是，不同部位的浅筋膜特性不同，其阻力在最大10 kg与最小0.5 kg之间变化（译者注：此处千克应指千克力，1千克力等于9.8牛顿）

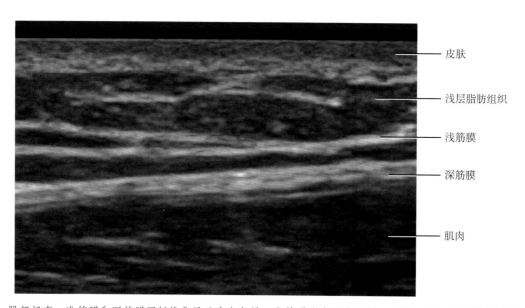

皮肤
浅层脂肪组织
浅筋膜
深筋膜
肌肉

图2.27 股部超声。浅筋膜和深筋膜因纤维化显示为白色层。浅筋膜分成两个亚层，中间包裹一些脂肪组织（＊）

十二、浅筋膜的影像学表现

浅筋膜和所有的皮支持带在CT、核磁共振（NMR）（特别是T1加权序列）和超声（图2.27～2.29）下可以很容易地观察到。浅筋膜在CT上表现为在浅层脂肪组织和深层脂肪组织之间的相对高密度的曲线。在NMR上显示为T1和T2加权序列上均为低信号的连续细线。浅筋膜的厚度在CT和NMR上无显著差异。

纤维结缔组织层在超声检查中显示为带状回声及无回声带。超声检查在实时评价滑动中的不同层次筋膜时具有较大优势，并可精确测量筋膜的厚度，但是受限于操作员的经验和扫描区域的局限，可能导致对筋膜解剖的错误认识，特别是可以绕解剖结构分开的浅筋膜。例如，因为皮支持带存在几乎平行于浅筋膜的情况，导致两者难以区分，会被误以为是双层浅筋膜。

近来出现的两项新技术——超声弹性成像技

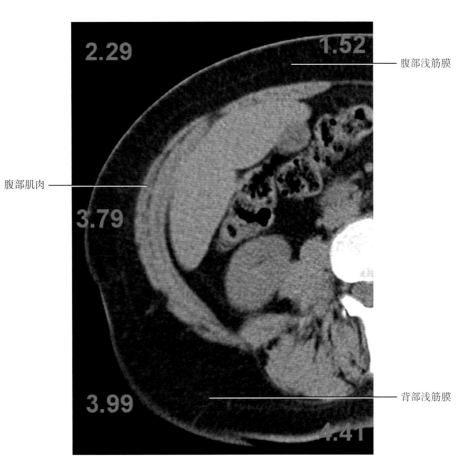

图2.28　腹部CT扫描。在皮下组织中的浅筋膜清晰可见。可评估腹部和背部的浅筋膜之间的连续性。另外，也可以测量不同水平的浅筋膜、浅层脂肪组织与深层脂肪组织的厚度。图中数字指浅筋膜厚度（mm）

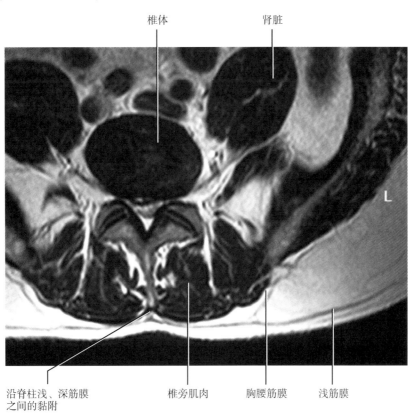

图2.29　腰部区域MR。位于皮下脂肪组织（白色）中间的浅筋膜清晰可见，为纤维层（黑色）。由于胸腰筋膜与肌肉之间的疏松结缔组织减少，因而在图中难以识别

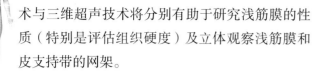

术与三维超声技术将分别有助于研究浅筋膜的性质（特别是评估组织硬度）及立体观察浅筋膜和皮支持带的网架。

参考文献

Abu-Hijleh, M.F., Roshier, A.L., Al-Shboul, Q., Dharap, A.S., Harris, P.F., 2006. The membranous layer of superficial fascia: evidence for its widespread distribution in the body. Surg. Radiol. Anat. 28 (6), 606–619.

Ahn, A.C., Kaptchuk, T.J., 2011. Spatial anisotropy analyses of subcutaneous tissue layer: potential insights into its biomechanical characteristics. J. Anat. 219 (4), 515–524.

Bichat, M.F.X., 1799. Traité sur les membranes (Treatise on Membranes). Richard, Caille, Ravier, Paris, pp. 121–139.

Caggiati, A., 1999. The saphenous venous compartments. Surg. Radiol. Anat. 21 (1), 29–34.

Camper, P., 1801. Icones herniarum. Editae S.T. Soemmering. Varrentrappet Wenner, Frankfurt am Main, pp. 1–16.

Canoso, J.J., Stack, M.T., Brandt, K.D., 1983. Hyaluronic acid content of deep and subcutaneous bursae of man. Ann. Rheum. Dis. 42 (2), 171–175.

Chopra, J., Rani, A., Rani, A., Srivastava, A.K., Sharma, P.K., 2011. Re-evaluation of superficial fascia of anterior abdominal wall: a computed tomographic study. Surg. Radiol. Anat. 33 (10), 843–849.

Colles, A., 1811. A treatise on surgical anatomy. Gilbert & Hodges, Dublin, p. 185.

Distler, J.H., Jüngel, A., Pileckyte, M., et al., 2007. Hypoxia-induced increase in the production of extracellular matrix proteins in systemic sclerosis. Arthritis Rheum. 56 (12), 4203–4215.

Hauck, G., Castenholz, A., 1992. Contribution of prelymphatic structures to lymph drainage. Z. Lymphol. 16 (1), 6–9. (Review, German).

Hoggan, G., 1884. On multiple lymphatic nævi of the skin, and their relation to some kindred Diseases of the Lymphatics. J. Anat. Physiol. 18 (3), 304–326.

Hunstad, J.P., Repta, R., 2009. Atlas of Abdominoplasty. In: Anatomic considerations in abdominal contouring, first ed. Elsevier Health Sciences, Philadelphia, pp. 5–15.

Krnić, A., Vucić, N., Sucić, Z., 2005. Correlation of perforating vein incompetence with extent of great saphenous insufficiency: cross sectional study. Croat. Med. J. 46 (2), 245–251.

Lancerotto, L., Stecco, C., Macchi, V., Porzionato, A., Stecco, A., De Caro, R., 2011. Layers of the abdominal wall: anatomical investigation of subcutaneous tissue and superficial fascia. Surg. Radiol. Anat. 33 (10), 835–842.

Li, W., Ahn, A.C., 2011. Subcutaneous fascial bands: A qualitative and morphometric analysis. PLoS ONE 6 (9): e23987.

Ludbrook, J., 1966. The musculovenous pumps of the human lower limb. Am. Heart J. 71 (5), 635–641.

Markman, B., Barton, F.E., Jr., 1987. Anatomy of the subcutaneous tissue of the trunk and lower extremity. Plast. Reconstr. Surg. 80 (2), 248–254.

Marotel, M., Cluzan, R., Ghabboun, S., Pascot, M., Alliot, F., Lasry, J.L., 1998. Transaxial computer tomography of lower extremity lymphedema. Lymphology 31 (4), 180–185.

Nakajima, H., Imanishi, N., Minabe, T., Kishi, K., Aiso, S., 2004. Anatomical study of subcutaneous adipofascial tissue: a concept of the protective adipofascial system (PAFS) and lubricant adipofascial system (LAFS). Scand. J. Plast. Reconstr. Surg. Hand Surg. 38 (5), 261–266.

Nash, L.G., Phillips, M.N., Nicholson, H., Barnett, R., Zhang, M., 2004. Skin ligaments: regional distribution and variation in morphology. Clin. Anat. 17 (4), 287–293.

Scarpa, A., 1809. Sull'ernie. Memorie anatomo-chirurgiche, first ed. Reale Stamperia, Milano, pp. 7–15.

Scarpa, A., 1819. Sull'ernie. Memorie anatomo-chirurgiche, second ed. Stamperia Fusi e Compagno, Pavia, pp. 9–15.

Schaverien, M.V., Pessa, J.E., Rohrich, R.J., 2009. Vascularized membranes determine the anatomical boundaries of the subcutaneous fat compartments. Plast. Reconstr. Surg. 123 (2), 695–700.

Schultz, R.L., Feitis, R., 1996. The endless web. Fascial anatomy and physical reality. North Atlantic Books, Berkeley, California, p. 54.

Spalteholz, W., 1893. Die vertheilung der blutgefasse in der haut. Arch. Anat. Physiol. 1, 54 (B).

Sterzi, G., 1910. II tessuto sottocutaneo (tela subcutanea). Luigi Niccolai, Firenze, pp. 1–50.

Symonds, M.E., Pope, M., Sharkey, D., Budge, H., 2012. Adipose tissue and fetal programming. Diabetologia 55 (6), 1597–1606.

Tassenoy, A., De Mey, J., Stadnik, T., et al., 2009. Histological findings compared with magnetic resonance and ultrasonographic imaging in irreversible postmastectomy lymphedema: a case study. Lymphat Res Biol. 7 (3), 145–51.

Thomson, H., 1979. The surgical anatomy of the superficial

and perforating veins of the lower limb. Ann. R. Coll. Surg. Engl. 61 (3), 198–205.

Tsukahara, K., Tamatsu, Y., Sugawara, Y., Shimada, K., 2012. Relationship between the depth of facial wrinkles and the density of the retinacula cutis. Arch. Dermatol. 148 (1), 39–46.

Unna, P., 1908. Untersuchungen über die Lymph- und Blutgefässe der äusseren Haut mit besonderer Berücksichtigung der Haarfollikel. Arch. Mikroskop Anat. 72, 161–208.

Vesalius, A., 1543. De Humani corporis fabrica (On the Structure of the Human Body) Ex officina Joannis Oporini, Basileae, Basel.

Wendell-Smith, C.P., 1997. Fascia: an illustrative problem in international terminology. Surg. Radiol. Anat. 19 (5), 273–277.

书目

Federative Committee on Anatomical Termi, 1998. Terminologia Anatomica: International Anatomical Terminology. Thieme, Stuttgart, p. 33.

Gasperoni, C., Salgarello, M., 1995. Rationale of subdermal superficial liposuction related to the anatomy of subcutaneous fat and the superficial fascial system. Aesthetic Plast. Surg. 19 (1), 13–20.

Mascagni, P., 1787. Vasorum Lymphaticorum Corporis Humani Historia et Iconographia (History and images of lymphatic vessels of human body). Carlied, Siena.

Meissner, M.H., 2005. Lower Extremity Venous Anatomy Semin Intervent Radiol. 22 (3), 147–156.

Prost-Squarcioni, C., 2006. Histologie de la peauet des folliculespileux. Med. Sci. 22 (2), 131–137.

Testut, L., 1899. Traite d'Anatomie Humaine. Gaston Doin and Cie, Paris.

Velpeau, A.L.M., 1825. Traité d'Anatomie chirurgicale, ou Anatomie des régions, considérée dans ses rapports avec la Chirurgie. Crevot, Paris.

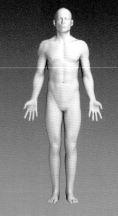

第三章
深筋膜

一、导论

本章介绍深筋膜的主要特征及其分类,并将从宏观、微观和力学性能的角度进行说明。着重讨论深筋膜在感知本体感觉、运动控制和协调外周运动中发挥的作用。最后将讨论活体研究筋膜的各类方法。

二、定义

深筋膜是指所有排列有序、致密的、与肌层相互作用的纤维层。深筋膜连接骨骼肌系统的不同要素并传导肌力。根据厚度及与其下肌层的关系,分为两种主要类型,即腱膜性筋膜和肌外膜性筋膜(图3.1)。

腱膜性筋膜(aponeurotic fasciae)是指所有的"包裹固定一组肌肉或在肌肉的附着处发挥作用的界限清楚的纤维鞘"(Stedman医学词典,1995

年)。例如,常见的腱膜性筋膜有胸腰筋膜、腹直肌鞘和四肢肌肉的全部深筋膜(图3.2)。

肌外膜性筋膜(epimysial fasciae)指的是所有薄但结构规则、与肌肉连接十分紧密的胶原层(图3.3)。该类深筋膜的典型代表有躯干肌群,如胸大肌、背阔肌和三角肌的深筋膜。四肢肌肉的肌外膜也列入此类。肌外膜性筋膜是一种简单的纤维状结构,传递相邻协同肌纤维束(也可能包括运动单位之外的结构)之间的作用力。

肌外膜性筋膜有肌肉特异性并可决定肌肉的形状和体积。腱膜性筋膜包裹多种肌肉并将其连接起来,在四肢形成筋膜室。

躯干肌肉外一般只有肌外膜性筋膜包绕,在四肢肌肉外常有双层筋膜包绕:肌外膜性筋膜〔也称为肌外膜(epimysium)〕和牢牢地附着于每束肌肉外的腱膜性筋膜。躯干部位肌肉常有三个分离的筋膜层:表层、中层和深层。例如腹部的腹外斜肌(浅层)、腹内斜肌(中间层)和腹横肌(深层)均由其各自的肌外膜性筋膜包绕。这三层筋膜之间存在疏松结缔组织,使肌肉能在其各自收缩方向上滑行。但在某些位置,如棘突、白线、腹直肌鞘外侧和侧缝等处,不同的筋膜层融合。在四肢肌肉中不存在躯干肌肉的这种分层结构。在四肢,肌肉由各自的肌外膜包绕,毗邻的肌肉群仅有一层腱膜性筋膜包绕连接。

有肌外膜性筋膜与腱膜性筋膜相连接的实例。例如,躯干胸大肌的部分肌外膜性筋膜延伸至上肢腱膜性筋膜;躯干腹外斜肌(外有肌外膜性筋膜包绕)延伸形成腹直肌鞘(腱膜性筋膜),然后加入下肢的腱膜性筋膜——阔筋膜。躯干和

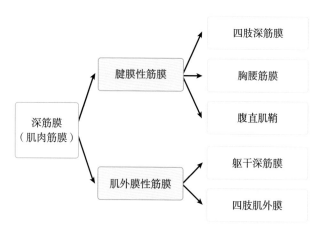

图3.1 深筋膜分类

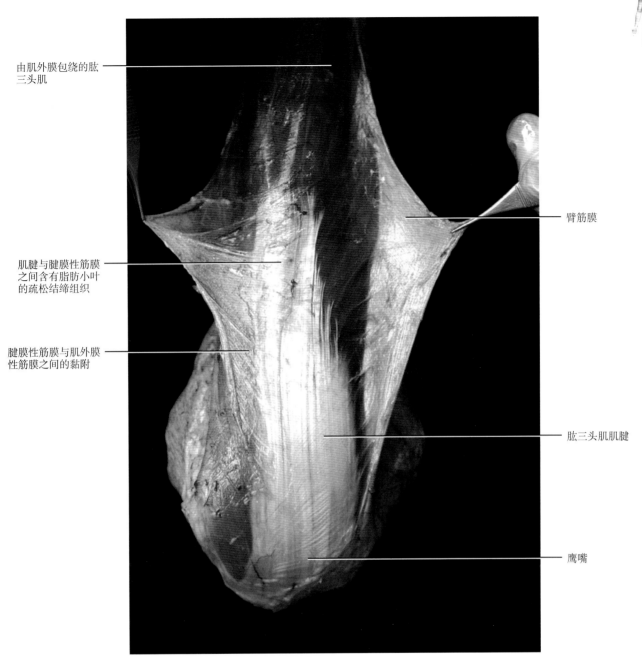

由肌外膜包绕的肱三头肌

臂筋膜

肌腱与腱膜性筋膜之间含有脂肪小叶的疏松结缔组织

腱膜性筋膜与肌外膜性筋膜之间的黏附

肱三头肌肌腱

鹰嘴

图3.2 上臂腱膜性筋膜（臂筋膜）的后区。该筋膜为界限清楚的纤维层，易与其下肌肉分离。包绕肱三头肌的肌外膜性筋膜（或肌外膜）可决定肌腹的形状，并对肌肉收缩加以控制。肌腱上方的腱膜性筋膜与肌外膜性筋膜之间含有疏松结缔组织

四肢筋膜之间的连接具有精确的空间结构，从而使肌筋膜力准确地从躯干传到四肢。

三、腱膜性筋膜

腱膜性筋膜（aponeurotic fascia）由平均厚度为1 mm（590～1453 µm）的界限清楚的纤维鞘构成（图3.4，图3.5）。其与下方肌肉分离并能够远距离传输肌力。最值得注意的腱膜性筋膜有阔筋膜（大腿的深筋膜）、小腿筋膜（小腿的深筋膜）、臂筋膜（上臂的深筋膜）、前臂筋膜（前臂的深筋膜）、胸腰筋膜（包括前层和后层）和腹直肌鞘。关于其他的腱膜性筋膜将在后续章节中描述。

根据形态计量学分析，阔筋膜平均厚度为944 µm（SD ± 156 µm），小腿筋膜平均厚度为924 µm（ ± 220 µm），而臂筋膜较薄（0.7 mm）。

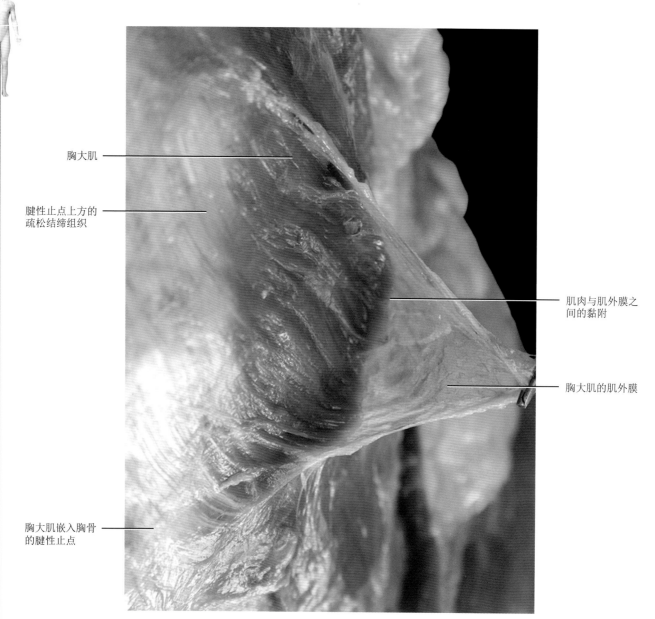

胸大肌

腱性止点上方的
疏松结缔组织

肌肉与肌外膜之
间的黏附

胸大肌的肌外膜

胸大肌嵌入胸骨
的腱性止点

图3.3　胸大肌的肌外膜性筋膜为界限清楚、菲薄的纤维层并黏附于其下肌肉的肌腹。除胸大肌胸骨止点之外，其肌外膜性筋膜和胸腹部之间缺乏疏松结缔组织，使得胸大肌筋膜可在胸骨上滑动，并与对侧的肌外膜性筋膜相连接

阔筋膜在近端处较薄、在膝盖附近较厚。胸腰筋膜（thoraco lumbar fascia，TLF）的前层和后层的平均厚度为0.65 mm。

四肢及躯干的腱膜性筋膜有相同的宏观及组织学特征（图3.6），但在生物力学方面是完全不同的。四肢腱膜性筋膜只通过肌筋膜的延伸与皮下肌肉相连，在关节周围尤为明显。由于腱膜性筋膜与肌外膜之间存在疏松结缔组织，肌肉可自由滑动（图3.7）。

上述疏松结缔组织为一种富含透明质酸的具有韧性的凝胶状物质。成纤维细胞、胶原纤维和弹性纤维广泛分布于其中，形成不规则网状结构。四肢的腱膜性筋膜与其下肌肉相平行。而躯干腱膜性筋膜（胸腰筋膜和腹直肌鞘）的作用是形成邻近肌肉的扁平肌腱，也有部分躯干大肌肉纤维伸入这些腱膜性筋膜内。在躯干腱膜性筋膜与其所连接的扁平肌之间存在"二腹"结构（共有的中央肌腱将两块肌腹分隔开）（图3.8）。

腱膜性筋膜延续为骨外膜、腱旁组织（肌腱周围纤维鞘）、血管神经鞘和关节纤维囊。由于与

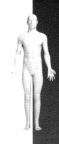

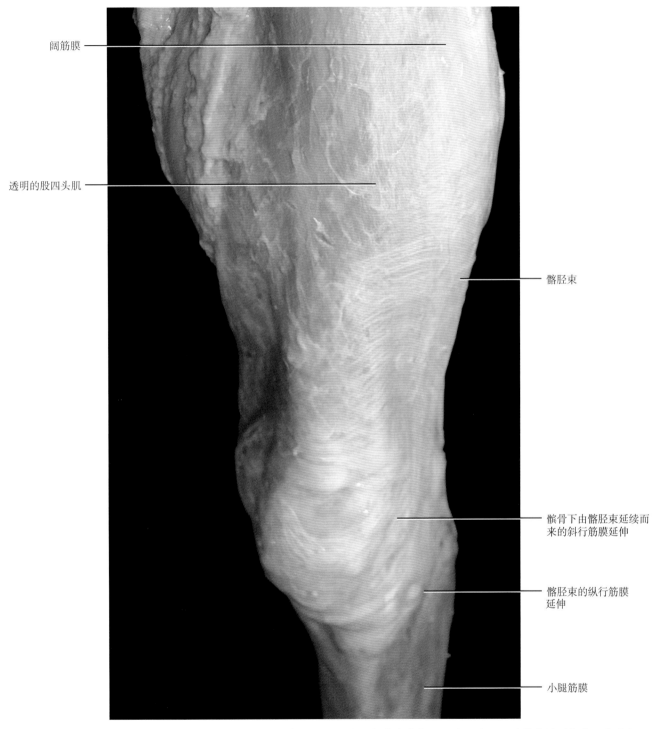

阔筋膜

透明的股四头肌

髂胫束

髌骨下由髂胫束延续而来的斜行筋膜延伸

髂胫束的纵行筋膜延伸

小腿筋膜

图3.4 大腿的腱膜性筋膜（阔筋膜）外观为包裹股部肌群的白色片状结缔组织套，向下于膝关节周围与小腿筋膜相延续移行

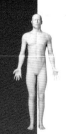

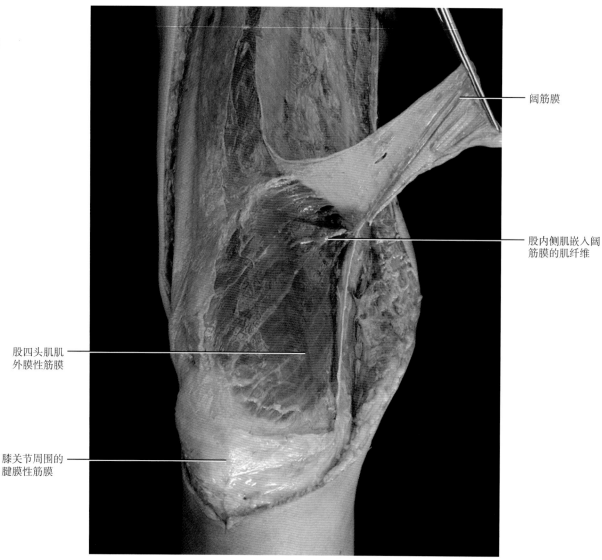

阔筋膜

股内侧肌嵌入阔
筋膜的肌纤维

股四头肌肌
外膜性筋膜

膝关节周围的
腱膜性筋膜

图3.5 右大腿前内侧观。将阔筋膜（大腿的腱膜性筋膜）与股四头肌分离并向内侧牵引。股四头肌的肌外膜位于腱膜性筋膜下。由于腱膜性筋膜和肌肉的肌外膜之间存在疏松结缔组织，所以腱膜性筋膜易与其下肌肉分开。由于股内侧肌嵌入阔筋膜内，在某些部位腱膜性筋膜与肌外膜相黏附

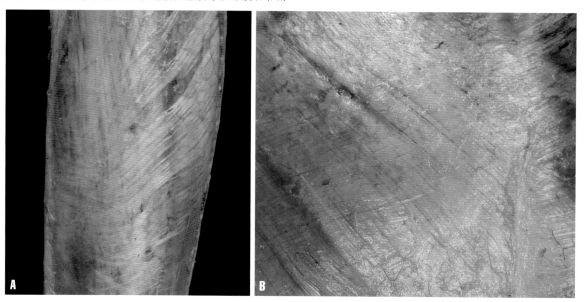

图3.6 小腿后部的小腿筋膜（左）和腹直肌鞘（右）。这两个筋膜有相同的宏观特征，都可视作腱膜性筋膜。注意其近乎规则排列的胶原纤维

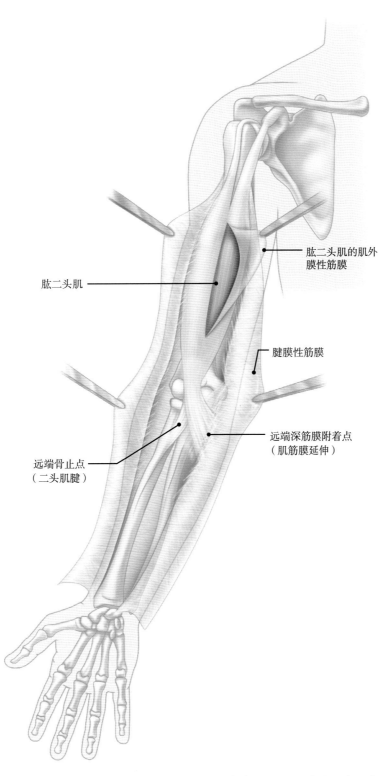

肱二头肌的肌外膜性筋膜

肱二头肌

腱膜性筋膜

远端深筋膜附着点
（肌筋膜延伸）

远端骨止点
（二头肌腱）

图3.7 四肢有平行排列的腱膜性筋膜和肌外膜性筋膜。腱膜性筋膜覆盖上肢所有的肌肉。肱二头肌由黏附于肌层的肌外膜（肌外膜性筋膜）包绕。腱膜性筋膜和肌外膜性筋膜之间有允许两筋膜各自运动的疏松结缔组织。这两个筋膜只在肌肉的肌筋膜嵌入肌层时融合。例如，肱二头肌远端附着于桡骨（肱二头肌肌腱）并通过一较小、扁平的肌腱嵌入前臂筋膜（即称为"腱膜束"的肌筋膜延伸）

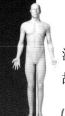

深筋膜具有相同的组织学特征且与其相互移行，故可将其看作特殊化的深筋膜（图3.9）。

（一）腱膜性筋膜的微观解剖

腱膜性筋膜本质上是由Ⅰ型胶原纤维构成（图3.10），在某些部位，Ⅱ型和Ⅲ型胶原纤维（图3.11）也参与其构成。腱膜性筋膜内走行各异的纤维束肉眼可见。为此，腱膜性筋膜曾被认为是不规则的致密结缔组织。但最近研究（Benetazzo等，2011年；Stecco等，2009b年；Tesarz等，2011年）表明腱膜性筋膜由2或3层平行的胶原纤维束构成，每层平均厚度为277 μm（±SD86.1 μm）。

每层由平行的胶原纤维束呈波纹状排列组成。此外，相邻层的胶原纤维成75°～80°排列（图3.12）。小腿筋膜和胸腰筋膜的三维重建也可证实此点。很明显这种组织不能被归类为不规则致密结缔组织，建议将其列为规则致密结缔组织。可将腱膜性筋膜比作胶合板，其轻而薄的结构耐受各个方向的强大牵引力。腱膜性筋膜的多层结构使之与包含单向胶原纤维的腱膜（或扁平肌腱）区分开来。筋膜层之间由薄层疏松结缔组织（平均厚度为43±12 μm）隔开，从而为相邻筋膜层之间的相互滑动创造了条件。从力学的角度来看，由于这些疏松结缔组织层的存在，因此可认为不同纤维层对组织的功能有不同的影响。

腱膜性筋膜的弹性纤维含量小于1%，其纤维亚层则几乎不含。弹性纤维大多存在于不同纤维层之间的疏松结缔组织中（图3.13）。三维重建

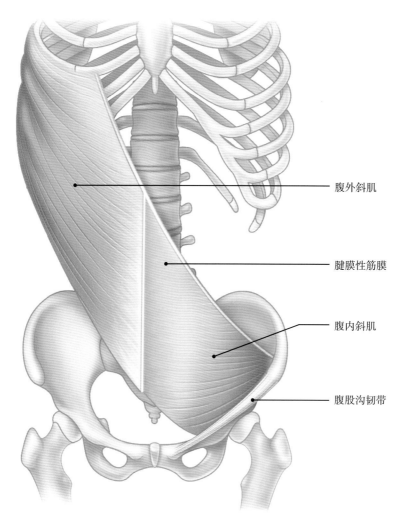

腹外斜肌

腱膜性筋膜

腹内斜肌

腹股沟韧带

图3.8　在躯干，腱膜性筋膜和肌外膜性筋膜相延续移行。如此例中，腹直肌鞘（腱膜性筋膜）插入腹外斜肌和腹内斜肌。这两块肌肉外的肌外膜性筋膜移行于腹直肌鞘，故对侧腹外斜肌、腹内斜肌可能因此被视为连于中间腱膜性筋膜的二腹肌

小腿筋膜分叉　　　　　　　　　　　　　　　　　　　　小腿筋膜

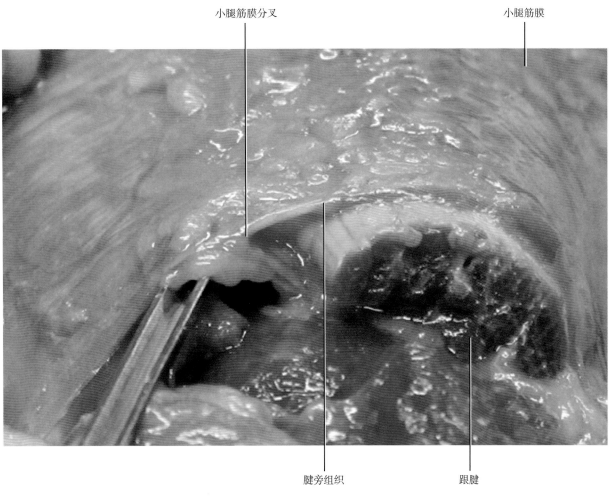

腱旁组织　　　　　　　　跟腱

图3.9　跟腱周围小腿筋膜分叉。腱旁组织是一种特殊化的深筋膜

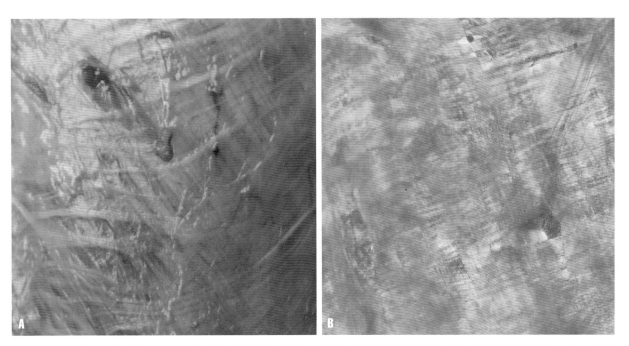

图3.10　（左）小腿筋膜肉眼观。注意纤维束排列方向各异。（右）小腿筋膜（偏振光下）。胶原纤维束清晰可见，每层成角在75° 和 80° 之间

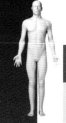

临床精粹 3.1　筋膜病理改变中疏松结缔组织的可能作用

腱膜性筋膜在一定距离传输肌力的能力类似于肌腱，取决于其内胶原纤维的含量。腱膜性筋膜包含的胶原纤维束主要沿四肢长轴排列。因此，腱膜性筋膜在纵向和斜行方向上的功能类似于肌腱，使力可沿四肢传导。腱膜性筋膜的另一个重要特点是能适应皮下肌肉收缩过程中出现的体积变化。横行方向的胶原纤维束不够致密，加上疏松结缔组织的存在，束与束之间易分离。胶原纤维束的这种特性使腱膜性筋膜能适应皮下肌肉的体积变化，使含弹性纤维较少的腱膜性筋膜仍具有弹性。显然，腱膜性筋膜的这种适应性基于其与疏松结缔组织的独特关系。这些疏松结缔组织是重要水、钠储存处，也可积聚多种代谢废物。水、电解质和其他物质的异常积累可能会改变疏松结缔组织的生物力学性能。具体而言就是胶原层之间的滑动可能会受阻碍。在过用综合征、外伤和手术的情况下常存在疏松结缔组织的滑动障碍。物质的异常积累可能与肌筋膜病理学相关（参见下文"透明质酸"）。

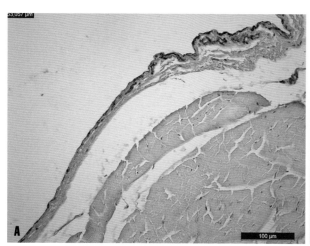
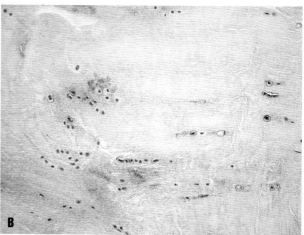

图3.11　足底筋膜，200×（A）Ⅲ型胶原纤维免疫组化染色为棕色。仅存在于足底筋膜的边缘。（B）染色显示Ⅱ型胶原纤维。此样本取材于脚后跟附近。Ⅱ型胶原在细胞外基质和一些大细胞（软骨细胞）周围更明显

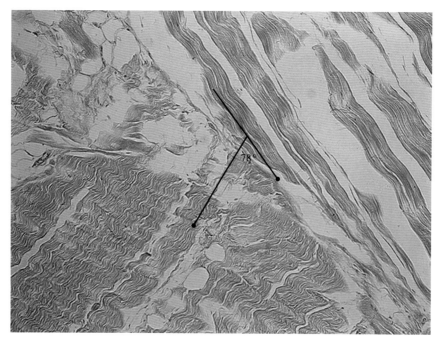

图3.12　腱膜性筋膜中胶原纤维的方向。注意不同胶原纤维束的卷曲构象（波浪状）

临床精粹 3.2 通过神经还是机械力传递信息

细胞虽然通常被视为独立化学亚系统的复合物，但近来常被描述为整合机械复合物的统一有机体（Ingber，2003年）。细胞形态的变化和细胞之间作用力分布的变化有助于信息的快速传播，该信息原则上有助于基于力学的调节和细胞突起之间的协调（Turvey，2007年）。

众所周知，在深筋膜内的成纤维细胞之间均为缝隙连接。它可能是细胞的形状变化可传递给周围细胞的一个原因。假设深筋膜可以映射成纤维细胞和它们的连接。这允许在特定区域的深筋膜内远距离输送机械应力。在成纤维细胞之间作用力分布变化可能代表一种快速的信息传播形式，便于基于力的疼痛分布和周围运动的协调。神经（电化学）传输信息速度较慢，独立于周围组织，有局部性。通过机械力分布的协调更快，兼具局部性和全身性，尤其对周围组织敏感（Chen，2008年）。

证实弹性纤维成分的体积分数在0.3%～1.5%范围内。此为筋膜中弹性纤维的总值，而不只是疏松结缔组织中的。

在某些个体中，腱膜性筋膜内存在界限清楚的肌纤维束。这些可能是其下肌筋膜的延伸。

在筋膜中占主导地位的细胞是成纤维细胞。根据Langevin等（2005、2006年）和Benjamin（2009年）的研究结果，筋膜内的成纤维细胞在机械力的传导中不可或缺。它们通过缝隙连接相沟通，通过介导细胞骨架的形状变化来响应组织的拉伸。在拉伸的组织中，细胞成片状且胞体增大。在未拉伸组织中，胞体较小、呈树突状，具有众多逐渐变细的细胞突起（Langevin等，2005年）。细胞形态变化也会影响结缔组织本身的张力。其中也存在一些肌成纤维细胞（Schleip等，2005年），可认为是成纤维细胞对过量机械负荷的病理反应。如果成纤维细胞受到足够的刺激，可累及肌动蛋白应力纤维，因此肌成纤维细胞内肌动蛋白纤维的收缩可能增加筋膜的基础紧张度，导致冻结肩、Dupuytren病（掌腱膜挛缩症）等病理性改变。在深筋膜受到显著压力的部位（例如某些皮支持带或部分足底筋膜）可能存在软骨细胞（Benjamin和Ralphs，1998年；Kumai和Benjamin，

2002年）（图3.11B）。

（二）透明质酸

分泌透明质酸（hyaluronan）的细胞位于深筋膜内层，是润滑剂透明质酸的来源。我们将这些与筋膜相关的，分泌透明质酸的细胞称为筋膜细胞（Stecco等，2011年）（图3.14，图3.15）。这些成纤维细胞样细胞可能起源于单核细胞/巨噬细胞，类似于关节和眼部的透明质酸分泌细胞。其在关节被称为滑膜细胞并分泌滑液中的透明质酸。在眼部被称为玻璃体细胞并负责分泌玻璃体液中的透明质酸。

透明质酸存在于腱膜性筋膜亚层之间和深筋膜与其下方肌肉之间。在骨骼肌，透明质酸位于肌外膜、肌束膜和肌内膜中（Piehl–Aulin等，1991年；Laurent等，1991年；Mc Combe等，2001年）。血管周围筋膜和神经周围筋膜中也含有高水平的透明质酸。透明质酸以单个的大分子复合物存在，在决定筋膜的结构和机械性能中起一定作用。透明质酸是关节和结缔组织正常滑动时的润滑剂。滑动时的相互作用可能受到含透明质酸的基质的成分和效力的影响。含透明质酸的基质的变化可导致疼痛、炎症和功能丧失，事实上可能是这些病理变化的关键（Lee和Spicer，2000年）。腱膜性筋膜与肌肉之间的富含透明质酸的结缔组织层可保护肌肉，以支持其从损伤中修复，并刺激卫星细胞在肌纤维损失后增殖。透明质酸在炎症过程中也有作用。在创伤愈合早期，透明质酸含量增高，通过增加组织间隙以便炎症细胞通过。透明质酸通过与细胞上受体结合，与细胞骨架相互作用，从而向细胞传导运动性。在组织快速生长的胚胎发育期和组织修复及再生时，透明质酸的作用尤其突出（Spicer和Tien，2004年；West等，1985年）。因透明质酸链的长度各异，其生物学作用多样，有时作用会相反。高分子量形式的透明质酸存在于正常的、静态的组织中，而碎片化的透明质酸则表明组织处于应激状态，存在血管高度再生、炎症反应和免疫刺激作用。

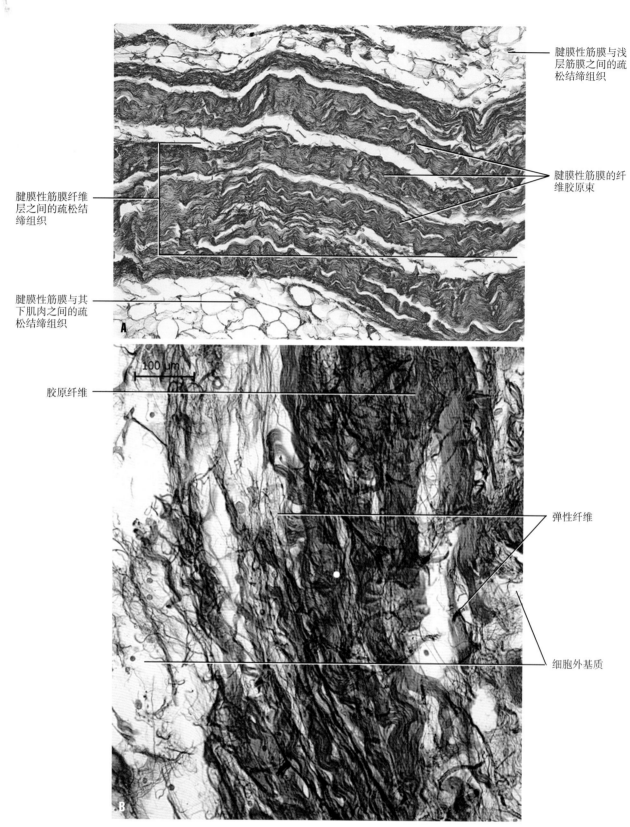

腱膜性筋膜与浅层筋膜之间的疏松结缔组织

腱膜性筋膜的纤维胶原束

腱膜性筋膜纤维层之间的疏松结缔组织

腱膜性筋膜与其下肌肉之间的疏松结缔组织

胶原纤维

100 μm

弹性纤维

细胞外基质

图3.13 Gieson法对腱膜性筋膜（小腿筋膜）的弹性纤维进行染色。弹性纤维被染成紫黑色，胶原纤维被染成橘红色。（A）略放大腱膜性筋膜，注意其内弹性纤维和胶原纤维相对较少。（B）加大放大倍数显示亚层之间的疏松结缔组织。注意弹性纤维数量的增加和胶原纤维以不规则的方式排列，并嵌于细胞外基质中（白色）

中间层　疏松结缔组织　腱膜性筋膜的外层

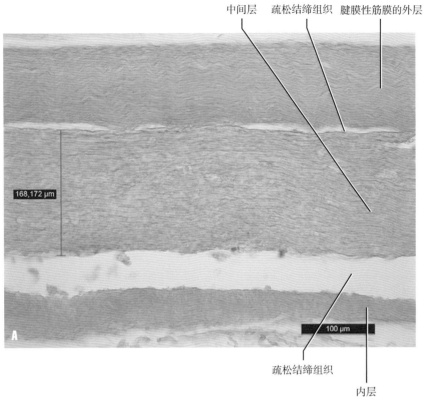

168,172 μm

100 μm

A

疏松结缔组织

内层

筋膜表面　　　　　　腱膜性筋膜

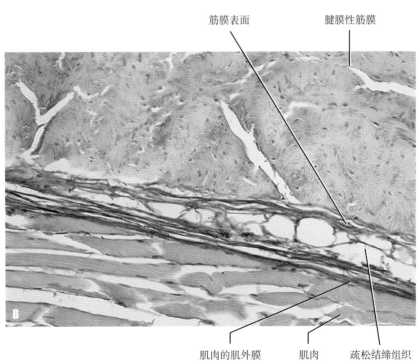

B

肌肉的肌外膜　　肌肉　疏松结缔组织

图3.14 （A）阿尔新蓝染色的阔筋膜。该筋膜极易被染为蓝色，表明蛋白聚糖的含量高。（B）抗透明质酸结合蛋白抗体的免疫组化染色。透明质酸被染为棕色。透明质酸位于肌肉的肌外膜与上方筋膜之间

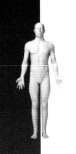

筋膜细胞

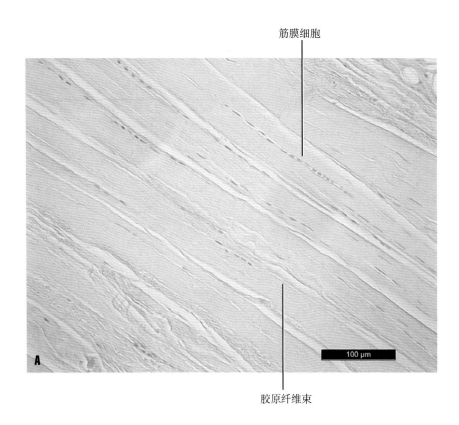

胶原纤维束

筋膜细胞

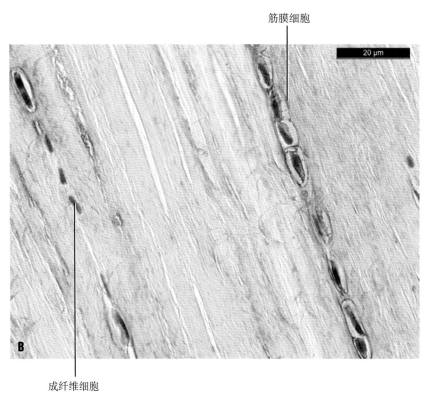

成纤维细胞

图3.15 腱膜性筋膜内的筋膜细胞。(A)阿尔新蓝染色,透明质酸被染为蓝色。(B)免疫组化染色。抗透明质酸结合蛋白,透明质酸被染为棕色

按摩肌肉和其相关联筋膜的影响之一是局部温度升高。结果表明，当温度升高到40℃以上时，通过分子内氢键（范德华力和疏水作用力）连接的透明质酸三维结构上部将逐步破坏。这将减少深筋膜和肌肉内部、下方的疏松结缔组织内的透明质酸黏度。温度升高的影响只是暂时的，且与热身或者说运动取得的效果类似。晨僵是一个常见的问题。通过运动或洗热水澡可缓解症状。很有可能是因为在睡眠期间，固定导致透明质酸黏度上升，并因此导致深筋膜和肌肉的僵硬。如果黏度的变化较轻微，则温度的微小升幅将足以恢复筋膜的正常功能。

（三）腱膜性筋膜的血管结构

目前关于深筋膜的结构细节信息仍然不足。最初认为它主要起防护作用，且相对无血管。Wavreille等（2010年）的研究结果表明，腱膜性筋膜实际上富含血管。它们在臂筋膜的深、浅亚层之间发现了丰富的血管网，且小动脉与静脉网之间有大量吻合。其内小动脉的内径为0.3～0.5 mm。Battacharya等（2010年）发现在筋膜上、下的血管网之间广泛存在穿过筋膜平面的血管弓。深筋膜内包含发达的淋巴管系统，其内含有高流速的淋巴液（Bhattacharya等，2005年）。

（四）腱膜性筋膜的神经分布

几项研究表明腱膜性筋膜内有丰富的分布（平均体积分数为1.2%）。在胸腰筋膜、肱二头肌腱膜和多种皮支持带内发现许多游离的和有小体的神经末梢（包括鲁菲尼小体和环层小体）（Palmieri等，1986年；Sanchis-Alfonso和Rosello-Sastre，2000年；Stecco等，2007a年；Stilwell，1957年；Tanaka和Ito，1977年；Yahia等，1992年）。神经纤维遍布于筋膜的纤维成分中，尤其是血管周围（图3.16）。触觉小体的小体和游离神经末梢（机械感受器）与其周围构成筋膜的胶原纤维和纤维基质紧密相连（图3.17）。胚胎发育研究中机械感受器的纤维包膜由周围结缔组织分化而来的过程可以为此提供依据。Deising等（2012年）发现

在肌肉筋膜内有致密的神经分布，分布的神经为非肽能神经末梢和有小体的机械感受器。Stecco等（2007a年）也发现深筋膜内存在自主神经纤维。

筋膜的神经分布是不均匀的。空间分析表明，神经在浅层、中间层密集，在深层稀少，甚至无。Tesarz等（2011年）证实，在胸腰筋膜后层，非肽能神经末梢纤维主要分布于浅表亚层。由于胸腰筋膜有密集的感觉神经分布，其中可能包括痛觉纤维，因而认为胸腰筋膜与定位不明的腰背部疼痛有重要联系。Mense（2011年）发现90%的游离神经末梢位置非常浅，且交感节后交感神经纤维可能与血管收缩和缺血性疼痛相关。神经的类型和分布密度在局部存在差异。例如，阔筋膜延伸出的纤维结构的神经分布比其周围的皮支持带要稀少。皮支持带为神经分布最丰富的筋膜结构，有大量帕西尼小体和鲁菲尼小体分布（关节周围），而在腱膜性筋膜的其他部位则分布较少。这些神经支配的差异可能与组织功能有关。肌筋膜延伸的主要功能是传导机械力，与关节周围的皮支持带相比，仅需较少的本体感觉功能。与肌筋膜延伸相类似，位于两个关节面之间的腱膜性筋膜也仅需很少的神经分布，因为它的主要功能是保持特定肌肉位移链方向的连续性。

Deising等（2012年）将神经生长因子注入竖脊肌腰椎平面的筋膜内，观察得出其对筋膜感受机械压力和酸性溶液的化学刺激有长期敏化作用。敏化未达皮肤，局限于深层组织。筋膜对机械和化学刺激的痛觉感受器的敏化，可能有助于了解慢性骨骼、肌肉疼痛的病理生理改变。上述作者还发现在筋膜受肌肉收缩而预拉伸（prestretched）时，肌肉筋膜内致敏的游离神经末梢将进一步受到刺激。我们推测，由于肌肉和深筋膜之间的密切联系，肌肉活动必将拉伸筋膜，激活其内的机械感受器。因游离神经末梢的分布垂直于筋膜内胶原纤维，故筋膜受拉伸时将更易受刺激。另一原因是筋膜黏弹性的增加改变了筋膜内游离神经末梢被激活的敏感性。

筋膜神经分布可发生病理性变化。Sanchis-Alfonso和Rosello-Sastre（2000年）发现，在有膑

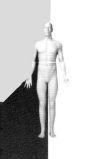

臂筋膜　　疏松结缔组织

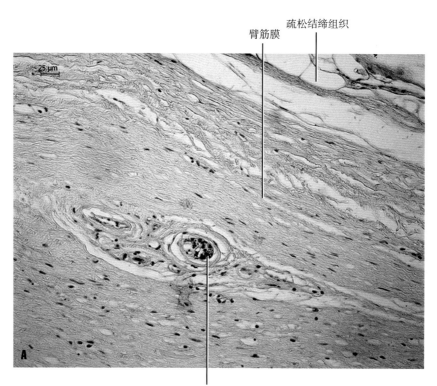

筋膜内的小神经（直径：25 μm）。注意同心排布的结缔
组织具有可伸缩的功能，以便保护神经

位于足底筋膜表面疏松结缔组织内的神经走行　　　　　足底筋膜

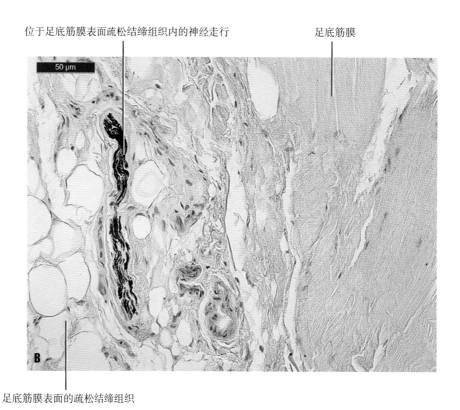

足底筋膜表面的疏松结缔组织

图3.16 （A，B）腱膜性筋膜的神经分布。神经染为棕色的部分（免疫组化染色：抗S100）。通常在疏松结缔组织内或由多层同心疏松及致密结缔组织层保护，这些层形成一种类似于伸缩管的结构

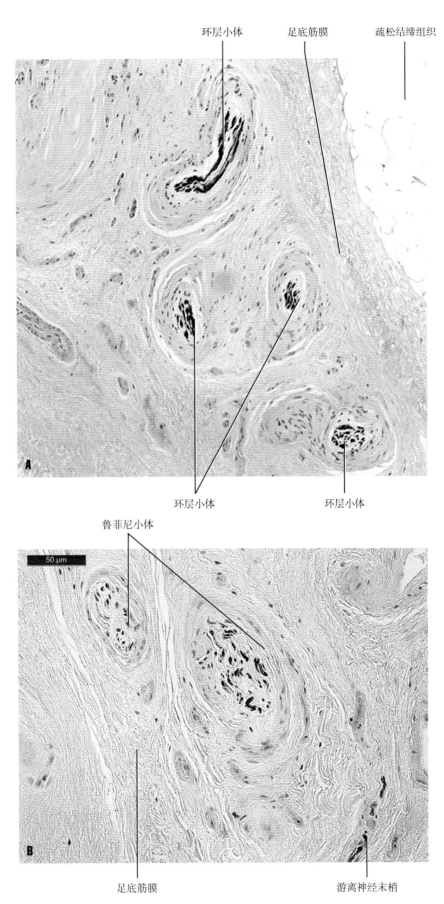

环层小体　　　足底筋膜　　　疏松结缔组织

环层小体　　　　　　环层小体

鲁菲尼小体

50 μm

足底筋膜　　　　　　游离神经末梢

图3.17 （A，B）足底筋膜内的环层小体和鲁菲尼小体

股关节对线不良的膝关节外侧支持带内，痛觉纤维向内生长，且对P物质产生免疫反应。Bednar等（1995年）发现慢性腰部疼痛患者的胸腰筋膜组织学结构（炎症和微钙化点）和神经分布均有改变，提示筋膜在腰部疼痛中可能发挥一定作用。尤其值得注意的是，上述研究发现背痛患者的胸腰筋膜内有神经纤维缺失。

较大神经周围通常由多层致密、疏松结缔组织（神经外膜和神经旁膜）包绕，保护神经免受过度牵拉。血管和神经周围筋膜正常延展性的丧失和透明质酸分子的异常增加可能导致卡压综合征（图3.18）

（五）肌筋膜延伸

肌筋膜延伸是指以骨骼肌或其肌腱为起点，附着于腱膜性筋膜的连接。最为人所熟知的肌筋膜延伸是肱二头肌的纤维束，即肱二头肌腱膜，起于肱二头肌肌腱并与前臂筋膜相融合（图3.19）。研究发现，几乎所有的肌肉都有筋膜止点（Chiarugi，1904年；Huijing与Baan，2001年；Platzer，1978年；Standring等，2008年；Stecco等，2007b年；Testut与Jacob，1905年），但是它们的作用尚不清楚。通常认为这种延伸是解剖变异，然而研究发现其形成是持续恒定并且精准无误的（Stecco等，2010年）。Eames等（2007年）认为，这些延伸可稳固肌腱，防止它们在附着点移位，从而减少骨附着的压力。Luigi Stecco（1990年）指出，在运动中，这种延伸可选择性拉伸筋膜。肌肉收缩时，筋膜延伸不仅有助于骨骼运动，而且伸展了深筋膜。深筋膜特定部位的重复特异性伸展促使胶原纤维沿拉伸力的方向排列。Marshall（2001年）指出，对上述深筋膜增厚进行定位将能够反映出肌筋膜延伸附着于筋膜的形式以及肌肉运动对深筋膜产生的作用力。

不同类型的肌筋膜连接如下：
- 附着于筋膜的腱性延伸（图3.19）
- 直接起自筋膜的肌纤维（图3.20）
- 附着于筋膜的肌纤维（图3.21）
- 起自筋膜的腱性延伸（图3.22）

肌筋膜连接的典型例子是股四头肌经由四头

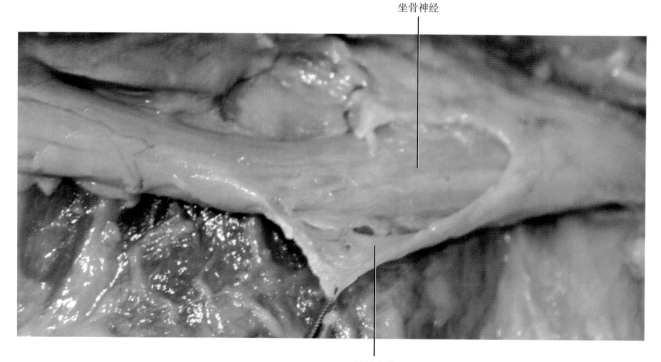

坐骨神经

神经旁膜

图3.18 坐骨神经的神经旁膜

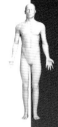

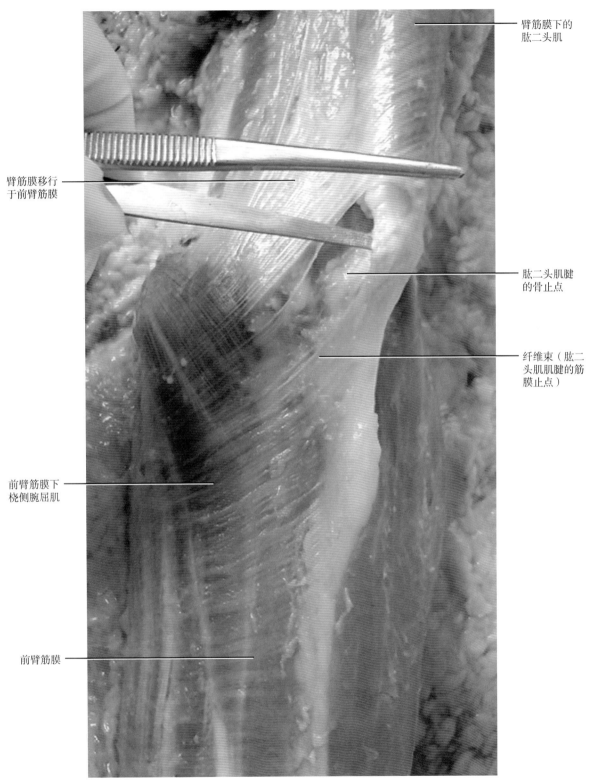

臂筋膜下的
肱二头肌

臂筋膜移行
于前臂筋膜

肱二头肌腱
的骨止点

纤维束（肱二
头肌肌腱的筋
膜止点）

前臂筋膜下
桡侧腕屈肌

前臂筋膜

图3.19　肘前视图。肱二头肌腱膜（纤维束）起于肱二头肌肌腱，附着于前臂筋膜内侧

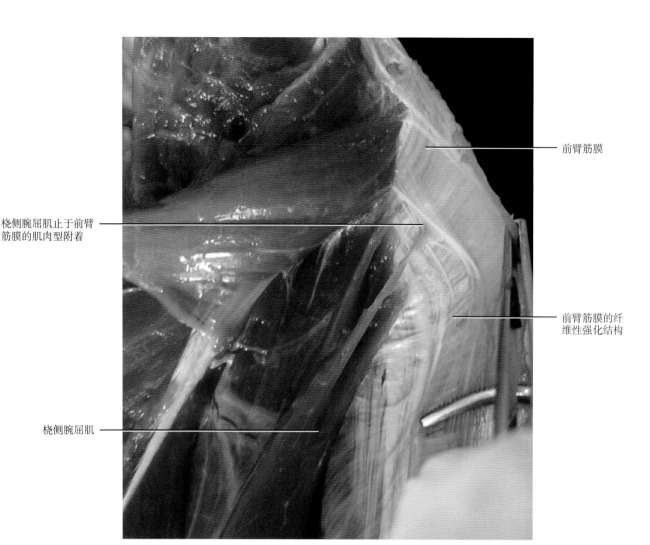

前臂筋膜

桡侧腕屈肌止于前臂
筋膜的肌肉型附着

前臂筋膜的纤
维性强化结构

桡侧腕屈肌

图3.20　左前臂解剖图。将前臂筋膜拉向外侧以展示其内侧面的肌肉附着点，附着点附近的筋膜沿肌肉运动方向出现纤维性强化结构

肌腱附着于胫骨。该肌腱的肌筋膜延伸部绕经髌骨前方汇入膝前支持带（Toumi等，2006年）。与此类似，跟腱不仅附着于跟骨的后侧面，而且在足跟处与足底筋膜（Snow等，1995年；Milz等，2002年；Wood，1944年）和足跟脂肪垫的纤维隔（Benjamin，2009年）间相移行。鹅足与髂胫束均有筋膜连接。对新鲜尸体肩部进行解剖（Stecco等，2007b年、2008年），可见胸大肌、背阔肌和三角肌存在大量肌筋膜延伸，附着于臂筋膜（图3.23，图3.24）。

这些肌筋膜延伸有精确的定位，与空间平面和肌肉的不同动作显著相关。肌筋膜延伸的具体分布决定其特定的功能作用。当肌肉收缩触发运动时，相关肌筋膜延伸会受到牵拉。因此，对人体几乎所有的运动而言，在肌肉收缩的同时都会通过特定的肌筋膜延伸选择性地带动某一部分深筋膜。肌筋膜延伸还为筋膜与肌肉之间提供相互反馈的条件。由于筋膜具有扩展和传输一定张力的能力，它可感知肌肉拉伸。因此，远端肌肉可能通过筋膜肌梭的激活来感知近端肌肉的收缩状态（见后文）。例如，在整个上肢向前运动的过程中，胸大肌锁骨纤维的收缩运动通过肌筋膜延伸牵拉臂筋膜前区（图3.23，图3.24）。此时，肱二头肌同步收缩并通过其腱膜牵引前臂筋膜前区。张力继续向桡侧腕屈肌、掌长肌延伸，进而又反过来拉伸腕屈肌支持带、掌腱膜及掌筋膜（Stecco等，2007年）（图3.25）。因此，深筋膜确保了肌肉与其筋膜性本体感受结构在解剖上的连续性。肌筋膜延伸的存在增强了运动时肌群间的外周协调以及对方向的感知。因此，腱膜性筋膜可以作

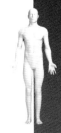

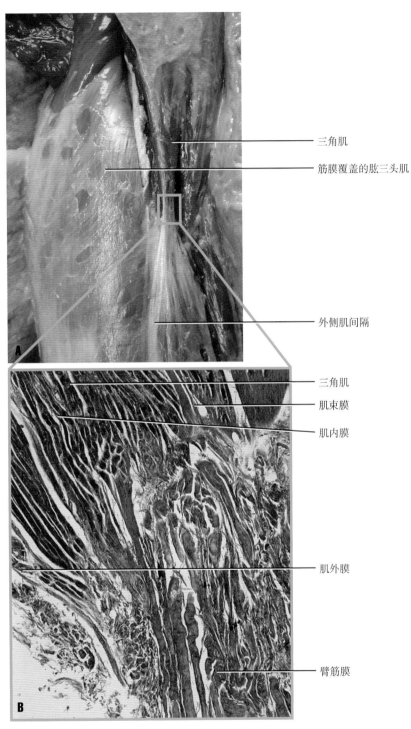

三角肌

筋膜覆盖的肱三头肌

外侧肌间隔

三角肌
肌束膜
肌内膜

肌外膜

臂筋膜

图3.21 （A）在外侧肌间隔的水平三角肌附着于臂筋膜。（B）绿色方框内显示了组织学图像。Azan-Mallory染色：红/紫色为肌肉组织，蓝色为胶原组织。肌束膜和肌外膜延伸至臂筋膜（深筋膜）。图示证实，肢体的腱膜性筋膜起于躯干的各种肌外膜，汇合于四肢

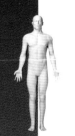

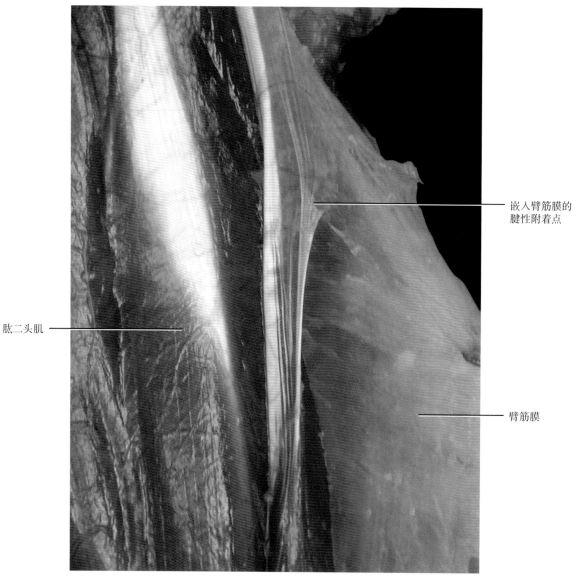

肱二头肌

嵌入臂筋膜的
腱性附着点

臂筋膜

图3.22　肱二头肌的部分纤维起于臂筋膜内面

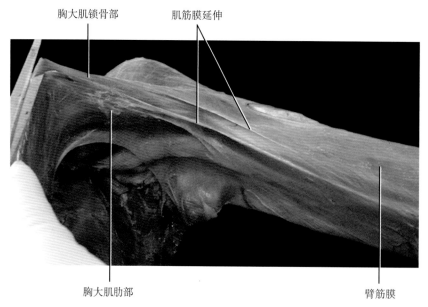

胸大肌锁骨部

肌筋膜延伸

胸大肌肋部

臂筋膜

图3.23　胸大肌伸入臂筋膜的肌筋膜延伸。用手术钳将胸大肌夹起，暴露出肋骨与锁骨的肌筋膜延伸至臂筋膜内侧和前侧

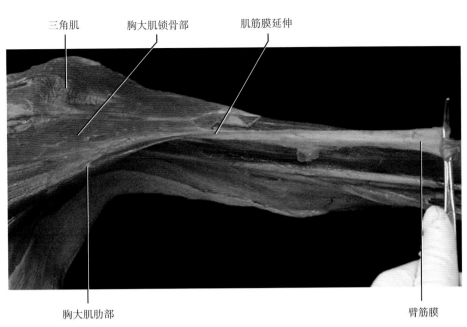

三角肌　　胸大肌锁骨部　　肌筋膜延伸

胸大肌肋部　　臂筋膜

图3.24　用手术钳将臂筋膜内侧分离并提起，以显示深筋膜内的张力，张力起源于深筋膜内并沿肌筋膜延伸到达胸大肌肋部

为相邻两关节和协同肌群之间的传动带，协调特定肌肉的协同激活。例如，Benninghoff和Goerttler（1978年）的研究表明，在屈膝时，髋关节、膝关节和踝关节虽然角度不尽相同，却始终相互配合。我们相信，这是深筋膜的协同作用所致。例如，当踝关节损伤造成活动角度受限，近端关节会根据近端深筋膜感知的压力产生代偿性角度变化。

腱膜性筋膜可以看成是肌筋膜延伸的汇集。我们可将腱膜性筋膜看作是一个大而扁平的接收所有相关肌肉牵引的肌腱，并作为它们的张力传感器。例如，阔筋膜是由不同肌肉的肌筋膜延伸汇合形成，有80%的臀大肌纤维附着于筋膜（Stecco等，2013年）。阔筋膜张肌移行为髂胫束并成为阔筋膜的侧方强化结构（图3.26）[1]。部分腹内斜肌和腹外斜肌附着于腹股沟韧带，并延伸至同侧与对侧筋膜。部分远端股内侧肌与股外侧肌附着于筋膜内面（直接或通过内侧和外侧肌间隔），延伸形成膝关节韧带。构成鹅足的部分肌腱附着于胫骨，以此加固膝关节和小腿内侧区的深筋膜。因此，阔筋膜是上述肌腱延伸汇合而成。Gerlach和Lierse（1990年）表示，对骨–筋膜–肌腱系统的探索可以加深我们对阔筋膜内胶原纤维束排列的了解（图3.27）。

（六）筋膜加固：支持带

"支持带（reticula）"一词来源于拉丁语"retinere"，有限制之意，指将器官或组织维持在特定位置；或来源于拉丁语"rate"，有网之意，指纤维束成交叉状的典型结构[2]。

从功能上来看，传统上认为支持带是一个滑轮系统，它使肌腱附着于骨骼完成关节运动（Vesalio，1543年）。这一观点是有临床依据的，例如，急、慢性的支持带病变均可导致骨缘处的肌腱半脱位（Geppert等，1993年；Sobel等，1993年；Tytherleigh-Strong等，2000年）。支持带也被认为是连接骨骼和关节的重要组织（Leardini和O'Connor，2002年；Umidon，1963年）。然而，Viladot等人（1984年）指出：由于支持带薄且灵活，它们对于关节的稳定性影响很小，因此对本体感觉更为重要。Pisani（2004年）得出结论：支持带的组织学特征确实影

1　阔筋膜是环绕股部紧贴肌肉的一层皮下纤维状鞘组织。阔筋膜张肌是臀部髂胫束内张肌的一种。

2　"retinaculum"不等于"ligament（韧带）"。"ligament"一词来源于拉丁文"ligare"，有绑定之意，指在关节处连接骨及软骨或支撑器官的带状或片状的坚韧纤维组织。

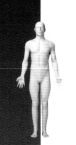

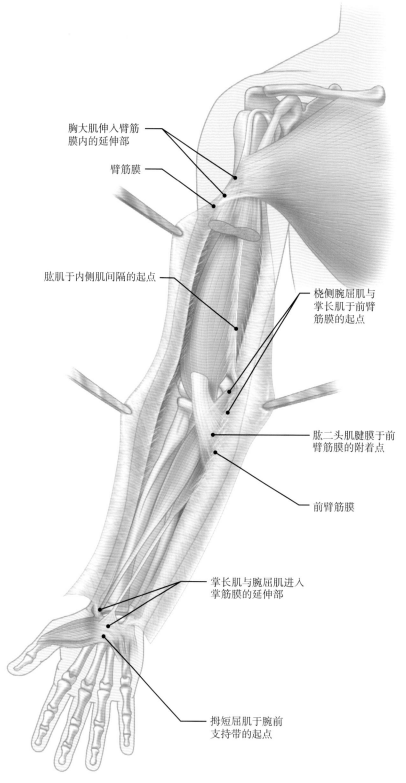

胸大肌伸入臂筋
膜内的延伸部

臂筋膜

肱肌于内侧肌间隔的起点

桡侧腕屈肌与
掌长肌于前臂
筋膜的起点

肱二头肌腱膜于前
臂筋膜的附着点

前臂筋膜

掌长肌与腕屈肌进入
掌筋膜的延伸部

拇短屈肌于腕前
支持带的起点

图3.25 肌肉在筋膜上的起、止点构成一组前矢状位肌筋膜链。注意胸大肌锁骨纤维的肌筋膜延伸、臂筋膜于肌间隔的
起点（与臂筋膜相连）、肱二头肌腱膜、桡侧腕屈肌与掌长肌在屈肌支持带内的肌筋膜延伸及鱼际隆起。上述肌筋膜连
接使上肢前屈运动过程中涉及的各肌肉单位组成了连贯的解剖结构，该运动涉及臂筋膜与前臂筋膜各部分的牵拉

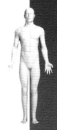

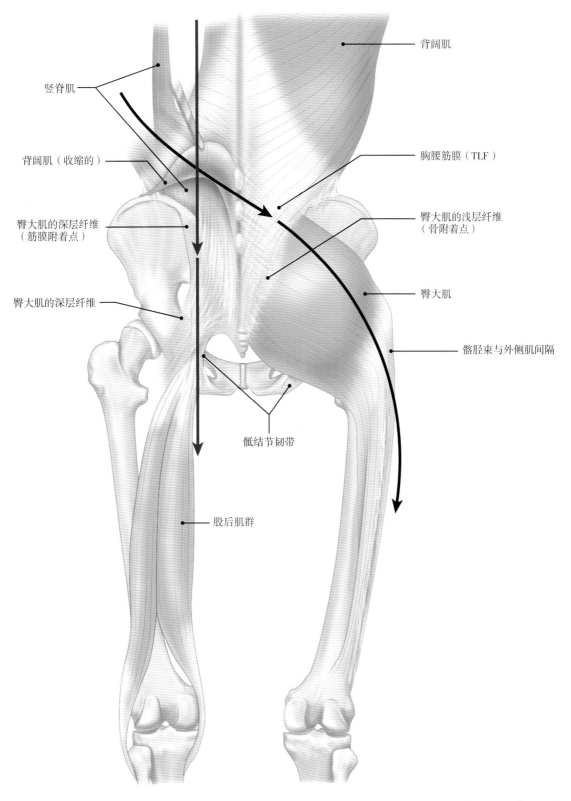

背阔肌

胸腰筋膜（TLF）

臀大肌的浅层纤维
（骨附着点）

臀大肌

髂胫束与外侧肌间隔

竖脊肌

背阔肌（收缩的）

臀大肌的深层纤维
（筋膜附着点）

臀大肌的深层纤维

骶结节韧带

股后肌群

图3.26　左侧，注意臀大肌（深部纤维，红线表示）的骨止点与竖脊肌和股后肌群相连。借此脊柱与下肢构成了连贯的解剖结构。在右侧，臀大肌（黑线）浅层纤维的筋膜止点在近端伸入胸腰筋膜中，在远端与髂胫束和外侧肌间隔（两者均与阔筋膜联系）相连。借此，一侧下肢与对侧背阔肌间构成了旋转连续结构

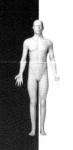

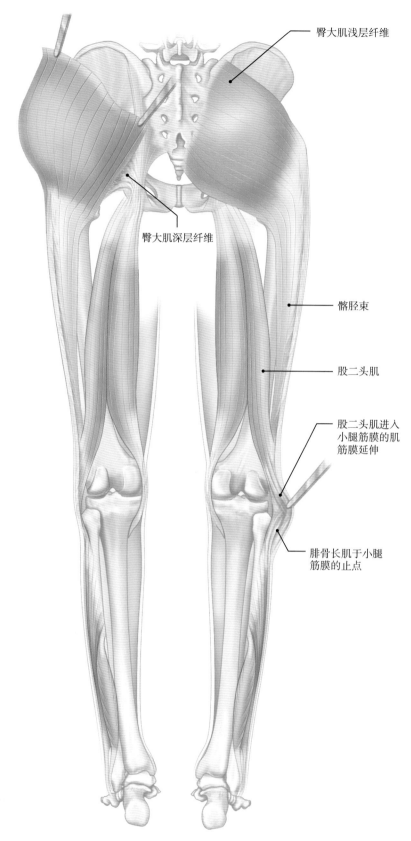

臀大肌浅层纤维

臀大肌深层纤维

髂胫束

股二头肌

股二头肌进入小腿筋膜的肌筋膜延伸

腓骨长肌于小腿筋膜的止点

图3.27　阔筋膜对于构建下肢的肌筋膜延续性具有重要作用。臀大肌的浅层纤维伸入与阔筋膜相连的髂胫束与外侧肌间隔内。臀大肌的深层纤维伸入骶结节韧带，后者是股二头肌的起点部位。在髂胫束于膝关节周围的附着点，股二头肌的部分纤维伸入小腿筋膜中。腓骨长肌的部分肌纤维起于该处。借此，臀大肌收缩将通过牵引髂胫束而在腓骨长肌附着部位产生张力，导致腓骨长肌肌梭激活（参见93页"肌外膜性筋膜的神经分布：肌梭的作用"中的叙述）

响其感知功能，而肌腱与韧带的结构是起机械作用的。

不少文献将支持带划定为独立的解剖结构。但最近的研究证明，支持带是深筋膜的加固组织而非独立结构（Abu-Hijleh和Harris，2007年；Stecco等，2010年）（图3.28，图3.29）。因此，我们可将支持带看作是延伸入骨骼、肌肉和肌腱的局部增厚的深筋膜组织，而不是独立存在的附属结构。支持带除了普遍所知的在踝、腕关节处存在，在四肢所有关节处均存在：位于额面的前支持带和位于背侧的后支持带。在躯干，剑突及耻骨前穿插的纤维束是大的支持带。躯干的腱膜性筋膜也被视为一种可承受各类肌肉附着并分流各种力线的大支持带（图3.30）。

形态计量学分析显示上、下肢支持带的平均厚度分别为780 μm和1200 μm。与腱膜性筋膜相似，支持带是由多层（2～3）平行胶原纤维束构成，且纤维束更密集，疏松结缔组织更少（图3.31）。Klein等人（1999年）对踝、腕关节处的支持带的三层结构描述如下：含有透明质酸分泌细胞的内滑膜层，含胶原纤维束、成纤维细胞并穿插弹性纤维的中间层和含有血管的疏松结缔组织外层。根据Benjamin等人（1995年）的描述，当支持带与下层肌腱间受到严重挤压时，支持带内层将具有纤维软骨的特性。

支持带是广泛存在于游离神经末梢、神经小体（Ruffini小体、Pacinian小体和Golgi-Mazzoni小体）和稀有小体中受神经高度支配的筋膜组织。它不仅仅起被动稳固作用，还是特异性感知关节运动本体感觉的器官。Sanchis-Alfonso与Rosello-Sastre（2000年）的研究显示，髌股关节对线不良和膝前疼痛患者的缩短和（或）受压的侧支持带中的游离神经末梢和神经有所增多。在近端复位或孤立外侧支持带松解时切取膝关节外侧支持带标本，研究结果与临床观察相一致，即外侧支持带缩短和（或）受压是引发髌股关节疼痛的关键因素，因其导致神经生长因子增多，而神经生长因子会诱导血管周围的痛觉突触增多。

支持带与某一肌肉（图3.32）及骨骼相连，

可感知肌肉的收缩与骨骼的运动。例如，当足部旋后时，连接腓骨与跟骨的腓支持带被拉伸。内旋时，屈肌支持带也会拉长（图3.33）。步态异常或足部骨骼及肌肉发生解剖移位（高弓足、扁平足）的患者，筋膜会受到非特异性牵拉。纤维结缔组织的机械功能与分子组成有很大的关系（Milz等，2005年），足部筋膜和踝关节支持带的慢性异常牵引可能导致支持带纤维束的改变，进而腱膜性筋膜内出现多余的纤维束。

根据筋膜系统中支持带的连续性可得出一个普遍结论：患者踝关节支持带受损，会改变踝关节至小腿深筋膜的本体感觉，进而影响踝支持带中肌纤维的激活，最终导致新筋膜和（或）支持带骨止点。这将使深筋膜内受力分布发生变化，影响踝关节功能，甚至延伸到膝关节区域，导致膝关节疼痛。因此，即便起初没有病态改变，也会造成远期代偿性疼痛。支持带在尺寸和数量上的多样性（如文献中描述的踝关节支持带）是其在筋膜系统中发挥综合作用的形态学证据。在深筋膜区发现"支持带结构"的Abu-Hijleh与Harris（2007年）证实了这一点，虽然当时尚未将其正式命名为"支持带"。

在躯干，腱膜性筋膜可被看作是大的支持带。例如，胸腰筋膜是臀大肌、背阔肌和腹部肌肉的主要止点。因此胸腰筋膜能够感知不同肌肉的收缩状态，协调运动并参与激活每一块肌肉。例如，在弯曲躯干时，腹部肌肉的激活牵拉胸腰筋膜沿特定方向伸展，而激活的臀大肌和背阔肌则将其牵拉向另一方向。胸腰筋膜内自主纤维层的存在使特定肌肉收缩并不受附着于同一筋膜的其他肌肉的影响。如果创伤、手术、劳损使腱膜性筋膜的某一平面内的滑动系统发生改变，那么新的受力方向就会形成。这可能会损伤到其他肌肉，而非直接作用于已受损区域。这种肌肉间活性的改变被认为是一种代偿作用，往往远离受损部位。在解剖上关联新旧损伤的便是筋膜。

在胎儿体内未发现支持带。在新生儿体内，连续机械负荷刺激新的胶原纤维沿特定方向沉积，形成关节周围支持带。支持带就相当于帆船

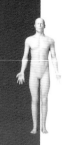

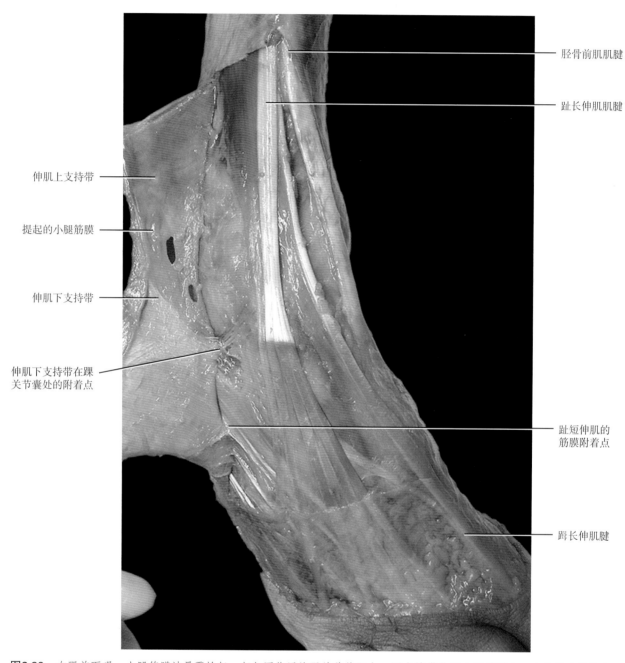

胫骨前肌肌腱

趾长伸肌肌腱

伸肌上支持带

提起的小腿筋膜

伸肌下支持带

伸肌下支持带在踝
关节囊处的附着点

趾短伸肌的
筋膜附着点

踇长伸肌腱

图3.28 右踝前面观。小腿筋膜被暴露抬起。起加固作用的踝关节伸肌上、下支持带位于小腿筋膜内。支持带有骨骼和肌肉附着点。注意与踝关节囊附着处和趾短肌肌纤维在伸肌下支持带的附着点

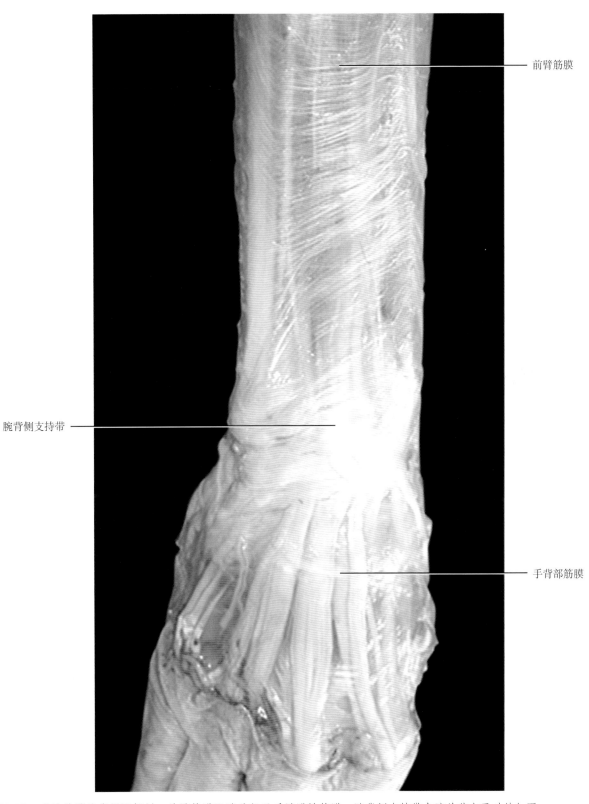

前臂筋膜

腕背侧支持带

手背部筋膜

图3.29　手及前臂的背侧区解剖。前臂筋膜远端移行于手腱膜性筋膜，腕背侧支持带在腕关节水平对其加固

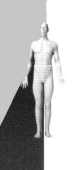

剑突　　　　　　　胸大肌向腹直肌鞘方向牵引

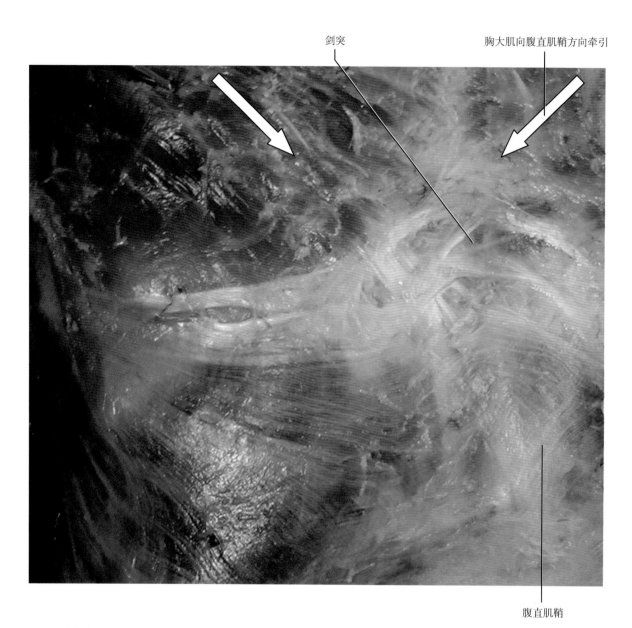

腹直肌鞘

图3.30　剑突前交叉的胶原纤维束，实质是连接胸腹与左右两侧肌肉的大支持带

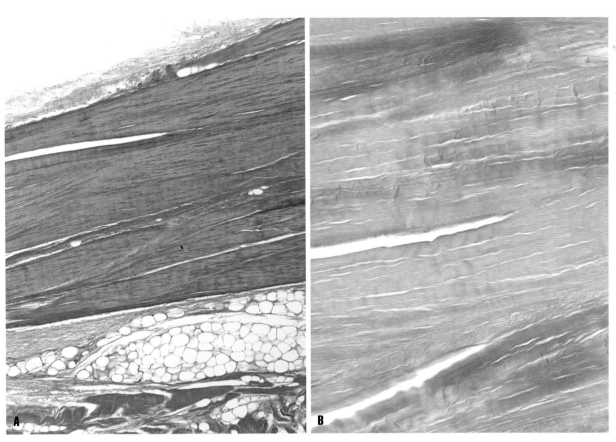

图3.31 支持带的组织学视图。(A) Azan-Mallory染色显示纤维成分。可见紧密成束的胶原纤维（蓝/紫色）与少量松散的结缔组织（白色）。(B) Van Gieson染色显示弹性成分，通常着色为黑色。视野内无弹性纤维，故未见黑色染色。胶原纤维着色为橙色

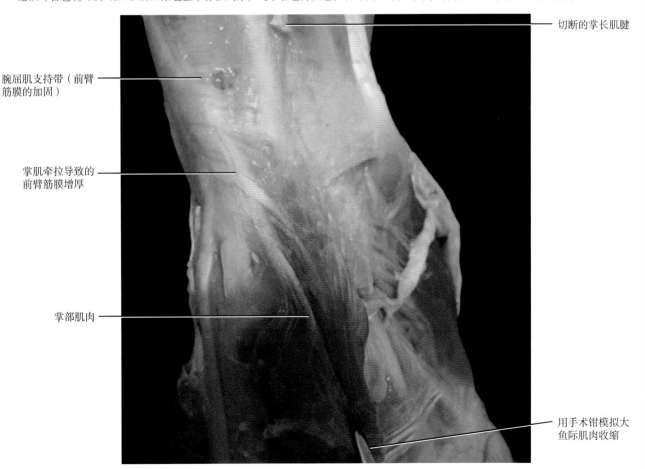

切断的掌长肌腱

腕屈肌支持带（前臂筋膜的加固）

掌肌牵拉导致的前臂筋膜增厚

掌部肌肉

用手术钳模拟大鱼际肌肉收缩

图3.32 掌部肌肉在腕屈肌支持带内的附着

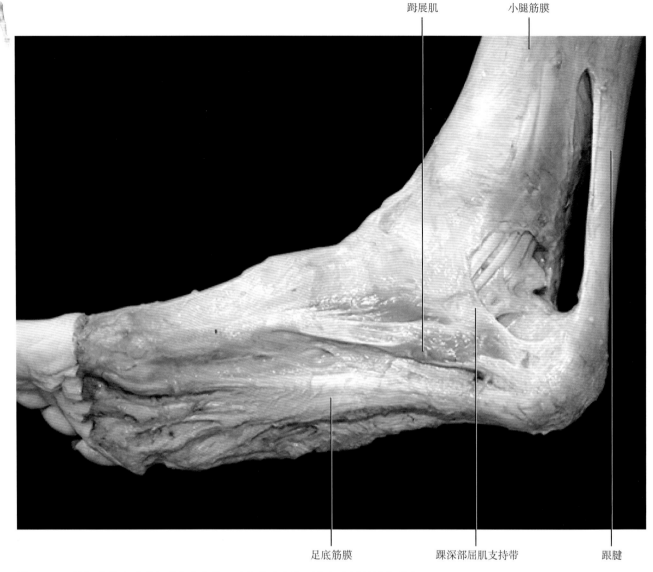

拇展肌　　小腿筋膜

足底筋膜　　踝深部屈肌支持带　　跟腱

图3.33 拇展肌附着于踝深部屈肌支持带，后者作为踝管顶部与小腿筋膜相移行

上帆的角色（图3.34）。帆的结构不是一成不变的，而是根据风力方向改变其特异性加固的作用。因此，它们可兼具轻巧和稳固两种特性。同样，深筋膜必须是薄且具强适应性，能抵抗如肌肉收缩、肌腱压力和骨骼运动这类负荷的组织。支持带会在提供特异性加固作用处产生压力。综上所述，在弄清所有的骨附着点与肌肉施力后，我们将会对支持带的本质有更好的理解。

（七）力学行为[3]

腱膜性筋膜复杂的结构形态可以从以下力学

3　感谢意大利帕多瓦大学工业工程系工业生物工程副教授Piero Pavan在本节内容编写过程中所提供的帮助。

临床精粹 3.4　踝关节扭伤与支持带

Stecco等人（2011年）在MRI检测下观察踝关节扭伤患者的支持带损伤情况。从临床的角度来看，静态姿势图可见患者本体感觉的改变和功能性踝关节不稳。而在MRI观察下，支持带和皮下组织之间有新的连接，即足部深筋膜与断裂支持带间形成的新的纤维束。将患者分为两组：一组为仅踝关节支持带损伤的患者，另一组为踝关节支持带损伤与距腓前支持带断裂或骨髓水肿的患者。对两组均进行三种针对筋膜的深部结缔组织按摩治疗（筋膜手法技术）。结果，所有患者均得以改善。这表明两组患者的症状更多是因为筋膜结构的病变而非骨骼和支持带的病变。当肌张力恢复正常状态时，踝关节的伤势会减轻。支持带损伤与本体感觉受损会阻碍本体感觉的传递，进而导致关节运动不协调、炎症发生及疼痛感受器激活。因此，致力于筋膜张力恢复的治疗可改善关节扭伤的症状。

临床精粹 3.5　筋膜的记忆

慢性肌筋膜疼痛可能会引起深筋膜的改变，且疼痛只是引起其改变的因素之一。为了解患者的筋膜疼痛起源与筋膜功能障碍的发展，需要对一份包含既往创伤及手术史的完整病例进行研究，这是因为既往深筋膜的异常粘连的确会导致筋膜力线的病理改变并远程影响深筋膜。这一观点可以解释一些临床现象，比如，在对那些已感觉不到的陈旧性膝盖或踝关节损伤患者进行治疗后，他们的一些慢性背部损伤问题也会随之得以解决。我们的临床经验表明，持续的筋膜致密化/纤维化会最终形成代偿性的筋膜连续结构。这样，最初的疼痛会消失，但是深筋膜内病理性力线会随之出现。

临床精粹 3.6　筋膜力线和贴扎

运动贴扎法意为将医用胶带直接贴扎在皮肤上，以保证肌肉与骨骼在运动过程中处于固定的位置。一般情况下，胶带的位置与支持带纤维束的位置及深筋膜力线的位置一致。我们认为按照深筋膜力线的延伸方向贴扎胶带有助于恢复。从解剖学的角度来看，支持带的本体感受功能障碍即可作为在出现如脚踝扭伤等状况后尽早使用医用胶带的依据。通过使用治疗用的胶带，尤其是肌内效贴布，支持带便可恢复至损伤之前的张力。

行为当中窥见：

- 非线性力学响应
- 多轴负荷的抗张强度
- 各向异性
- 黏弹性
- 多层筋膜力学响应

1. 非线性力学响应

图3.35显示了腱膜性筋膜组织承受应力时，从无负荷状态到损伤状态这一过程中应力与应变之间的对比。影响力学响应的主要因素之一是筋膜组织的僵硬度。僵硬度决定应力增量与应变增量之间的比例。从几何学的角度考虑，僵硬度为曲线的一条切线。与僵硬度相对的是顺应性。当应力变量相同时，僵硬度较高而顺应性较低的组织所承受的应变比僵硬度较低而顺应性较高的组织要小。与其他结缔组织类似，腱膜性筋膜的应力–应变曲线显示了低位区、线性区及损伤区的非线性响应。低位区为筋膜组织因应变较小而处于未变形状态的曲线部分。在这一区域，筋膜组织僵硬度较低，其胶原纤维存在卷边的情况，弹性纤维顺应性较高。Stecco等人在2013年对腱膜性筋膜标本进行了实验性测试，发现低位区承受了4%的应变。在线性区域内，筋膜组织的僵硬度更高，力学响应几乎呈线性。同时，低位区内的应力增量与应变增量成比例。在有的腱膜性筋膜标本当中，当应变逐渐超过12%的时候，筋膜会

逐渐出现损伤的情况。这种损伤由胶原纤维的改变引起，会导致僵硬度逐渐降低。从应变–应力曲线所显示的应力最大值可以看出筋膜组织的强度。出现破损现象的区域内可以看到筋膜组织的最大强度（图3.35）。应变的生理界限在筋膜组织不会出现损伤的区域内。这意味着腱膜性筋膜的安全因数需根据其强度确定。由于腱膜性筋膜具有各向异性，应力–应变曲线还取决于负荷方向。而且，不同位置的力学特性也有所不同。例如，Stecco等人在2014年进行的研究表明，从大腿前部提取的筋膜标本的僵硬度高于从大腿后部提取的标本，尤其是在将筋膜标本横向拉伸的时候。这个数据可以解释为什么在临床实践当中，与后部筋膜病变相比，前部筋膜病变的症状出现得更为频繁（Verleisdonk等人，2004年）。

2. 多轴负荷的抗张强度

腱膜性筋膜的效用类似于肌腱，可以将肌肉收缩力从一个位置转移到另外一个位置。在这个转移过程中，腱膜性筋膜的强度与肌肉的质量、最大收缩力相关（Stecco等人，2007年）。例如，臀大肌的收缩会拉伸其所在位置的阔筋膜。阔筋膜则会沿髂胫束纵向将收缩力转移到前外侧小腿筋膜以及膝前支持带。正是因为胶原纤维束的空间分布，腱膜性筋膜得以将肌肉收缩力转移并进一步确保腱膜性筋膜的强度可以从不同方向施加拉力（多轴负荷）。所以说胶原纤维束起着非常大的作用。应变较弱时，只有与所施加的力方向相同的胶原纤维会承受转移的收缩力；应变较强

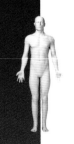

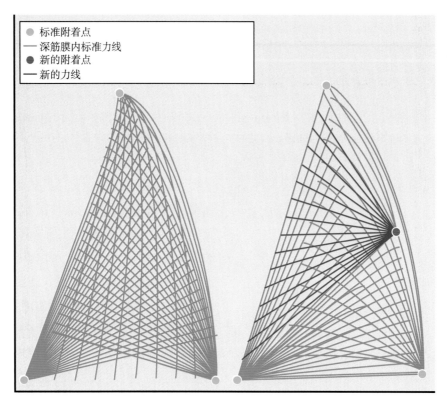

图3.34 可以将腱膜性筋膜和支持带比作帆船的帆。帆并非同质性的结构，而是根据风的力线有针对性地进行了强化，具有轻而坚韧的构造。深筋膜内的力线取决于肌肉收缩和骨的运动。外伤或手术可能形成新的附着点并使筋膜内的力线发生改变

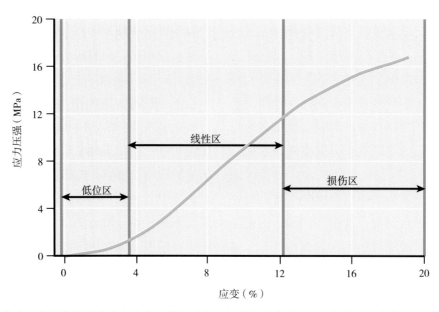

图3.35 单次拉伸试验中足底筋膜应力与应变之间的对比。低位区承受了0~4%的应变，应变为4%~12%时出现线性响应，应变超过12%时筋膜组织会出现越来越严重的损伤

时，更多的胶原纤维束会按照受力方向做出调整（图3.36）。

3. 各向异性

腱膜性筋膜中存在一种依赖于力学特性（即僵硬度与强度）的物质，导致其存在各向异性。胶原纤维存在具体的空间定向也是导致各向异性出现的原因。Huschler等（1994年）研究表示腱膜性筋膜的纵向单位宽度平均结构强度为（50.9±33）N/mm，横向单位宽度平均结构强度为（46.4±16）N/mm。我们的研究（Stecco等，2014年）证实，纵向的腱膜性筋膜强度高于横向的腱膜性筋膜（图3.37）。横向腱膜性筋膜的强度更弱与腱膜性筋膜根据肌肉收缩而进行的调整有关。之前一个部分的内容已经对纵向的腱膜性筋膜，如肌腱，进行了描述。因此，可以推断出，如果筋膜无法进行调整，那么肌肉收缩可能会受到影响。

4. 黏弹性

与其他结缔组织类似，腱膜性筋膜也具有黏弹性。黏弹性可视为组织内部的纤维物质重新组合与随着时间的推移而发生的液相迁移所带来的宏观效应。为了了解黏弹性物质的力学原理，首

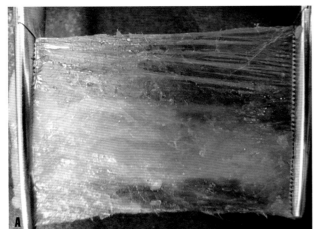
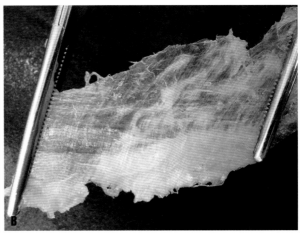

图3.36　将腱膜性筋膜纵向（左）或斜行拉伸（右）。当沿某个方向拉伸腱膜性筋膜时，胶原纤维束会逐渐沿同一方向对齐，其强度也会逐渐增加

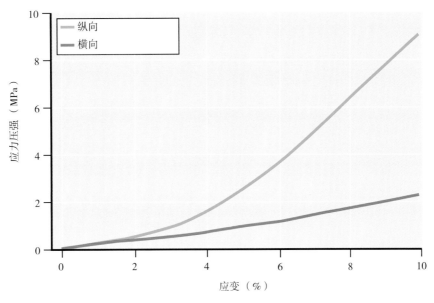

图3.37　小腿筋膜沿四肢各自的主轴拉伸（图中的纵向拉伸）或垂直主轴方向拉伸（图中的横向拉伸）时力学特性各不相同。这表明筋膜具有各向异性

先需了解弹性物质的基本性质。理想的弹性物质应当在承受应力时立即产生形变，并在应力消除之后立即回到原来的状态。应变的等级完全取决于应力的等级，僵硬度则基于应变与应力之间的比。对于黏弹性物质而言，由于需考虑到负荷的等级，力学响应更加复杂。从原则上来说，腱膜性筋膜及其他结缔组织中的黏弹性物质具有以下特性：

- 僵硬度取决于所受应变与应力之间的比：与肌腱相似，所承受的应力与应变之间的比越大，筋膜的僵硬度越高。虽然目前没有相关的数据，但是我们可以猜测，这种特性对肌肉产生收缩力的效率有着重大的影响。

- 徐变：在负荷持续或者稳定存在的情况下，筋膜中的持续或黏性应变力会增加。如果负荷过大并引起了组织损伤，在负荷移除之后，筋膜的徐变性能可以恢复。

- 应力松弛：是一种与徐变相对应的特性，指的是当筋膜组织持续处于应变状态时，应力随着时间减少的现象。由于腱膜性筋膜存在各向异性，进行关于筋膜组织黏弹性的调查存在一定的困难。最近的一项研究给出了一些这方面的数据（Stecco等，

2014年）。例如，针对大腿外部筋膜进行的试验表明，在试验的前两分钟内，应力松弛的程度大约为35%，此后的两分钟内应力降低了2%。因此，可以推断出，4分钟的时间便足够形成黏弹现象。应力松弛曲线显示，90%的应力松弛出现在应变出现后的1分钟之内。

- 滞后现象：滞后为负荷–去负荷循环当中损失的能量。腱膜性筋膜滞后现象的概念见图3.38。对于特定的黏弹性材料而言，滞后区域取决于负荷与去负荷的速度。如果负荷–去负荷循环速度较快，那么滞后区域面积减少，导致负荷与去负荷曲线趋于重合。这也意味着能量耗散减少，系统的力学效率提高。在这种情况下，腱膜性筋膜的特性与肌腱相同。从运动分析的角度来看，运动员希望筋膜的滞后为最小，这样他可以进行更多高效的运动，并在减少肌肉运动的情况下创造出更多的能量。筋膜黏性可能出现的变化也非常的重要。例如，经研究发现（Matteini等，2009年），筋膜温度升高会降低筋膜的黏性。筋膜黏

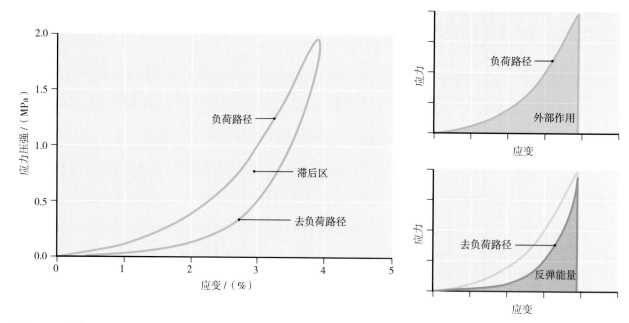

图3.38 负荷－去负荷循环中腱膜性筋膜的典型滞后曲线。由于筋膜组织失去弹性后会消耗一定的能量，因此两条曲线并不一致。负荷曲线下的区域与外部施加的力成比例；去负荷曲线下区域与承受负荷时所存放的及去负荷时所返回的能量成比例；闭合（滞后）区域与消耗的能量成比例。如果滞后区较小，这表示筋膜能够存放较多外部工作的能量，如应变能，并将能量消耗减少到最低

性降低之后，其对伸缩运动的响应效率会得到提高。筋膜黏性随温度升高而降低也说明了运动比赛之前热身的重要性。

5. 多层筋膜力学响应

　　腱膜性筋膜的构造表现与其他结缔组织的不同之处在于，相邻的筋膜层之间有松散的结缔组织将它们连接在一起。历史分析表明，生长方向相同的胶原纤维束可以加固筋膜层，使得每层筋膜能够承受纤维方向的拉伸负荷。各筋膜层的纤维方向根据纤维在人体内所处位置的不同而有所不同。这种构造可能：

- 使筋膜能够承受通过骨骼系统传递到筋膜的负荷；
- 使筋膜能够根据肌肉收缩的具体影响进行调整。

　　多层结构特性与上文所讨论的筋膜各向异性相关。筋膜层之间的松散结缔组织可能是筋膜层下肌肉收缩时筋膜层得以滑动的主要因素。这样一来，筋膜的可调整性也得以增强。虽然椎间盘的纤维环也存在多层构造，但是与筋膜层不同：纤维环上的多层构造无法滑动。这可能是导致筋膜室综合征等的原因之一。筋膜层之所以可以滑动主要得益于松散结缔组织的黏性，相关研究应对这方面内容予以重视。

四、肌外膜性筋膜

　　肌外膜性筋膜（epimysial fascia），简称肌外膜，是指包裹在肌肉外，起支撑和塑形作用的薄而有序的纤维层组织（图3.39，图3.40）。肌外膜属于筋膜，包含纤维层，能够传递肌力并连接相邻的协同肌纤维束。肌外膜比腱膜性筋膜薄，作用也更局限。肌外膜包裹单块肌肉，而腱膜性筋膜包裹若干肌肉并将它们相连。肌外膜传递单肌束产生的力，而腱膜性筋膜传输整个肌群的力。肌外膜为肌肉纤维提供黏附点。

　　我们俗称的肌外膜是包裹躯干肌肉（如胸大肌、背阔肌和三角肌）和四肢肌肉的深筋膜（图3.1）。肌外膜纤维层的平均厚度为150～200 μm，由 I 型和 III 型胶原纤维（Sakamoto，1996年），及许多弹性纤维（约15%）组成。梭形肌如肱二头肌，在静息状态下胶原纤维与肌纤维呈55°的"入射角"（Purslow，2010年）。羽状肌如股直肌肌外膜主要反映肌纤维的运动状态，形成致密层并延伸至该肌肌腱。肌外膜最重要的特征之一是凭借多个纤维间隔紧密黏附于肌肉，这些纤维间隔源于内层并穿透肌肉。因此，肌外膜的功能和特性与其黏附的肌肉息息相关。

　　虽然肌外膜比腱膜性筋膜薄，但是Purslow（2010年）证明了它们具有相同的组织结构。对肌外膜层层相叠的三层结构描述如下：

- 内层：胶原纤维杂乱无章排列；
- 中层：胶原纤维交织形成网状薄层；
- 外层：大直径胶原纤维沿特定方向形成的扁平带。

　　需要注意的是，肌外膜胶原纤维之间被透明质酸填充（图3.41），以此减小运动中胶原纤维间的滑动摩擦力（McCombe等，2001年）。在没有张力作用时，透明质酸的存在为纤维间的连接提供了相对流动的状态。它既是一种润滑剂，也是细胞外基质的黏合剂（Hukinsa与Aspden，1985年）。肌外膜中的透明质酸填充起每一块肌肉，并使它们独立于周围的肌群。Gao等（2008年）研究表明，老年大鼠的肌外膜比幼年大鼠的更僵硬。随年龄增加而变得僵硬的肌外膜使肌肉传递横向力功能受损，并使老年大鼠肌肉的运动协调性发生改变。显微分析显示，老年大鼠肌外膜的胶原纤维排列及尺寸并未发生变化，因此，这种

起自肌外膜的将肌肉分解成肌束的隔膜　　　　　肌外膜性筋膜

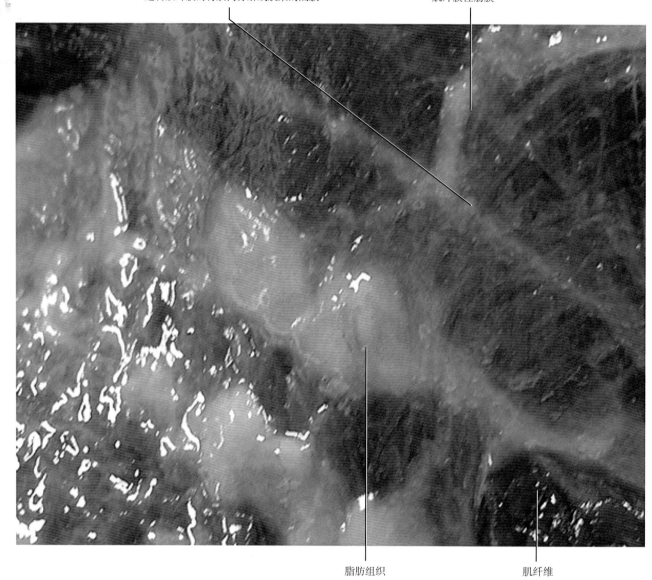

脂肪组织　　　　　肌纤维

图3.39 显微镜下三角肌的肌外膜。牢固黏附肌肉的白色纤维状薄膜组织，在肌肉表面形成一个滑面

硬度的增加并非是肌外膜厚度或胶原纤维排列变化的缘故（Gao等，2008年）。那么，造成这种僵硬的关键可能是透明质酸与细胞外基质形成了复合物。

　　肌外膜也包裹着与肌肉相关的小血管神经束，它支撑着血管和神经并使之自主适应运动过程中的肌肉变化。而且，肌外膜可防止相邻组织的分离并促使肌肉沿不同方向离散滑动。

（一）肌束膜

　　肌束膜（perimysium）是一层与肌外膜紧密连接的薄纤维层，将肌腹分隔成大小不等的肌束。

从功能上来讲，肌束膜和肌外膜具有很强的相关性，这一点有助于解释肌外膜对局部运动协调的潜在作用。

　　肌束膜由Ⅰ型、Ⅲ型、Ⅵ型、Ⅻ型胶原纤维以及大量弹性纤维组成（图3.42，图3.43）。和肌外膜相比，Ⅰ型胶原纤维所占百分比减少，而Ⅲ型胶原纤维所占百分比增加（Sakamoto，1996年）。肌束膜的Ⅰ型胶原纤维的直径比肌内膜的Ⅰ型胶原纤维直径大10倍（Purslow，1989年），相比肌内膜，这一构成为肌束膜提供了显著的抗牵拉能力。Rowe（1981年）将肌束膜分解为三层可辨识的胶原纤维层：

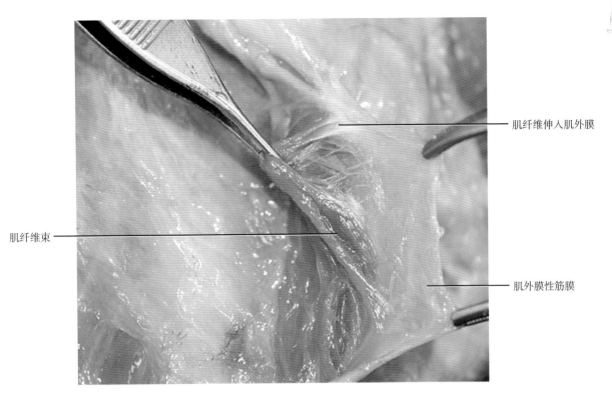

肌纤维束 ——

—— 肌纤维伸入肌外膜

—— 肌外膜性筋膜

图3.40　胸大肌肌外膜：牢固附着于肌肉的稳定纤维薄层

- 表层：直径较小的平直纤维无定向排列，彼此交织形成杂乱的网状结构。
- 中间层：直径较大的弯曲纤维平整排列，其走行和网状纤维相交叉，平均呈55°角。如果纤维复原，则角度增加到80°，而肌纤维伸展时则降低至20°。
- 深层：由直接接触肌内膜的软层组成，胶原纤维之间的空隙显著增加，使其结构松散。

显然，肌束膜和肌外膜很相似，均具有多层胶原纤维。因此，两者都可以被归类为致密规则结缔组织，在肌肉-骨杠杆的力传递过程中起基本作用。胶原纤维的方向随肌肉形态变化，证明肌束膜与肌肉本身的活动度有关。Rowe（1981年）假设肌束膜连接不同肌肉组织，并且能在有协同作用的毗连肌肉纤维束之间传递作用力，与肌纤维是否属于同一运动单位无关。肌纤维基础（健康）状态的存在，维持了肌内膜和肌束膜的恒定张力，并或多或少增加了其紧张性。肌外膜性筋膜由肌束膜和肌外膜形成，被认为是传递运动系统产生的力的有机框架。

肌束膜富含透明质酸（McCombe等，2001年），有助于保证在多种肌纤维间自主滑动（图3.43B）。肌束膜包裹血管、神经形成肌内神经血管束，正是所谓"胶原纤维对包裹并保护血管、淋巴管、神经及其分支的片状或束状结缔组织进行了加固（Huijing&Jaspers，2005年）"。神经血管束还可能附属于肌间隔、骨间膜和骨膜，使肌外膜性筋膜和腱膜性筋膜之间具有连续性。

（二）肌内膜

肌内膜（endomysium）是更薄的肌内结缔组织，它直接和每一条肌纤维相连接并包绕在其周围，形成肌纤维的直接外环境。肌内膜不间断地延伸至肌束膜胶原蛋白。据Trotter和Purslow（1992年）以及Passerieux等（2007年）所述，肌内膜由Ⅲ型、Ⅳ型和Ⅴ型以及少量Ⅰ型胶原纤维组成，Ⅳ型胶原纤维和每条肌纤维的基膜有关（Standring等，2008年），Järvinen等（2002年）用扫描电子显微镜展示了大鼠骨骼肌肌内膜三个独立网层的胶原纤维：肌纤维表面纵向走行的纤维（胶原纤维的主要方向）、垂直肌纤维长轴走行并和毗连纤维相联结的纤维、附属于肌内神经和动脉的纤

肌纤维 脂肪组织

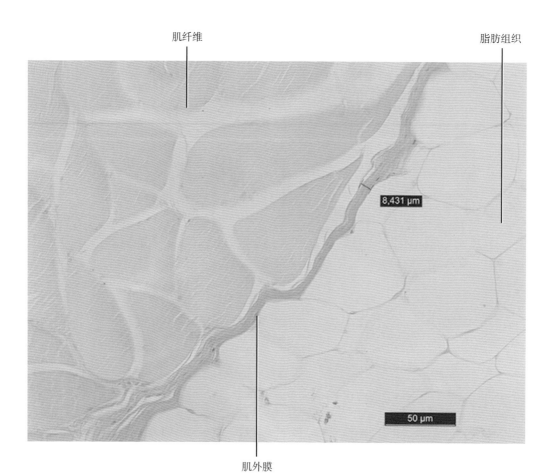

肌外膜

图3.41 大鼠肌肉的肌外膜，以黏多糖特异性的阿尔新蓝染色。肌外膜着色明显，这证明其富含透明质酸

肌束膜 肌内膜

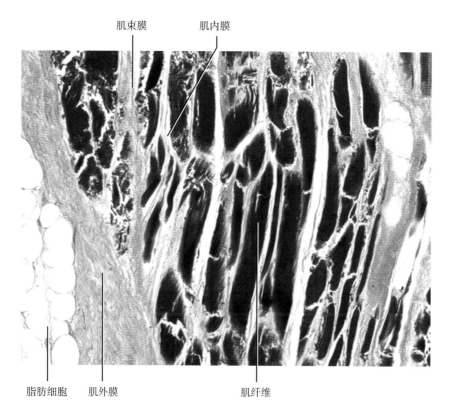

脂肪细胞 肌外膜 肌纤维

图3.42 肌肉切片。Azan-Mallory染色将结缔组织染成蓝色，将肌肉组织染成红色

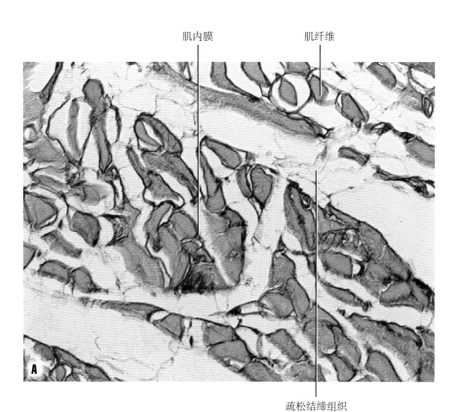

肌内膜　　　　肌纤维

疏松结缔组织

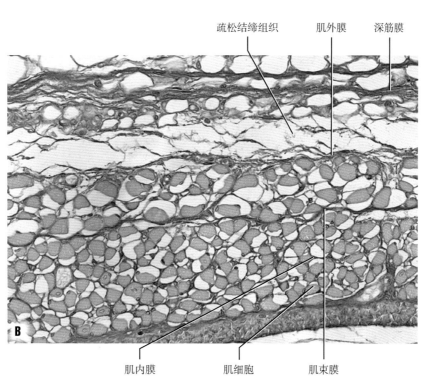

疏松结缔组织　　肌外膜　深筋膜

肌内膜　　　　肌细胞　　　　肌束膜

图3.43　肌内膜和肌束膜染色。（A）抗体使Ⅲ型胶原纤维显棕色，其在肌内膜中尤其丰富。（B）小鼠肌肉切片（免疫组化染色：抗透明质酸结合蛋白，400×）。透明质酸被染成棕色。包裹肌肉的肌外膜以及肌束膜、肌内膜着色明显。这表明这些结构均富含透明质酸，其为单一肌纤维（肌内膜中的透明质酸）、肌束（肌束膜中）的滑动，以及肌肉和周围结构（肌外膜）之间的滑动创造了条件

维。在肌纤维纵轴上，肌内膜的胶原蛋白呈波浪形，明显斜向排列成簇。少量I型胶原纤维以及大量富含透明质酸的细胞外基质，提示肌内膜在肌力传递的过程中作用不大。肌内膜是将单一肌纤维彼此分离的关键因素，从而使肌纤维在肌肉收缩时可自主滑动。肌内膜是一种高度可变的组织，因而在肌肉收缩过程中可以适应自身体积的变化。肌内膜另一重要作用是调节肌肉和血液间新陈代谢物质的交换。

（三）机械特性

肌外膜是形成肌肉机械强度的主要因素。肌外膜内胶原蛋白和弹性纤维的排列方向有助于调节肌肉的机械特性。肌外膜性筋膜可特定地抵抗与肌纤维同向的张力，且组织成同心层的胶原蛋白可使其具有限制作用，从而限制肌肉的扩张。肌肉体积可以发生变化，这与肌外膜性筋膜的弹性密不可分。肌外膜性筋膜通过其与肌束膜的联结、与毗连肌纤维的直接联结以及肌肉及其包覆组织间的滑动参与了肌力传递。每当一块肌肉拉伸时肌外膜性筋膜也拉伸，随即恢复基本状态。

从物理角度而言，可以将肌外膜性筋膜看作是：

- 在应对外加压力时是一种各向同性材料（物理特性不随轴向变化），该压力取决于肌肉质量和三维空间内周围元素施加于其表面的垂直直接作用力。上述所有皆取决于细胞外基质的成分；
- 在应对牵拉作用时是一种各向异性材料（物理特性随轴向变化），对形变的抗性因其纤维的方位和方向而异。

从功能角度来看，肌外膜性筋膜涉及：

- 牵制性，也就是通过其胶原蛋白同心层的结构来限制肌肉的扩张；
- 一种传递从肌肉传来的力的传递结构。这些作用力被直接传递给（串联的）肌腱以及（并联的）腱膜；
- 肌肉及其包覆结构的滑动面必不可少的部分。

临床精粹3.8 肌内结缔组织固化的作用

根据Järvinen等（2002年）的研究，固化导致肌束膜和肌内膜结缔组织明显增加。增加的肌内膜胶原主要直接沉积在肌肉细胞的膜上。肌内膜固化还导致垂直走向的联结毗连肌纤维的胶原纤维数目大幅度增长。更进一步，固化明显妨碍了肌内膜的正常结构，使得无法区分多样化的纤维网。

在肌束膜，固化诱发的变化很相似。纵向走行的胶原纤维数目增加，结缔组织变得非常致密，排列不规则的胶原纤维数目显著增加，因此，无法区分不同胶原纤维网。固化之后，甚至所有肌肉的胶原纤维卷曲角度减少了10%。显然，综上所述，肌内结缔组织定量与定性的变化对固化后的骨骼肌功能减退及生物力学性能的退化贡献显著。

肌肉力量传递

肌外膜性筋膜是具有高度特异性的解剖学组织，和下层肌肉联结牢固。显然，肌外膜性筋膜和肌肉组织之间存在紧密薄层联结，意味着在运动中这些筋膜的作用和肌肉的活动密不可分。肌筋膜复合体这一术语泛指，例如，联结上肢与躯干、传递肌力的胸大肌和胸肌筋膜。肌筋膜复合体允许肌肉调节身体不同部位张力的传递，尤其上下肢之间。

Huijing等（2005年）证明，有30%~40%的肌力传递不是沿着肌腱，而是沿着肌肉周围的结缔组织。基底部存在不变的肌纤维，将肌外膜性筋膜维持在恒定紧张的状态。很多肌纤维并未从起点伸至附着点（非横跨型肌肉），而在肌腹中间具有锥形接头且止于肌腹。通过肌束膜，这些肌肉只能传递毗连肌纤维之间的力，即强调了一个观点——力传递能通过旁路途径而非腱相关路径（Huijing与Baan，2001年）传递。肌肉产生力不仅依赖其解剖学结构，还依赖其纤维附着于肌内纤维结缔组织所成的角度以及肌筋膜和腱膜性筋膜的联系（Turrina等，2013年）。根据Van Leeuwen和Spoor（1992年）的观点，以下几个因素是肌肉收缩力的要素：肌肉的解剖学结构、肌纤维附着于肌外膜的角度、肌腱成分、收缩时肌肉内部产生的压力（基于肌组织和血液）。抵消肌外膜性筋膜张力的基底部肌肉，其平衡极其重要。

（四）肌外膜性筋膜的神经分布：肌梭的作用

肌外膜性筋膜具有游离神经末梢，但缺乏环层小体和鲁菲尼小体。即使这样，由于与肌梭联系紧密，肌外膜性筋膜在本体感受和外周运动协调过程中至关重要。（图3.44）

肌梭是横纹肌内的微小感受器。它们被包被在被囊内，具有感觉组件和运动组件。被囊是肌外膜性筋膜的特化结构，由肌束膜延续而成（Cooper和Daniel，1956年；Maier等，1999年；Sherrington，1893年，1894年）。运动组件由数个微小的特殊肌纤维组成，被称为梭内肌，位于肌梭两端。这些肌纤维的收缩受γ运动神经元传出神经刺激。α运动神经元和受其支配的所有梭外肌纤维形成运动单位。γ运动神经元占了肌肉运动纤维的31%，这一高百分比证实了肌梭的重要性。感觉组件位于肌

梭中央区域，在此，感觉神经纤维末梢呈螺旋末梢（螺旋式排列）和花枝末梢（在纤维表面呈花枝样展开）。螺旋末梢（Ia）感受肌肉收缩长度和速率变化的信息，花枝末梢（第Ⅱ组传入神经）感受肌肉长度变化和何时静止的信息。例如，它们指明当手臂停止移动时所处的位置。当肌肉拉长，肌梭伸展，感觉神经树突上的机械门控通道打开。这激发了触发肌梭动作电位传入的感受器电位。其临界值相当于3g产生的拉力。收缩时，由梭内肌螺旋末梢传回脊髓的电刺激增加，兴奋α运动神经元，从而使梭外肌纤维收缩。同时，梭内肌螺旋末梢的突触传入至脊髓后角，刺激抑制性中间神经元。这些过程抑制了拮抗肌α运动神经元的活性，并伴随简单牵张反射，充当了一种自动控制装置以维持适当肌张力。肌张力（残留的肌张力或强直）是局部连续的肌肉收缩或在静息状态肌肉对被动拉伸的抗性。此张力有助于保持姿势，在快速眼动睡眠中会衰减（O'Sullivan，2007年）。假设背着一个沉重的包走一段路，你的二头肌变得疲劳，即便二头肌最大

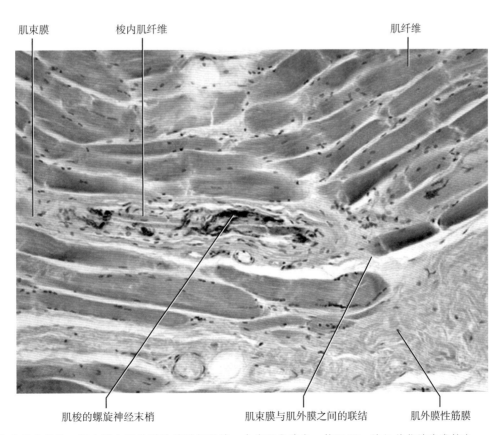

肌束膜　　　梭内肌纤维　　　　　　　　　　　　　肌纤维

肌梭的螺旋神经末梢　　　　　肌束膜与肌外膜之间的联结　　　肌外膜性筋膜

图3.44　肌束膜内肌梭。肌束膜与肌外膜性筋膜相延续。免疫组化染色：抗S100，神经单位被染成棕色

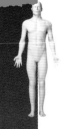

限度地收缩，它们仍将开始伸展。这将激活梭形细胞，使二头肌的收缩能力提高。这是一个有关梭形细胞如何代偿肌疲劳以及反射性产生更强收缩能力的例子。如果肌梭没有被激活，肌张力的调节将会受到影响（Leonard，1998年）。

目前普遍认为，γ运动神经元的作用是保持肌梭的敏感性，而非肌肉长度。α运动神经元的活化刺激梭外纤维收缩，γ运动神经元同时兴奋，刺激梭内纤维两段末梢收缩，调整肌梭长度，保持中央区域的梭内肌纤维处于紧张状态。这对于保持肌梭传入应答至关重要，即α-γ共激活作用。

超声检查显示，肌肉肌外膜性筋膜在其起点和止点的移动和紧张出现在肌肉收缩之前。同时，肌腹在其三空间平面内发生形变，通过体积变化和肌腹形态可预计其纵向缩短。这种形变起源于探头式运作的肌梭收缩，辨识收缩前肌肉的状态。即使α运动神经元以正确通路刺激肌纤维，可如果肌外膜性筋膜很僵硬，肌梭则无法改变其长度，梭外肌纤维的收缩将发生变化。这导致肌力减少，肌肉活动受限。

考虑到肌梭和筋膜之间的联系，筋膜对外周运动协调影响的重要性显得尤为突出。通过分析旋后肌隔膜，Strasmann等（1990年）发现很多肌梭直接插入结缔组织隔膜。Von Düring和Andres（1994年）研究了运动系统的演变，发现肌梭和筋膜联结牢固。基于此信息，似乎"肌梭细胞"应该被替换成"筋膜梭形细胞"。显然，由于这样的联结，当肌筋膜延伸拉伸了一部分深筋膜时，还拉长并通过被动拉伸激活与其相连的肌梭，导致与这些肌梭相连的梭外肌束反射性收缩。此机制增加了移动过程中联结点的稳定性，且解释了不同部分不同运动单位的共激活作用。若肌外膜性筋膜被肌筋膜延伸过度拉伸，与这部分筋膜相连的肌梭可能被长期拉伸并过度激活（图3.45）。这意味着毗连的肌纤维将持续受刺激而收缩，可解释肌筋膜疼痛时乙酰胆碱的增加，尤其在扳机点（McPartland，2004年；Mense，2004年）。此类筋膜被动拉伸的情况可能是肌肉失衡的原因，造成关节不恰当移动。这可能代表了一种关节活动受限以及相应关节疼痛的典型情况，其原因在于移动关节的邻近肌肉。触诊邻近肌腹可见局部组织致密的疼痛区域，此处通常分布大量梭形细胞。

为感知身体姿势和关节活动度，肌梭有必要映射一个界限清楚的结构。所有的感觉末梢，比如前庭系统、视觉系统，以及外周感受器，具有中枢神经系统源性的神经元联络网。我们认为，肌外膜性筋膜可被认为是支撑外周本体感受器映射的结构，充当马车夫角色：马相当于各式运动单位，执行特殊活动。肌肉疼痛和神经生理学方面的专家Mense（2011年）指出：

"筋膜结构的病变将使由肌梭传至中枢神经系统的信息失真，这将影响正常的运动协调。尤其是主要传入肌梭（螺旋末梢纤维）很敏感以至于肌束膜的轻微扭曲将改变其放电频率。"

例如，Järvinen等（2002年）证明若肌束膜

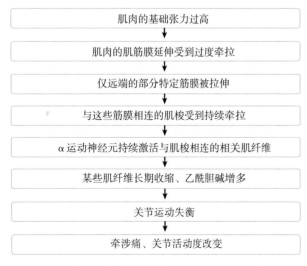

图3.45 肌筋膜延伸受慢性拉伸对运动协调的可能影响

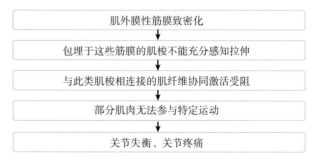

图3.46 肌外膜性筋膜致密化的可能影响。肌梭外环境改变阻碍梭形细胞螺旋末梢拉伸，因而妨碍了肌梭的正常功能

在固化之后蚀变则很可能导致肌束膜内的肌梭功能障碍（图3.46）。这强调了一个事实——正常肌肉功能依赖于含水量正常的功能性筋膜。肌梭将持续变化的肌张力状态、运动状态、正常弹性缺失、身体部位姿势、肌肉绝对长度、肌肉长度变化率反映给中枢神经系统，前提条件在于肌梭必须包埋于可提供适宜伸缩条件的结构中。那么问题来了：如果肌外膜性筋膜由于外伤、姿势不当、外科手术或使用过度而蚀变，肌梭会出现怎样的变化？筋膜致密化可能会抑制梭形细胞的正常功能（伸缩能力）。正常梭形细胞伸缩受抑制，对中枢神经系统的反馈将异常。若肌外膜性筋膜致密，则肌肉某部分将在运动时出现功能障碍，作用于关节的力的方向会发生改变。这造成关节运动失衡，导致运动不协调，并最终导致关节疼痛。可以将肌外膜性筋膜看作是外周运动协调和本体感觉的关键因素。

临床精粹 3.9　酸化在筋膜移动中的作用

筋膜疏松结缔组织是水、盐及其他元素的重要容器，同时也是积聚降解产物的容器，例如乳酸盐。降解产物的逐渐积聚能够改变疏松结缔组织的生物力学性能。正如我们所了解的，疏松结缔组织的改变将对筋膜层间的滑动产生不利影响，并能够导致肌筋膜的功能紊乱。筋膜组织中，pH值的变化、乳酸盐和透明质酸之间的相互作用是非常重要的。Juel等（2004年）证明，当肌肉中的pH值达到6.6时，运动员将到达体力耗竭的临界点。pH值达到6.6时，肌内膜和肌束膜间透明质酸的黏度会显著升高。Gatej等（2005年）证明，在pH值达到6.6时（pH正常值为7.4）透明质酸的复数黏度将由正常值3.8 Pa·s升高到5 Pa·s。

黏度的升高解释了运动员们在经过了持久的高强度的运动（马拉松、耐力运动等）后所经受的典型的僵硬症状。这种僵硬通常在休息和无痛性活动完全恢复后消失。酸化的疏松结缔组织不是唯一能造成僵硬症状的组织，过度使用综合征和外伤都能改变筋膜的黏度，促使周围组织产生僵硬症状。对于一定比例的人群中出现的运动后疼痛与运动损伤的症状，一种原因可能是他们有高黏度体质。过度使用或受伤的区域已经出现了黏度升高的情况，高黏度体质被保持下来。从临床角度来看，这样的区域被定义为致密化区域。它们形成了潜在的触发点区域，并且造成了肌筋膜疼痛综合征（myofascial pain syndrome）。

五、深筋膜的影像

CT、MRI（尤其在T1加权像）以及超声波均可用于评估筋膜。然而，放射科医师和外科医师往往不对筋膜系统进行分析。迄今，鲜有论文论证并以图像展示筋膜蚀变有关的发现。

在T1加权的MRI影像中，腱膜性筋膜表现为低密度信号的紧贴皮下组织的线样结构（图3.4）。如有大量疏松结缔组织存在于深筋膜和下方肌肉之间，其成像更为清楚；而在筋膜和下方肌肉连接紧密的情况下则很难对其进行观察。在轴位影像中，腱膜性筋膜的平均厚度为1 mm（厚度范围0.9～1.2 mm）。一般而言，轴位和冠状位的T1加权自旋回声磁共振影像能够使腱膜性筋膜的解剖学特征得到最佳呈现，其原理在于上述成像的方位以及低密度信号的筋膜与周围高密度信号的脂肪组织间的反差对比。

MRI和CT能区分、识别支持带和与其相连的筋膜，但支持带和筋膜的界限仅基于筋膜形成支持带时厚度的相对变化。最近的研究着眼于支持带的变化。Demondion等（2010年）发现，用MRI可以分析各种支持带的不同厚度。这些影像显示特殊变化：比如水肿，完全或局部中断了韧带的连续性，增厚或附着于皮下组织层，T2加权像的信号异常增加。踝关节严重扭伤的患者的踝关节支持带证实了上述所有改变（Stecco等，2011年）。在髌股关节对线不良的患者中，膝关节内侧与外侧支持带也出现厚度或张力的差异。

用MRI和CT能鉴别肌腱和神经血管束周围的腱膜性筋膜的连续性（例如，小腿筋膜在跟腱周围形成一个篓状结构）。在临床实践中，超声波扫描比其他无创手段更廉价，使医师可以看到高分辨率的筋膜并测量多种亚层的厚度（图3.48）。这是唯一可以分析筋膜和肌肉之间，以及筋膜亚层之间滑动情况的技术。Langevin等（2011年）用超声扫描证明，在慢性腰背痛的受试者中，胸腰筋膜剪切应变比正常人低20%。男性胸腰筋膜的剪切应变显著低于女性。研究者还发现，男性受试者胸腰筋膜剪切应变和回声反射性（$r=-0.28$，$P<0.05$）、

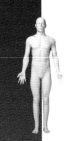

臀中肌　　　浅筋膜　　　浅层脂肪组织

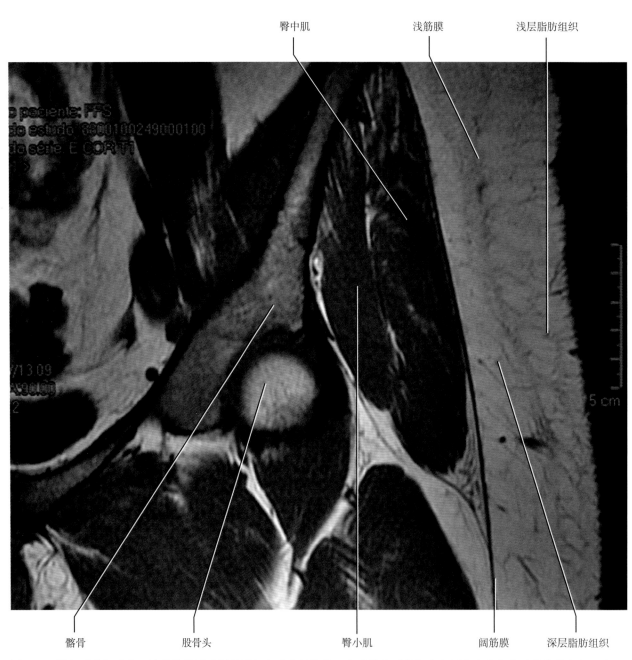

髂骨　　　　　股骨头　　　　　臀小肌　　　　　阔筋膜　　　深层脂肪组织

图3.47　臀部磁共振成像。腱膜性筋膜（阔筋膜）表现为低信号，由于其和下层肌肉之间存在丰富的疏松结缔组织，皮下组织界限清晰。浅筋膜轮廓不清，但深层脂肪组织和浅层脂肪组织的不同相位显见

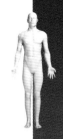
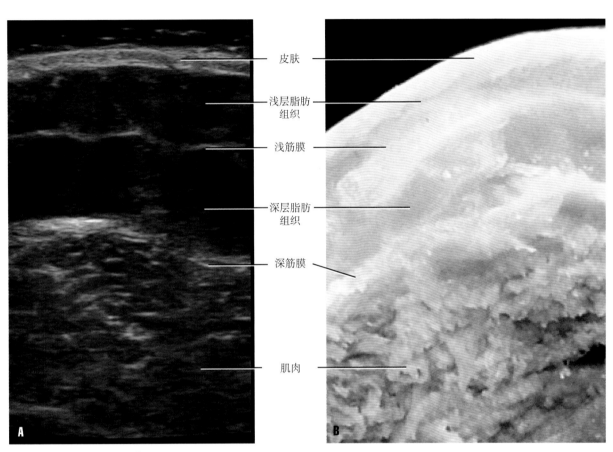

皮肤

浅层脂肪组织

浅筋膜

深层脂肪组织

深筋膜

肌肉

图3.48　股前区的超声影像（A）与尸体解剖（B）。用解剖很容易评估深筋膜（B），表现为与周围组织明显不同的白色纤维状。超声影像（A）显示深筋膜和肌肉的回声相似，故仅在疏松结缔组织分离肌肉和深筋膜的部位可对深筋膜进行分析。浅筋膜更易被超声检查评估，因为它在脂肪组织中间显示高回声层。然而在尸体解剖时，只有谨慎解剖才能将其与皮下组织分离

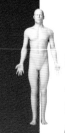
躯体弯曲的活动度（$r=-0.36$，$P<0.01$）、躯体伸展的活动度（$r=0.41$，$P<0.01$）、重复前弯的持续时间（$r=-0.54$，$P<0.0001$）、坐立蹲起的持续时间（$r=-0.45$，$P<0.001$）之间存在显著相关性。Stecco等（2014年）用超声扫描证明，病理条件下腱膜性筋膜厚度增加（均值为0.4 mm），这种增厚更可能归因于疏松结缔组织层（黏多糖，透明质酸）增厚而非纤维层（Ⅰ型胶原纤维），意味着肌筋膜疼痛更可能归因于筋膜致密化而非纤维化。

McNally和Shetty（2010年）认为，用于诊断筋膜病变时，超声优于MRI。例如，评估足底纤维瘤时，用MRI不能诊断纤维瘤，因其信号和正常筋膜的信号相似。为获得筋膜高分辨率的图像，有必要使用工作频率为12～18 MHz的线阵探头。

超声弹性成像技术是一种先进的超声影像学检测手段（图3.49）。这种计算的技术基于一系列连续不断捕获的超声图像，使用交互相关方法量化组织运动。Wu等（2011年）用超声弹性成像技术证明，足底筋膜炎受试者的足底筋膜随着年龄增长而软化。

总之，在活体内，筋膜可被MRI、CT和超声波影像化。MRI和CT都可以提供筋膜客观图像并发现其改变。与超声相比，MRI和CT更易分析筋膜分层的位置。超声更廉价，可以分析滑动和亚层结构。超声扫描和弹性成像技术未来大有前景，可用于临床实践中筋膜的辅助检查，帮助诊断肌筋膜疼痛，评估治疗效果。临床医生通过超声研究筋膜并全面认识其解剖学结构和筋膜层损伤的概念具有重要意义。

临床精粹 3.10　纤维化和致密化

从解剖学角度看，分辨筋膜功能紊乱和筋膜病理状态并不容易。近年来，成像技术和解剖帮助阐明了其中的区别。病理学阐明了致密结缔组织中成分与结构的对应关系（Ⅰ型和Ⅲ型胶原）。因此，我们推断，纤维化可以定义为致密结缔组织的一种改变，这能通过有高强度信号的胶原蛋白纤维数量的增加而得以识别。筋膜的这种病理状态能被MRI、CT和超声检查轻易发现。

筋膜组织的致密化指的是疏松结缔组织（脂肪细胞、糖胺聚糖和透明质酸）的改变。致密化（功能紊乱）涉及疏松结缔组织各成分的数量和质量的变化，以及筋膜黏度的改变。这与病理学不同，它没有宏观上的、在解剖或活体组织切片中可见的筋膜形态的改变。我们认为筋膜的致密化是肌筋膜疼痛综合征的根本原因。

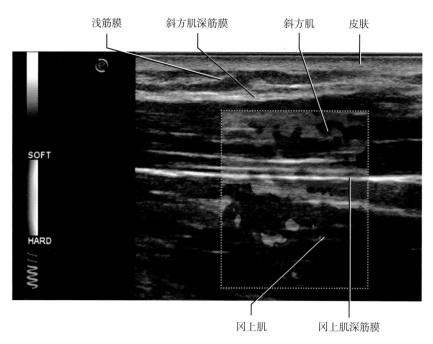

图3.49　肩部冈上肌的超声弹性成像。仪器将硬组织显示为蓝色，软组织显示为红色，中间硬度组织显示为绿色。在此患者中，冈上肌筋膜的硬度最高

参考文献

Abu-Hijleh, M.F., Harris, P.F., 2007. Deep fascia on the dorsum of the ankle and foot: extensor retinacula revisited. Clin. Anat. 20 (2), 186–195.

Bednar, D.A., Orr, F.W., Simon, G.T., 1995. Observations on the pathomorphology of the thoracolumbar fascia in chronic mechanical back pain. Spine 20 (10), 1161–1164.

Benetazzo, L., Bizzego, A., De Caro, R., Frigo, G., Guidolin, D., Stecco, C., 2011. 3D reconstruction of the crural and thoracolumbar fasciae. Surg. Radiol. Anat. 33 (10), 855–862.

Benjamin, M., Qin, S., Ralphs, J.R., 1995. Fibrocartilage associated with human tendons and their pulleys. J. Anat. 187 (Pt 3), 625–633.

Benjamin, M., Ralphs, J.R., 1998. Fibrocartilage in tendons and ligaments–an adaptation to compressive load. J. Anat. 193 (Pt 4), 481–494.

Benjamin, M., 2009. The fascia of the limbs and back: A review. J. Anat. 214 (1), 1–18.

Benninghoff, A., Goerttler, K., 1978. Lehrbuch der Anatomie des Menschen, vol. 2. Urban & Schwarzenberg, München-Berlin-Wien, p. 398.

Bhattacharya, V., Barooah, P.S., Nag, T.C., Chaudhuri, G.R., Bhattacharya, S., 2010. Detail microscopic analysis of deep fascia of lower limb and its surgical implication. Indian J Plast Surg 43 (2), 135–140.

Bhattacharya, V., Watts, R.K., Reddy, G.R., 2005. Live demonstration of microcirculation in the deep fascia and its implication. Plast. Reconstr. Surg. 115 (2), 458–463.

Chiarugi, G., 1904. Istituzioni di Anatomia dell'uomo, vol. 1. Società editrice libraria, Milano, p. 146.

Chen, C.S., 2008. Mechanotransduction – a field pulling together? J. Cell Sci. 15 (121), 3285–3292.

Cooper, S., Daniel, P.M., 1956. Human muscle spindles. J. Physiol. 133 (1), 1–3P.

Deising, S., Weinkauf, B., Blunk, J., Obreja, O., Schmelz, M., Rukwied, R., 2012. NGF-evoked sensitization of muscle fascia nociceptors in humans. Pain 153 (8), 1673–1679.

Demondion, X., Canella, C., Moraux, A., Cohen, M., Bry, R., Cotten, A., 2010. Retinacular disorders of the ankle and foot. Semin. Musculoskelet. Radiol 14 (3), 281–291.

Eames, M.H., Bain, G.I., Fogg, Q.A., van Riet, R.P., 2007. Distal biceps tendon anatomy: a cadaveric study. J. Bone Joint Surg. Am. 89 (5), 1044–1049.

Gao, Y., Kostrominova, T.Y., Faulkner, J.A., Wineman, A.S., 2008. Age-related changes in the mechanical properties of the epimysium in skeletal muscles of rats. J. Biomech. 41 (2), 465–469.

Gatej, I., Popa, M., Rinaudo, M., 2005. Role of the pH on hyaluronan behavior in aqueous solution. Biomacromolecules 6 (1), 61–67.

Geppert, M.J., Sobel, M., Bohne, W.H., 1993. Lateral ankle instability as a cause of superior peroneal retinacular laxity: an anatomic and biomechanical study of cadaveric feet. Foot Ankle 14 (6), 330–334.

Gerlach, U.J., Lierse, W., 1990. Functional construction of the superficial and deep fascia system of the lower limb in man. Acta. Anat. 139 (1), 11–25.

Huijing, P.A., 2009. Epimuscular myofascial force transmission: A historical review and implications for new research. J. Biomech. 42 (1), 9–21.

Huijing, P.A., Baan, G.C., 2001. Myofascial force transmission causes interaction between adjacent muscles and connective tissue: effects of blunt dissection and compartmental fasciotomy on length force characteristics of rat extensor digitorum longus muscle. Arch. Physiol. Biochem. 109 (2), 97–109.

Huijing, P.A., Jaspers, R.T., 2005. Adaptation of muscle size and myofascial force transmission: a review and some new experimental results. Scand. J. Med. Sci. Sports 15 (6), 349–380.

Hukinsa, D.W.L., Aspden, R.M., 1985. Composition and properties of connective tissues. Trends Biochem. Sci. 10 (7), 260–264.

Hurschler, C., Vanderby, R. Jr., Martinez, D.A., Vailas, A.C., Turnipseed, W.D., 1994. Mechanical and biochemical analyses of tibial compartment fascia in chronic compartment syndrome. Ann. Biomed. Eng. 22 (3), 272–279.

Ingber, D.E., 2003. Tensegrity II: How structural networks influence cellular information processing networks. J. cell Science 116 (8), 1397–1408.

Järvinen, T.A., Józsa, L., Kannus, P., Järvinen, T.L., Järvinen, M., 2002. Organization and distribution of intramuscular connective tissue in normal and immobilized skeletal muscles. An immunohistochemical, polarization and scanning electron microscopic study. J. Muscle Res. Cell Motil. 23 (3), 245–254.

Juel, C., Klarskov, C., Nielsen, J.J., Krustrup, P., Mohr, M., Bangsbo, J., 2004. Effect of high-intensity intermittent training on lactate and H+ release from human skeletal muscle. Am. J. Physiol. Endocrinol. Metab. 286 (2),

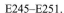

E245–E251.

Klein, D.M., Katzman, B.M., Mesa, J.A., Lipton, F.L., Caligiuri, D.A., 1999. Histology of the extensor retinaculum of the wrist and the ankle. J. Hand Surg. 24 (4), 799–802.

Kumai, T., Benjamin, M., 2002. Heel spur formation and the subcalcaneal enthesis of the plantar fascia. J. Rheumatol. 29 (9), 1957–1964.

Langevin, H.M., Bouffard, N.A., Badger, G.J., Iatridis, J.C., Howe, A.K., 2005. Dynamic fibroblast cytoskeletal response to subcutaneous tissue stretch ex vivo and in vivo. Am. J. Physiol. Cell Physiol. 288 (3), C747–C756.

Langevin, H.M., Bouffard, N.A., Badger, G.J., Churchill, D.L., Howe, A.K., 2006. Subcutaneous tissue fibroblast cytoskeletal remodeling induced by acupuncture: evidence for a mechanotransduction-based mechanism. J. Cell. Physiol. 207 (3), 767–774.

Langevin, H.M., Fox, J.R., Koptiuch, C., et al., 2011. Reduced thoracolumbar fascia shear strain in human chronic low back pain. BMC Musculoskelet. Disord. 19 (12), 203.

Laurent, C., Johnson-Wells, G., Hellström, S., Engström-Laurent, A., Wells, A.F., 1991. Localization of hyaluronan in various muscular tissues. A morphologic study in the rat. Cell Tissue Res. 263 (2), 201–205.

Leardini, A., O'Connor, J.J., 2002. A model for lever-arm length calculation of the flexor and extensor muscles at the ankle. Gait Posture 15 (3), 220–229.

Lee, J.Y., Spicer, A.P., 2000. Hyaluronan: a multifunctional, megaDalton, stealth molecule. Curr. Opin. Cell Biol. 12 (5), 581–586.

Leonard, C.T., 1998. The Neuroscience of Human Movement, Mosby, St Louis, MI, p. 21.

Maier, A., 1999. Proportions of slow myosin heavy chain-positive fibers in muscle spindles and adjoining extrafusal fascicles, and the positioning of spindles relative to these fascicles. J. Morphol. 242 (2), 157–165.

Marshall, R., 2001. Living anatomy: structure as the mirror of function, Melbourne University Press, Melbourne, p. 222.

Matteini, P., Dei, L., Carretti, E., Volpi, N., Goti, A., Pini, R., 2009. Structural behavior of highly concentrated hyaluronan. Biomacromolecules 10 (6), 1516–1522.

McCombe, D., Brown, T., Slavin, J., Morrison, W.A., 2001. The histochemical structure of the deep fascia and its structural response to surgery. J. Hand Surg. 26 (2), 89–97.

McNally, E.G., Shetty, S., 2010. Plantar fascia: imaging diagnosis and guided treatment. Semin. Musculoskelet. Radiol. 14 (3), 334–343.

Mense, S. (2011) Peripheral and central mechanisms of myofascial pain. Presented at Pittsburg Conference on Myofascial Component of Musculoskeletal Pain. University of Pittsburg, May 7–8.

Milz, S., Benjamin, M., Putz, R., 2005. Molecular parameters indicating adaptation to mechanical stress in fibrous connective tissue. Adv. Anat. Embryol. Cell Biol. 178, 1–71.

Milz, S., Rufai, A., Buettner, A., Putz, R., Ralphs, J.R., Benjamin, M., 2002. Three-dimensional reconstructions of the Achilles tendon insertion in man. J. Anat. 200 (Pt 2), 145–152.

Numkarunarunrote, N., Malik, A., Aguiar, R.O., Trudell, D.J., Resnick, D., 2007. Retinacula of the foot and ankle: MRI with anatomic correlation in cadavers. Am. J. Roentgenol. 188 (4), 348–354.

O' Sullivan, S.B., 2007. Examination of motor function: Motor control and motor learning. In: O' Sullivan, S.B., Schmitz, T.J. (Eds.), Physical rehabilitation, fifth ed. FA Davis Company, Philadelphia, pp. 233–234.

Palmieri, G., Panu, R., Asole, A., 1986. Macroscopic organization and sensitive innervation of the tendinous intersection and the lacertus fibrosus of the biceps brachii muscle in the ass end horse. Arch. Anat. Hist. Embr. Norm. Et. Exp. 69, 73–82.

Passerieux, E., Rossignol, R., Letellier, T., Delage, J.P., 2007. Physical continuity of the perimysium from myofibers to tendons: involvement in lateral force transmission in skeletal muscle. J. Struct. Biol. 159 (1), 19–28.

Platzer, W., 1978. Locomotor System. In: Kahle, W., Leonhardt, H., Platzer, W. (Eds.), Color Atlas and Textbook of Human Anatomy, ed. 1. Georg Thieme Publishers, Stuttgart, pp. 148–164.

Piehl-Aulin, K., Laurent, C., Engström-Laurent, A., 1991. Hyaluronan in human skeletal muscle of lower extremity: concentration, distribution, and effect of exercise. J. Appl. Physiol. 71 (6), 2493–2498.

Pisani, G., 2004. Trattato di chirurgia del piede, Minerva Medica, Torino, pp. 25–40.

Purslow, P.P., 1989. Strain-induced reorientation of an intramuscular connective tissue network: implications for passive muscle elasticity. J. Biomech. 22 (1), 21–31.

Purslow, P.P., 2010. Muscle fascia and force transmission. J. Bodywork Mov. Ther. 14 (4), 411–417.

Rowe, R.W., 1981. Morphology of perimysial and endomysial

connective tissue in skeletal muscle. Tissue Cell 13 (4), 681–690.

Sakamoto, Y., 1996. Histological features of endomysium, perimysium and epimysium in rat lateral pterygoid muscle. J. Morphol. 227 (1), 113–119.

Sanchis-Alfonso, V., Rosello-Sasrte, E., 2000. Immunohistochemical analysis for neural markers of the lateral retinaculum in patients with isolated symptomatic patellofemoral malalignment. A neuroanatomic basis for anterior knee pain in the active young patient. Me.r J. Sports Med. 28 (5), 725–731.

Schleip, R., Klingler, W., Lehmann-Horn, F., 2005. Active fascial contractility: Fascia may be able to contract in a smooth muscle-like manner and thereby influence musculoskeletal dynamics. Med. Hypotheses 65 (2), 273–277.

Sherrington, C.S., 1894. On the Anatomical Constitution of Nerves of Skeletal Muscles; with Remarks on Recurrent Fibres in the Ventral Spinal Nerve-root. J. Physiol. 17 (3–4), 210.2–258.

Snow, S.W., Bohne, W.H., DiCarlo, E., Chang, V.K., 1995. Anatomy of the Achilles tendon and plantar fascia in relation to the calcaneus in various age groups. Foot Ankle Int. 16 (7), 418–421.

Sobel, M., Geppert, M.J., Warren, R.F., 1993. Chronic ankle instability as a cause of peroneal tendon injury. Clin. Orthop. Relat. Res. 11 (296), 187–191.

Spicer, A.P., Tien, J.Y., 2004. Hyaluronan and morphogenesis. Birth Defects Res. C Embryo Today 72 (1), 89–108.

Standring, S., 2008. Gray's Anatomy, fortieth ed. Elsevier Health Sciences UK, pp. 108–109.

Stecco, A., Gilliar, W., Brad, S., Stecco, C., 2013a. The anatomical and functional relation between gluteus maximus and fascia lata. J. Bodywork Mov. Ther. 17 (4), 512–517.

Stecco, A., Macchi, V., Masiero, S., et al., 2009a. Pectoral and femoral fasciae: common aspects and regional specializations. Surg. Radiol. Anat. 31 (1), 35–42.

Stecco, A., Meneghini, A., Stern, R., Stecco, C., Imamura, M., 2014b. Ultrasonography in myofascial neck pain: randomized clinical trial for diagnosis and follow up. Surg. Radiol. Anat. 36 (3), 243–253.

Stecco, A., Stecco, C., Macchi, V., et al., 2011. RMI study and clinical correlations of ankle retinacula damage and outcomes of ankle sprain. Surg. Radiol. Anat. 33 (10), 881–890.

Stecco, C., Gagey, O., Belloni, A., et al., 2007a. Anatomy

of the deep fascia of the upper limb, part 2: study of innervation. Morphologie 91 (292), 38–43.

Stecco, C., Gagey, O., Macchi, V., et al., 2007b. Anatomical study of myofascial continuity in the anterior region of the upper limb. Tendinous muscular insertions onto the deep fascia of the upper limb. First part: anatomical study. Morphologie 91 (292), 29–37.

Stecco, C., Macchi, V., Porzionato, A., et al., 2010a. The ankle retinacula: morphological evidence of the proprioceptive role of the fascial system. Cells Tissues Organs 192 (3), 200–210.

Stecco, C., Macchi, V., Lancerotto, L., Tiengo, C., Porzionato, A., De Caro, R., 2010b. Comparison of transverse carpal ligament and flexor retinaculum terminology for the wrist. J. Hand Surg. [Am] 35 (5), 746–753.

Stecco, C., Pavan, P.G., Porzionato, A., et al., 2009b. Mechanics of crural fascia: from anatomy to constitutive modelling. Surg. Radiol. Anat. 31 (7), 523–529.

Stecco, C., Pavan, P., Pachera, P., De Caro, R., Natali, A., 2014a. Investigation of the mechanical properties of the human crural fascia and their possible clinical implications. Surg. Radiol. Anat. 36 (1), 25–32.

Stecco, C., Porzionato, A., Macchi, V., et al., 2008. The expansions of the pectoral girdle muscles onto the brachial fascia: morphological aspects and spatial disposition. Cells Tissues Organs 188 (3), 320–329.

Stecco, L. (1990) Il dolore e le sequenze neuro-mio-fasciali. IPSA ed, Palermo.

Stilwell, D., 1957. Regional variations in the innervation of deep fasciae and aponeuroses. Anat. Rec. 127 (4), 635–653.

Stedman's Medical Dictionary, ed. 26. 1995. Williams & Wilkins, Baltimore, p. 628.

Strasmann, T., 1990. Functional topography and ultrastructure of periarticular mechanoreceptors in the lateral elbow region of the rat. Acta. Anat. 138 (1), 1–14.

Tanaka, S., Ito, T., 1977. Histochemical demonstration of adrenergic fibers in the fascia periosteum and retinaculum. Clin. Orthop. Relat. Res. Jul-Aug (126), 276–281.

Tesarz, J., Hoheisel, U., Wiedenhöfer, B., Mense, S., 2011. Sensory innervation of the thoracolumbar fascia in rats and humans. Neuroscience. 27 (194), 302–308.

Testut, J.L., Jacob, O., 1905. Précis d'anatomie topographique avec applications medico-chirurgicales, vol. III. Gaston Doin et Cie, Paris, p. 302.

Toumi, H., Higashiyama, I., Suzuki, D., et al., 2006. Regional variations in human patellar trabecular architecture and the structure of the proximal patellar tendon enthesis. J. Anat. 208 (1), 47–57.

Trotter, J.A., Purslow, P.P., 1992. Functional morphology of the endomysium in series fibered muscles. J. Morphol. 212 (2), 109–122.

Turrina, A., Martinez-Gonzalez, M.A., Stecco, C., 2013. The muscular force transmission system: Role of the intramuscular connective tissue. J. Bodywork Mov. Ther. 17 (1), 95–102.

Turvey, M.T., 2007. Action and perception at the level of synergies. Hum. Mov. Sci. 26 (4), 657–697.

Tytherleigh-Strong, G., Baxandall, R., Unwin, A., 2000. Rupture of the ankle extensor retinaculum in a dancer. J. R. Soc. Med. 93 (12), 638–639.

Umidon, M., 1963. Architecture, topography and morphogenesis of the peroneal retinacula and the lateral annular ligament of the tarsus in man. Chir. Organi. Mov. 52, 305–317.

Van Leeuwen, J.L., Spoor, C.W., 1992. Modelling mechanically stable muscle architectures. Philos. Trans. R. Soc. Lond. B. Biol. Sci., Series B-Biological Sciences 336 (1277), 275–292.

Verleisdonk, E.J., Schmitz, R.F., van der Werken, C., 2004. Long-term results of fasciotomy of the anterior compartment in patients with exercise-induced pain in the lower leg. Int. J. Sports Med. 25 (3), 224–229.

Vesalio, A., 1543. De Humani Corporis Fabbrica, Ex officina Joannis Oporini, Basel.

Viladot, A., Lorenzo, J.C., Salazar, J., Rodríguez, A., 1984. The subtalar joint: embryology and morphology. Foot Ankle 5 (2), 54–66.

Von Düring, M., Andres, K.H., 1994. Topography and fine structure of proprioceptors in the hagfish, Myxine glutinosa. Eur. J. of Morph. 32 (2–4), 248–256.

Wavreille, G., Bricout, J., Mouliade, S., et al., 2010. Anatomical bases of the free posterior brachial fascial flap. Surg. Radiol. Anat. 32 (4), 393–399.

West, D.C., Hampson, I.N., Arnold, F., Kumar, S., 1985. Angiogenesis induced by degradation products of hyaluronic acid. Science 228 (4705), 1324–1326.

Wood, J.F., 1944. Structure and Function as Seen in the Foot, Baillière, Tindall and Cox, London.

Wu, C.H., Chang, K.V., Mio, S., Chen, W.S., Wang, T.G., 2011. Sonoelastography of the plantar fascia. Radiology 259 (2), 502–507.

Yahia, H., Rhalmi, S., Newman, N., 1992. Sensory innervation of human thoracolumbar fascia, an immunohistochemical study. Acta Orthop. Scand. 63 (2), 195–197.

书目

Akhtar, M., Levine, J., 1980. Dislocation of extensor digitorum longus tendons after spontaneous rupture of the inferior retinaculum of the ankle. J. Bone Joint Surg. 62 (7), 1210–1211.

Baldissera, F., 1996. Fisiologia e Biofisica Medica. Poletto ed, Milano, pp. 110–113.

Borg-Stein, J., Simons, D.G., 2002. Myofascial Pain, focused review. Arch. Phys. Med. Rehabil. 83 (Suppl. 1), S40–S47.

Bourne, G.H., 1973. Structure and Function of Muscle, Academic Press, New York and London, pp. 365–384.

Chen, Y., Ding, M., Kelso, J.A.S., 1997. Long memory processes in human coordination. Physics Review Letters 79 (22), 4501–4504.

Engel, A.G., Franzini-Amstrong, C., 2004. Myology, McGraw Hill, New York, pp. 489–509.

Graven-Nielsen, T., Mense, S., Arendt-Nielsen, L., 2004. Painful and non-painful pressure sensations from human skeletal muscle. Exp. Brain Res. 159 (3), 273–283.

Guyton, A.C., 1996. Trattato di fisiologia medica. Piccin-Nuova Libraria, Padova.

Hoheisel, U., Taguchi, T., Treede, R.D., Mense, S., 2011. Nociceptive input from the rat thoracolumbar fascia to lumbar dorsal horn neurones. Eur. J. Pain 15 (8), 810–815.

Huijing, P.A., 1999. Muscular force transmission: A unified, dual or multiple system? A review and some explorative experimental results. Arch. Physiol. Biochem. 107 (4), 292–311.

Huijing, P.A., Bann, G.C., Rebel, G.T., 1998. Non-myotendinous force transmission in rat extensor digitorum longus muscle. J. Exp. Biol. 201 (5), 683–691.

Kjaer, M., 2004. Role of extracellular matrix in adaptation of tendon and skeletal muscle to mechanical loading. Physiol. Rev. 84 (2), 649–698.

Kokkorogiannis, T., 2004. Somatic and intramuscular distribution of muscle spindles and their relation to muscular angiotypes. J. of Theor. Biol. 229 (2), 263–280.

Lee, M.H., Chung, C.B., Cho, J.H., et al., 2006. Tibialis anterior tendon and extensor retinaculum: imaging in cadavers and patients with tendon tear. Am. J. Roentgenol. 187 (2), 161–168.

Mazzocchi, G., Nussdorfer, G., 1996. Anatomia funzionale del sistema nervoso. Ed Cortina Padova, p. 132.

McPartland, J.M., 2004. Travell trigger points: Molecular and osteopathic perspectives. JAOA 104 (6), 244–249.

Mense, S., 2004. Neurobiological basis for the use of botulinum toxin in pain therapy. J. Neurol. 251 (Suppl. 1), I1–I7.

Noble, P.W., 2002. Hyaluronan and its catabolic products in tissue injury and repair. Matrix Biol. 21 (1), 25–29.

Proske, U., Gandevia, S.C., 2009. Kinaesthetic Senses. J. Physiol. 587 (17), 4139–4146.

Purslow, P.P., Trotter, J.A., 1994. The morphology and mechanical properties of endomysium in series-fibred muscles; variations with muscle length. J. Muscle Res. Cell Motil. 15 (3), 299–304.

Sarrafian, S.K., 1983. Anatomy of the Foot and Ankle: Descriptive, Topographic, Functional. JB Lipincott, Philadelphia, pp. 127–129.

Sharafi, B., Blemker, S.S., 2011. A mathematical model of force transmission from intrafascicularly terminating muscle fibers. J. Biomech. 44 (11), 2031–2039.

Sherrington, C.S., 1893. Further experimental note on the correlation of action of antagonistic muscles. Br Med J. 1 (1693), 1218.

Stecco, L., 2004. Fascial Manipulation for Musculoskeletal Pain. Piccin ed, Padova.

Travell, J.G., Simons, D.G., 1998. Dolore Muscolare. Ghedini ed, Milano, pp. 25–38.

Windisch, G., Tesch, N.P., Grechenig, W., Peicha, G., 2006. The triceps brachii muscle and its insertion on the olecranon. Med. Sci. Monit. 12 (8), 290–294.

Zgonis, T., Jolly, G.P., Polyzois, V., Stamatis, E.D., 2005. Peroneal tendon pathology. Clin. Podiatr. Med. Surg. 22 (1), 79–85.

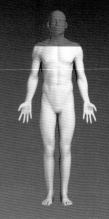

第四章
头颈部筋膜

一、引言

头颈部的筋膜是种重要的本体感受器，常涉及紧张型头痛、颞下颌关节痛、急性或慢性颈部和肩部疼痛、咀嚼或吞咽痛、鼻窦炎、眩晕和幻视。因此，它们的解剖学和连续性方面的知识对于筋膜治疗的实施极其重要。理解这一点的主要障碍在于描述不同头部分区的名称不同（图4.1）（Davidge等2010, Guidera等2012）。这使得头颈部深部肌肉之间深筋膜的连续性描述有困难，此外

在前部的颈白线和后部的项韧带区域有浅筋膜与深筋膜融合。

二、浅筋膜

浅筋膜（superficial fasciae）在整个头颈部形成连续的纤维脂肪层（图4.2）。它在不同区域具有不同厚度和结构，这种差异性很明显，以至于分区不同命名不同。例如，头皮浅筋膜被称为帽状腱膜，面部浅筋膜被称为表浅肌肉腱膜系统，

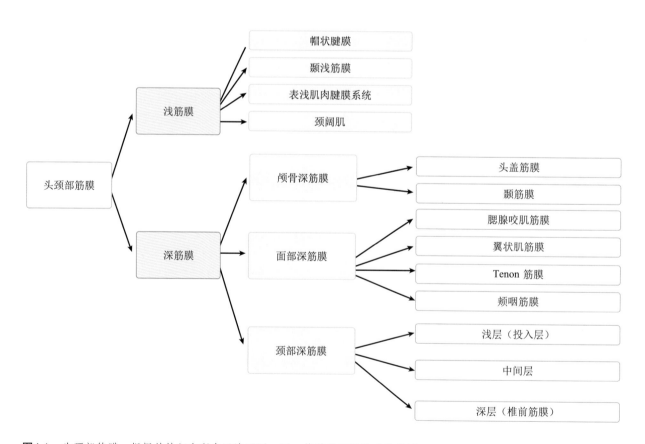

图4.1 头颈部筋膜。根据其特征和所在区域不同，同一筋膜有不同的名称描述

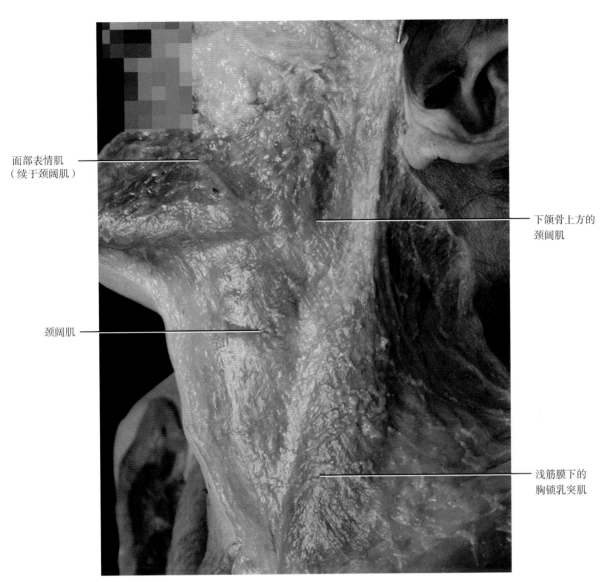

面部表情肌
（续于颈阔肌）

下颌骨上方的
颈阔肌

颈阔肌

浅筋膜下的
胸锁乳突肌

图4.2 颈侧区解剖。只有皮肤被移开才可见浅筋膜，其形成遍及头颈的纤维脂肪层，包绕条状肌组织，例如面部表情肌和颈部颈阔肌

颈部浅筋膜被称为颈阔肌纤维肌层。最终，颈项部浅筋膜变成难以辨认的纤维脂肪层。

这个区域浅筋膜的一个特征是其内存在条带状肌组织，包括表情肌和颈阔肌。那些无肌组织的区域，浅筋膜增厚且致密。

疏松结缔组织层位于浅筋膜下层，各种文献通过帽状腱膜下筋膜（图4.3）、腱膜下层、表浅肌肉腱膜下层、颞肌筋膜结缔组织、无名筋膜等来鉴别这一组织层。事实上，上述所有疏松结缔组织与遍及全身的深层脂肪组织（DAT）相对应。这种组织通常使浅筋膜和深筋膜分开，并使两层筋膜系统能够滑动且相互独立。

深层脂肪组织主要在头皮出现，是支持头皮滑动的主要因素。在眼周，它参与形成眼部筋膜前脂肪垫。在颊部，它参与形成表浅肌肉腱膜系统和腮腺咬肌筋膜（图4.4）之间的比沙脂肪垫。在颈部，它分离颈阔肌和下层肌肉。不同于这一区域的其他浅筋膜，疏松网状组织层（深层脂肪组织）分为三个区域：颧弓上、腮腺上、咬肌前缘。这些区域浅筋膜和深筋膜系统存在致密连接。另外，浅筋膜和深筋膜在颈前部融合成白线，在颈后部融合为项韧带。

与深层脂肪组织相比，浅表脂肪组织在头颈部分布较少（图4.5），根据面部区域可知浅筋膜

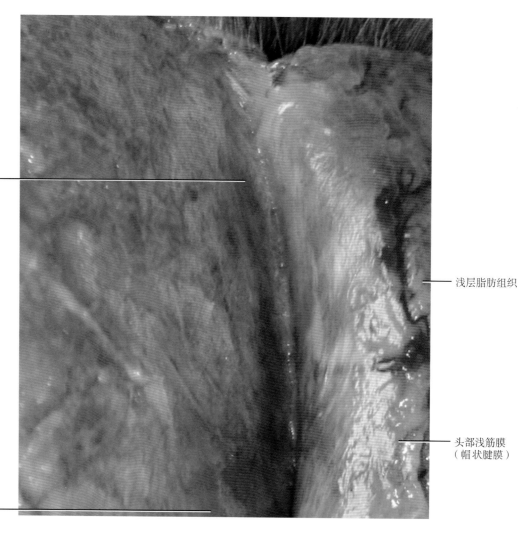

浅筋膜和深筋膜之间的疏松结缔组织

浅层脂肪组织

头部浅筋膜（帽状腱膜）

头皮深筋膜（头盖筋膜）

图4.3 头部解剖。将浅筋膜连同皮肤与深筋膜分离。在头部，浅筋膜和深筋膜之间的疏松结缔组织使得头皮筋膜和头盖筋膜分离简便。这层疏松结缔组织有时被称作"帽状腱膜下筋膜"，还为颅面外科和神经外科提供了手术入路。在头皮剥离时，头皮（即皮肤和浅筋膜）通过该层分离

和皮肤之间呈多样化的关系（图4.6）。例如，帽状腱膜（浅筋膜）通过垂直于皮肤的支持带牢固附着于皮肤，而表情肌嵌入真皮的部位浅层脂肪组织分布较少，肌纤维交叉排列。

（一）头部浅筋膜：帽状腱膜

头部浅筋膜（帽状腱膜，gdea aponeurotica）极其致密，类似于腱膜，可能会与深筋膜混淆（图4.7）。帽状腱膜在面部移行为表浅肌肉腱膜系统，在颈部移行为包绕颈阔肌的浅筋膜（图4.8）。

帽状腱膜可被看成连接头部浅表肌肉的巨大肌腱，这些肌肉包括额肌、枕肌和耳上肌（图4.9）。这些表情肌由哺乳动物肉膜进化而来。猴子的枕额肌几乎延展至头顶，所以很多肌纤维穿

梭于帽状腱膜。其他哺乳动物的帽状腱膜明显延伸至颈部浅筋膜。皮肤、肌肉系统与筋膜系统的这种混合，可在哺乳动物身上观察到。在人体，此肌肉系统几乎消失，帽状腱膜主要由纤维组织构成。

帽状腱膜血供极为丰富，通过许多垂直于皮肤的厚的浅部皮肤支持带连接于皮肤（图4.10）。在此区域，它与深筋膜经深层脂肪组织分离。此区域的深层脂肪组织是无脂肪细胞的薄层疏松结缔组织。它为深、浅筋膜之间的关键性滑动创造条件，有助于头皮移动（图4.11）。

（二）颞浅筋膜（颞顶筋膜）

颞浅筋膜（superfieial temporal fascia）（图4.13）是一个血管高度富集的结缔组织的独立单元。它

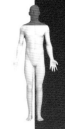

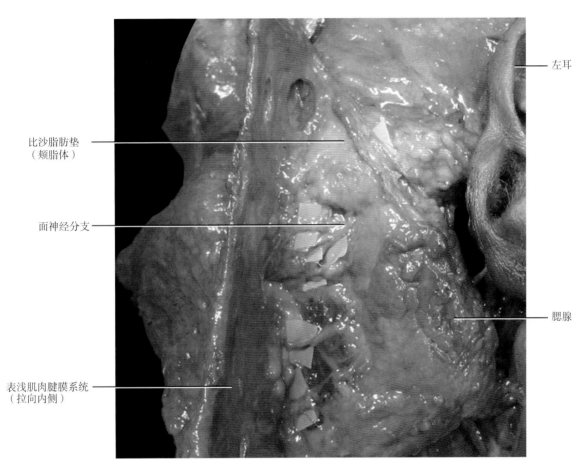

左耳

比沙脂肪垫
（颊脂体）

面神经分支

腮腺

表浅肌肉腱膜系统
（拉向内侧）

图4.4　左侧面外侧区解剖。将表浅肌肉腱膜系统从下层结构剥下，抬起内侧，显示出浅层比沙脂肪垫（颊脂体）和面神经分支。比沙脂肪垫（颊脂体）位于面部表浅肌肉腱膜系统和深筋膜之间（腮腺咬肌筋膜）。它增加了表情肌和咀嚼肌之间的自主性，并具有填充作用

耳部浅层
脂肪组织

颈外侧区浅
层脂肪组织

肩前区浅层
脂肪组织

皮肤掀起

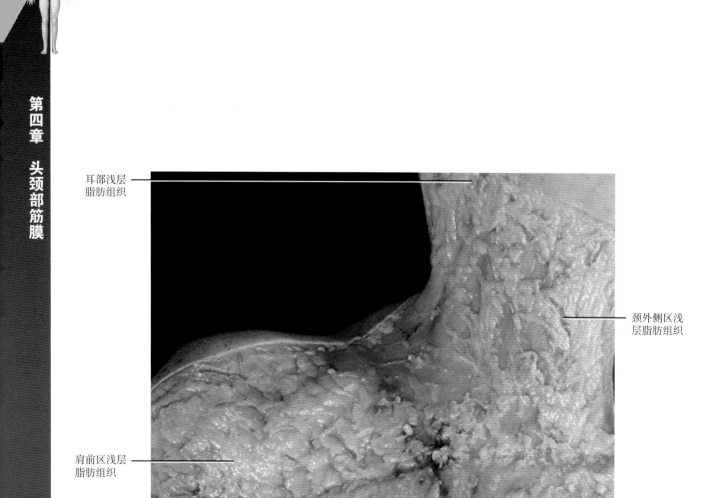

图4.5　颈部前外侧观，皮肤掀起，可见浅表脂肪组织。在此区域，脂肪分布少，浅层皮肤支持带少且薄，这使得皮肤和下层组织之间移动性很好

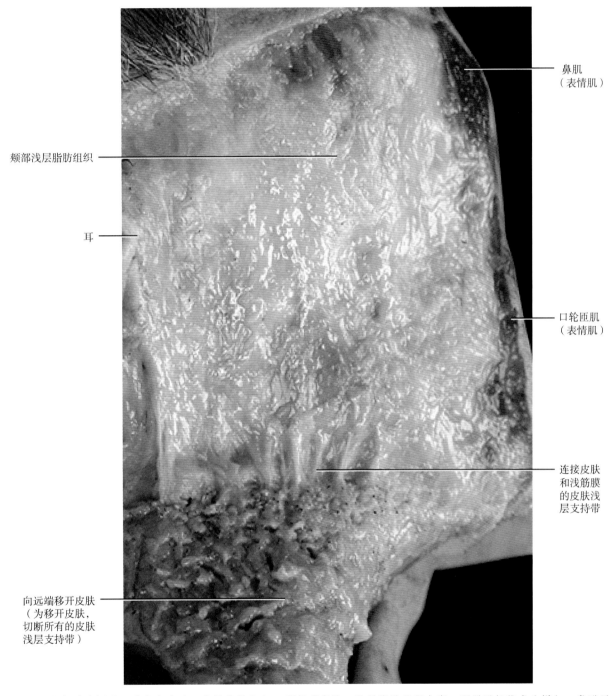

鼻肌
（表情肌）

颊部浅层脂肪组织

耳

口轮匝肌
（表情肌）

连接皮肤
和浅筋膜
的皮肤浅
层支持带

向远端移开皮肤
（为移开皮肤，
切断所有的皮肤
浅层支持带）

图4.6　右颊前外侧观，移走皮肤以示浅层脂肪组织。颈部稍高处，浅层脂肪组织丰富，耳附近纤维成分增加，鼻附近鼻部肌纤维明显，鼻肌在浅筋膜中，但其纤维穿过浅层脂肪组织进入真皮层

109

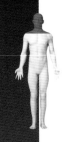
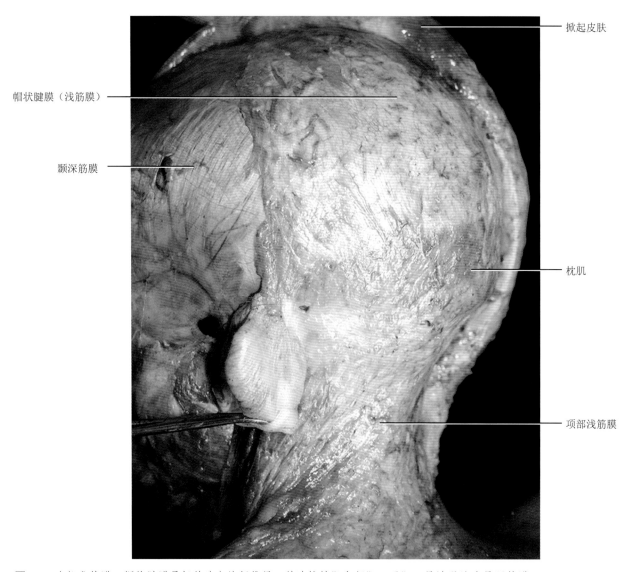

掀起皮肤

帽状腱膜（浅筋膜）

颞深筋膜

枕肌

项部浅筋膜

图4.7 头部浅筋膜。帽状腱膜是极其致密的纤维层，其连接枕肌和额肌、耳肌，易被误认为是深筋膜

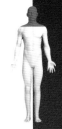

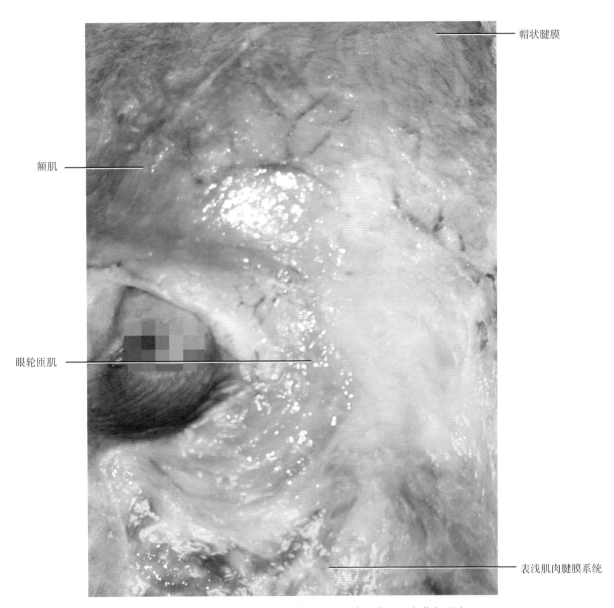

帽状腱膜

额肌

眼轮匝肌

表浅肌肉腱膜系统

图 4.8 帽状腱膜和表浅肌肉腱膜系统之间的连续性，注意额肌纤维和眼轮匝肌纤维相混合

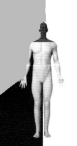

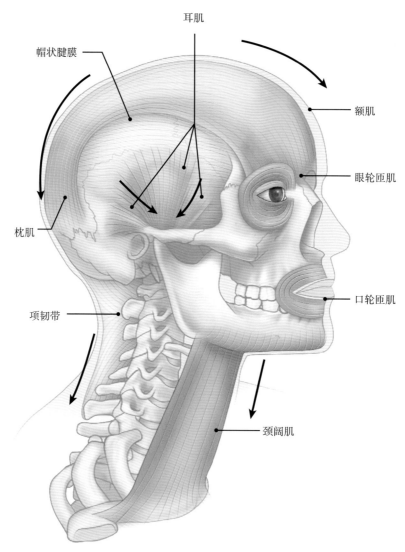

耳肌

帽状腱膜

额肌

眼轮匝肌

枕肌

口轮匝肌

项韧带

颈阔肌

图4.9　帽状腱膜可被认为是一种联结头部表浅肌肉的巨大肌腱，包括额肌、枕肌与耳肌。在前部移行为表浅肌肉腱膜系统及颈阔肌，在后部移行为附着于项韧带的颈部浅筋膜。项韧带附着于斜方肌以及颈部更深层肌肉的很多纤维。这些联结的存在使帽状腱膜在各个方向都处于紧绷状态。当一块肌肉收缩时，帽状腱膜在特定方向上的延展度增加。如果这些肌肉紧张，则将以变化的方式拉伸帽状腱膜

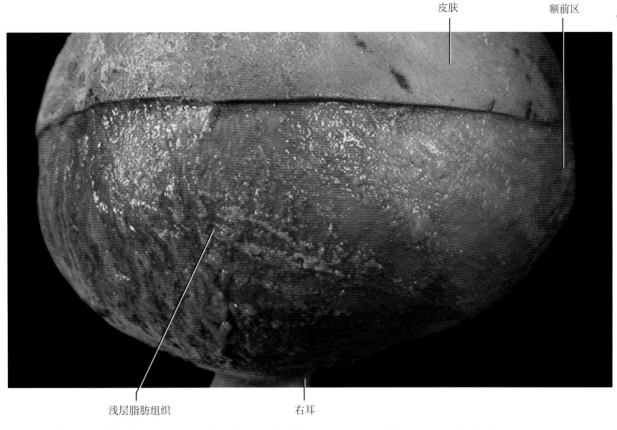

皮肤　　额前区

浅层脂肪组织　　右耳

图4.10　头部浅层脂肪组织。切除全部垂直纤维隔膜以移除皮肤，前者通常联结皮肤和帽状腱膜

很薄，可以轻易地分离为独立的、隔离的层。其下的疏松结缔组织使其与深筋膜分离。表面上来看，颞浅筋膜被牢固联结于皮下组织。事实上，一次深达毛囊水平的锐性分离足以分离这一层与覆盖它的皮肤。其与皮肤的联结在颧弓处较为薄弱，越靠近头顶则越紧密。颞浅筋膜的前部与额肌、眼轮匝肌相延续。后部与枕肌、耳后肌相融合。上部边界并入帽状腱膜。尽管存在异议，大多数研究表明颞浅筋膜下部与表浅肌肉腱膜系统相延续。某些学者认为与此筋膜相延续移行的表浅肌肉腱膜系统为独立、特定的组织而需要另用专门术语进行表述，如"盔状瓣膜""帽状腱膜延伸"和"表浅筋膜系统的颧骨上或颞侧延伸"。然而，多样的术语只会增加颜面部解剖的疑惑[1]。浅表颞区血管、耳颞神经和其分支、面神经的颞区分支都可在颞浅筋膜中找到或恰好在其内层。

浅表颞区血管提供了颞浅筋膜区大部分的血液供应，仅有少量血供来自颧骨眼窝动脉、颧骨颞侧动脉、颧骨面动脉和面部斜行动脉。

（三）面部的表浅肌肉腱膜系统

因其与表情肌群的联系，面部浅筋膜是较易区分的。事实上，面浅筋膜包覆并联结所有的表情肌，构造出有序的纤维、肌肉网络（图4.14，图4.15）。附着于浅筋膜的表情肌群包括降眉间肌、鼻肌、皱眉肌、降眉肌、口轮匝肌、降口角肌、笑肌、提上唇肌、降下唇肌、提口角肌和颏肌（图4.16，图4.17）。这一肌纤维网络就是指面部的表浅肌肉腱膜系统。MItz和Peyronie（1976年）首次描述的此系统现已被科研报道和临床实践所接受。

此表浅肌肉腱膜系统向尾侧与颈阔肌相延续，向颅侧与帽状腱膜和颞浅筋膜相延续。Thaller等（1990年）认为表浅肌肉腱膜系统或许

1　对颞区浅表筋膜的全面综述参见Davidge等（2010）。

113

临床精粹 4.1　帽状腱膜和颈部本体感受系统

项韧带连联结颈深部的肌肉和浅筋膜。颈浅筋膜移行于帽状腱膜（图4.12），联结眼部的轮匝肌和额肌、耳部的耳肌和枕肌。颈深筋膜富含本体感受器和肌梭，能与眼球、迷路共同调节头部位置。此筋膜联结所有的本体感受器。临床实践当中，颈深筋膜的过度紧张常引发眩晕。

颈部本体感受系统包括椎间关节的机械感受器、深筋膜、韧带，以及位于颈椎深、短肌肉中的肌梭（Grgic，2006年）。来自颈部感受器的感受信号和来自前庭系统的信息一同被处理。颈部感受器输入和前庭输入有大量的解剖学关联（Luan et al，2013年；Yahia et al，2009年）。如果来自前庭或颈部感受器的位置信息不准确或不能被中枢神经系统识别，那么就会发生头部位置的错误定位。临床和神经生理学研究表明中枢神经系统的混乱和（或）器官损伤会造成与前庭疾病类似的症状：眩晕、眼球震颤和平衡失调。颈部肌肉的张力过高引起的机械感

受器活跃会导致前庭系统功能紊乱，因此，中枢神经系统的冲动与前庭系统或其他参与维持身体平衡的感受系统的冲动不同。冲动不协调会导致前庭脊髓束和前庭-眼球反射的反应不充分，表现为眩晕和眼球震颤。头颈部感受器的过度活跃也会导致体位肌痉挛的反射调节的紊乱，表现出"大体不稳"。

头痛多由帽状腱膜的过度紧张引起。在紧张性头痛的患者中，颅骨肌筋膜组织的张力和肌筋膜触发点的数目相对上升（Bendtsen and Peñas，2011年；Jensen et al，1998年）。颅骨肌筋膜组织来源的痛性刺激延长导致的中枢神经系统疼痛通道的敏化，可能是阵发性紧张性头痛向慢性紧张性头痛转换的原因。直接作用于肌肉因素的疗法包括肌电生物反馈，在紧张性头痛的患者中有不俗的效果，而且物理治疗和肌肉放松治疗行之有效。

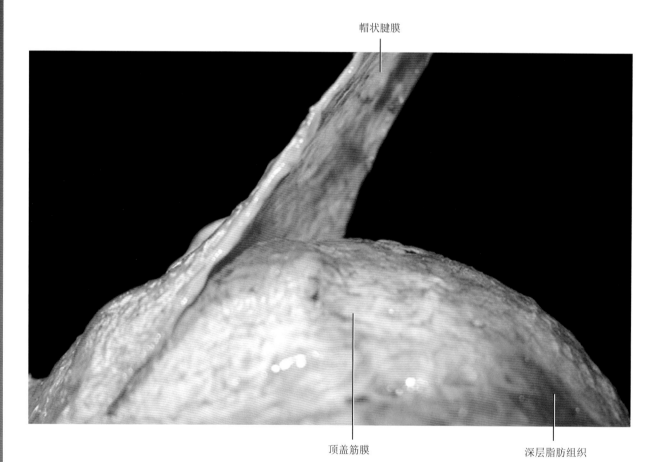

帽状腱膜

顶盖筋膜　　　　　　　　　　深层脂肪组织

图4.11　帽状腱膜被提起以显示顶盖筋膜。疏松结缔组织分离了两层筋膜层。仅后项线周围处联结

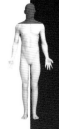

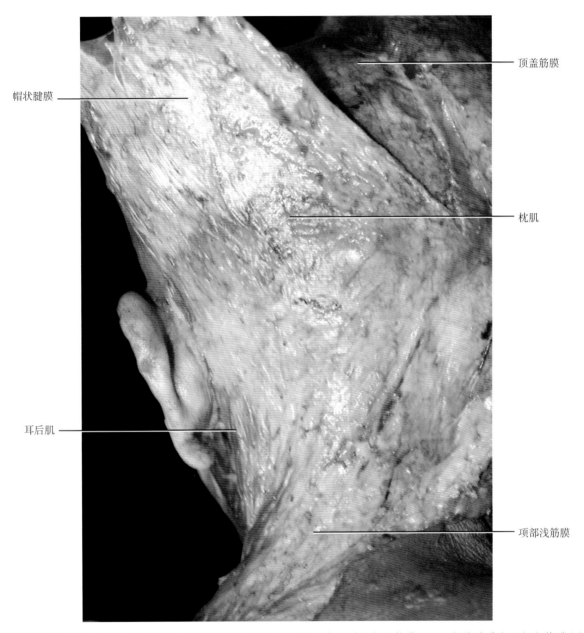

顶盖筋膜

帽状腱膜

枕肌

耳后肌

项部浅筋膜

图4.12　头颈部后区的解剖。移除皮肤，将帽状腱膜与顶盖筋膜分离，并向颅侧拉伸以显示帽状腱膜和颈部浅筋膜之间的延续性。帽状腱膜内可见枕肌

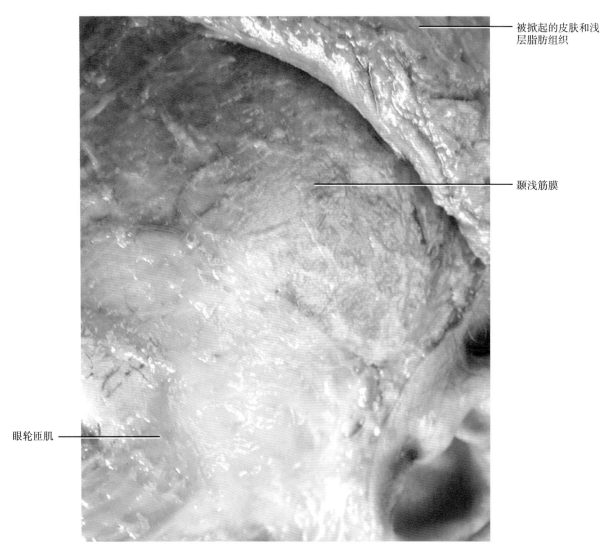

被掀起的皮肤和浅层脂肪组织

颞浅筋膜

眼轮匝肌

图4.13　左侧颞区。颞浅筋膜与帽状腱膜和浅表肌肉腱膜系统相延续

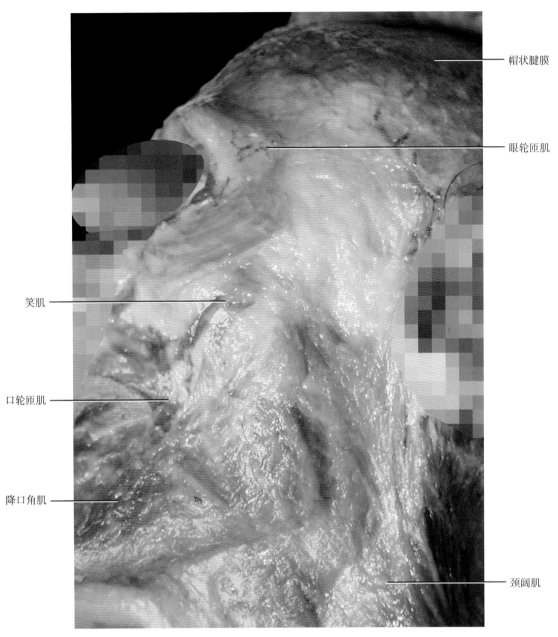

帽状腱膜

眼轮匝肌

笑肌

口轮匝肌

降口角肌

颈阔肌

图4.14　脸外侧面解剖。皮肤已被切除，以暴露脸部浅筋膜和包覆其中的表情肌。这些结构共同组成一个纤维-肌肉层，称为面部表浅肌肉腱膜系统。该系统是传递和协调表情肌收缩的精密三维网络的中心

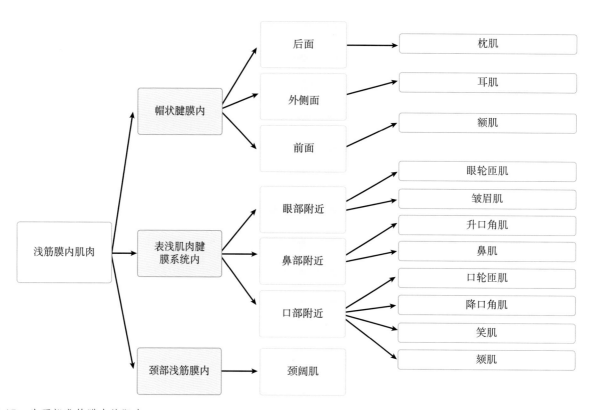

图4.15　头颈部浅筋膜内的肌肉

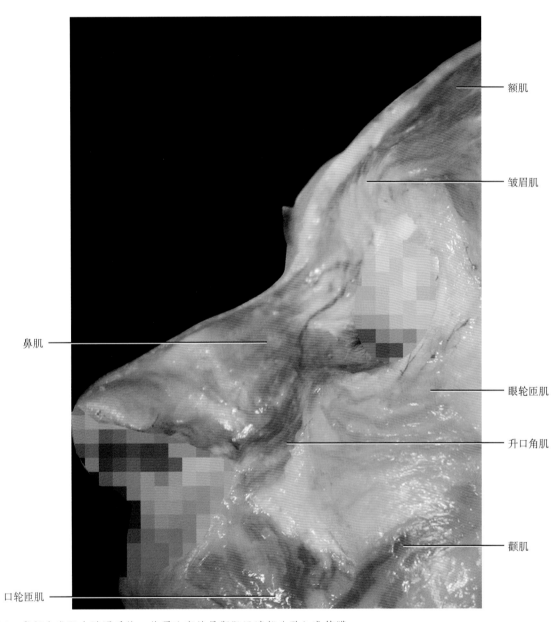

额肌

皱眉肌

鼻肌

眼轮匝肌

升口角肌

颧肌

口轮匝肌

图4.16 鼻部表浅肌肉腱膜系统。值得注意的是颧肌远端部分融入浅筋膜

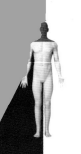

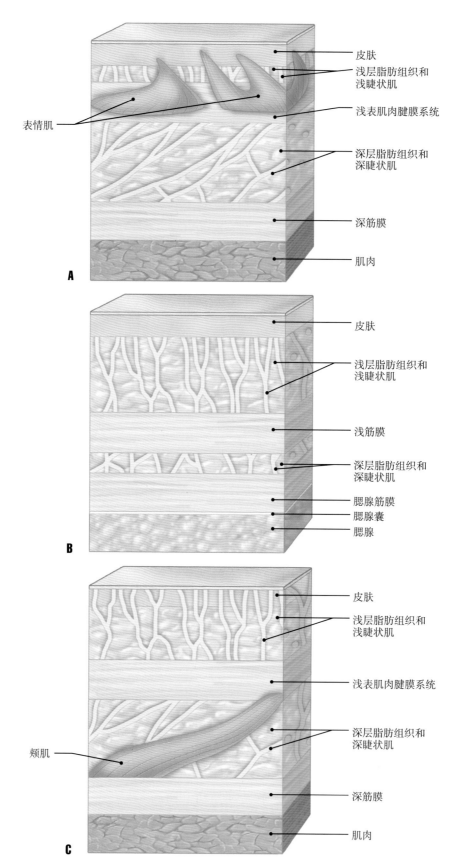

皮肤

浅层脂肪组织和
浅睫状肌

浅表肌肉腱膜系统

深层脂肪组织和
深睫状肌

深筋膜

肌肉

表情肌

A

皮肤

浅层脂肪组织和
浅睫状肌

浅筋膜

深层脂肪组织和
深睫状肌

腮腺筋膜
腮腺囊
腮腺

B

皮肤

浅层脂肪组织和
浅睫状肌

浅表肌肉腱膜系统

深层脂肪组织和
深睫状肌

深筋膜

肌肉

颊肌

C

图4.17 脸部皮下组织结构的几种模式。(A)鼻唇沟:表情肌在浅筋膜内,穿过浅层脂肪组织进入皮肤。(B)腮腺区:深层脂肪组织缺如,浅、深筋膜(腮腺筋膜)联结。(C)颊肌相对面部筋膜的位置。颊肌起于颊咽筋膜,穿过深层脂肪组织进入口角附近的浅筋膜

可被看作颈阔肌演化形成。在面部软组织发育过程中，通过间叶细胞相互作用，面部的浅筋膜保留了表情肌的中央肌腱，用以传递和调节肌肉收缩来影响面部皮肤。

显微镜下观察可见面部的表浅肌肉腱膜系统是一个平均厚度为600 μm的弹性纤维组织（Macchi等，2010年）。弹性纤维在幼年时较多，然后随着年龄增长逐渐减少。面部表浅肌肉腱膜系统的排列表现出离心性薄弱，变得越来越薄，轮匝肌附近几乎不可见（其实被肌筋膜系统包裹了两层）。其韧性使其可在一个固定的、分离的动作中从颈阔肌复合体中独立出来。顺应它的外科学分层、活动性及牵引力已成为面部美容手术的标准方法。

在面部，浅层脂肪组织通常薄，而且与从浅层脂肪组织向真皮层带动的表情肌纤维相互交织。对浅层脂肪组织的组织学分析揭示其垂直指向纤维隔（皮肤浅韧带或肌皮韧带）以进一步联结皮肤和面部的浅表肌肉腱膜系统。许多学者叙述过这些韧带在维持面部软组织的正常解剖学位置中的重要性。随着年龄的增长，肌皮韧带和浅表筋膜的弹性降低，进而导致皮肤下垂，出现明显的法令纹和眉间纹（Stuzin等，1992年）。

深层脂肪组织通常容易辨识，因其分隔表浅肌肉腱膜系统和深筋膜。深层脂肪组织的纤维隔（皮肤深层支持带）通常薄而，富含弹性纤维，主要为水平走行，疏松联结表浅肌肉腱膜系统和深筋膜。因此，深部皮下组织层可以为肌肉构造出一个"震荡吸收"系统，利用其能水平滑动的特性，使咀嚼肌和表情肌的动作分离开来。在颊部，深层脂肪组织尤其明显且富含脂肪组织，构成了比沙颊脂垫。深层脂肪组织仅在三角肌区消失，并在此处由浅表肌肉腱膜系统与深筋膜相连。在颧弓和鼻唇沟水平，深层脂肪组织非常薄，且颊肌和颧肌穿过深层脂肪组织与浅、深筋膜相联结（图4.17）。

（四）颈部浅筋膜：颈阔肌

在颈部，浅表筋膜包裹着颈阔肌（platysma muscle）（图4.18，图4.19），且两者难以被分离。

临床精粹 4.2 面浅筋膜和去皱手术过程

各种类型的整形手术多少都会直接影响面浅筋膜和皮-肌韧带（也被整形医生称为面部支持带）。最常见的去皱过程包括：

- 面浅筋膜去皱。这是实施最广泛的手术。外科医生在发际线作切口，提拉面浅筋膜，切除多余脂肪和组织。
- 骨膜下或帽状腱膜下内镜去皱。这是一种损伤较小的外科手术，外科医师提升面部结构而不是切除皮瓣。
- 颈阔肌换肤术。这被证实是有效的去皱方法。此过程应用颌下1 ein（2.54 cm）的切口去除多余脂肪。脂肪去除后，外科医师提拉颈阔肌来改善颈部外形。这项技术依赖于颈阔肌和面浅筋膜的延续性。

许多研究者指出，随着这一韧带系统弱化，面部的脂肪会降入面浅筋膜、深筋膜之间，产生面部老年斑。最近，Tsukahara等（2012年）表明皱眉的深度和皮下组织中肌皮韧带的密度有关。在此作者的另一项研究中，用超声分析了前额的皮下组织，量化超声回声的结果并调查其与皱眉深度的关系。这项研究表明，在超声观察下的，皮下组织的内部结构与皱眉深度有关。皱眉信号和皮下组织超声信号的关系在老年人中尤为显著。

颈阔肌并未像某些论断那样就近附着在下颌部，相反，它继续走行跨过下颚的边界与浅表肌肉腱膜系统相融合，尤其是与Santorini笑肌（图4.19）。在远侧，颈阔肌与胸部浅筋膜和三角肌区相延续。在后部，颈部浅筋膜上行与帽状腱膜相延续，远端与背部较厚的浅筋膜延续。偶尔，有内部的肌纤维会表现出与前面的颈阔肌相似的特性（图4.20）。

此区域的浅层脂肪组织广泛缺失，但在浅、深筋膜之间存在疏松结缔组织，使得两层筋膜可以相互滑动。深层脂肪组织仅在颈部白线和项韧带处缺如，此两处也是浅、深筋膜相融合的部位。

三、头部深筋膜

浅筋膜下是覆盖整个头、颈部的深筋膜。应区别对待头、颈部深筋膜，因为头部深筋膜仅有

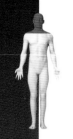

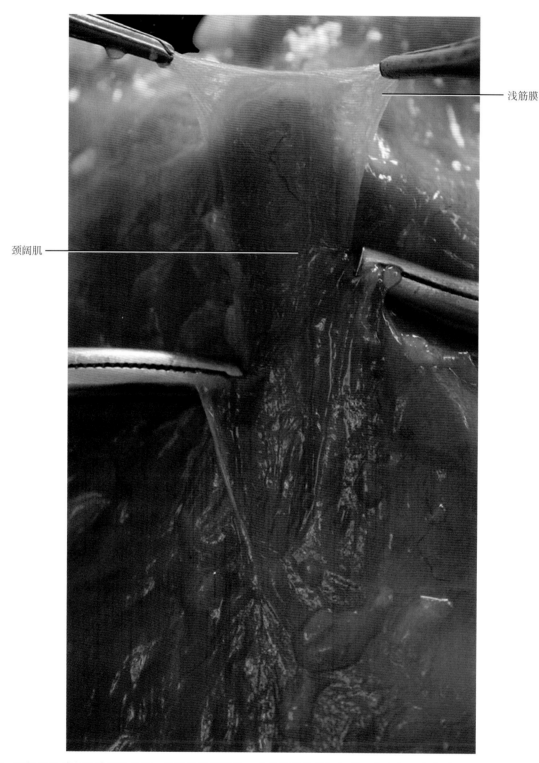

浅筋膜

颈阔肌

图4.18 颈阔肌及其与浅筋膜的关系。这里的浅筋膜是一非常薄的结缔组织层，完全与肌肉黏附

122

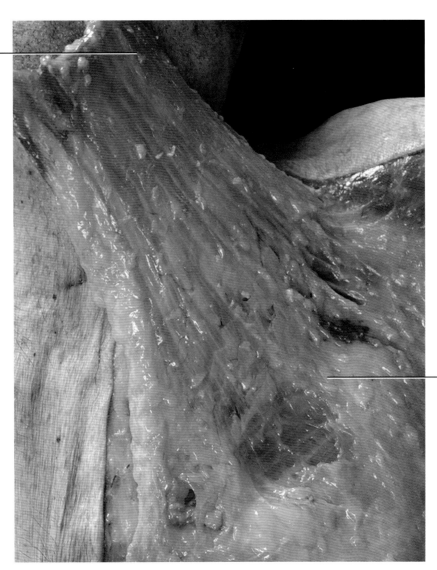

浅筋膜包裹着的
颈阔肌

胸部浅筋膜

图4.19 颈部左外侧解剖。颈浅筋膜是与深部结构分离的，向颅顶延伸。颈阔肌的肌纤维明显。颈浅筋膜还含有一些组成脂肪小叶的脂肪细胞。因其下存在疏松结缔组织，浅筋膜可以轻易地与下层组织分离，后者组成了颈深筋膜的表层。颈浅筋膜继续下行成为胸浅筋膜。沿头-尾方向拉伸颈浅筋膜，可以看到牵拉经锁骨传递至胸部浅筋膜，证明了颈、胸部浅筋膜之间存在联结

一层，而颈部深筋膜有三层。通常认为头部深筋膜是包裹咀嚼肌和唾液腺的、不连续的独立区域。这些筋膜通常根据其包覆的组织来命名（图4.21），例如，包裹颞肌的称为颞筋膜，包裹咬肌的称为咬肌筋膜。事实上，这些筋膜并非独立的组织包块，而都是一块连续的片层的一部分，分裂开以包裹肌肉和腺体，随后延展成为头皮的顶盖筋膜。虽然有许多名称用于指定深筋膜的不同分区，但我们必须强调的是这些分区完全是人为的。我们非常有必要理解头部深筋膜的同一性，即它是一整片结缔组织，其中每一部分各自包裹

不同的肌肉和腺体。沿着筋膜层，可以清楚看到颊肌、颧肌，与颞肌、咬肌相比处于更表浅的层面，但与表情肌相比位置更深。颊肌和颧肌位于深筋膜内，并将深筋膜联结于浅筋膜。

（一）颅骨的深筋膜：顶盖筋膜

在缺乏深部肌肉的颅骨区域，顶盖筋膜（epicranial fascia）被称作颅骨膜（颅骨外膜）。换句话说，就是包覆颅骨外表面的外层骨膜（图4.22～4.24）。顶盖筋膜与颞筋膜相延续，覆盖颞肌，向前延续为特农囊（眼球筋膜）（眼球和眶脂

123

第四章　头颈部筋膜

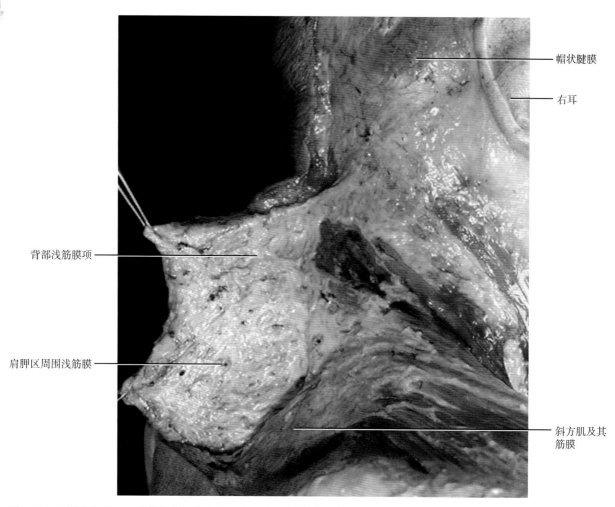

帽状腱膜

右耳

背部浅筋膜项

肩胛区周围浅筋膜

斜方肌及其筋膜

图4.20 颈部后外侧观。颈部的浅筋膜较薄，向远端逐渐增厚。肩胛区周围非常厚且富含血管。其近端与帽状腱膜相延续。沿中线连于项韧带

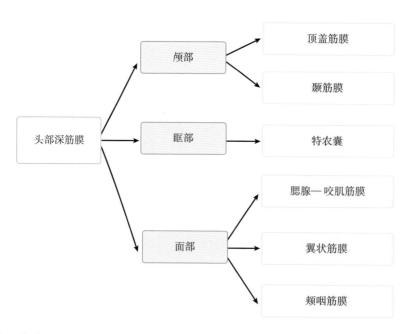

图4.21 用于描述头部深筋膜的术语表

之间的筋膜）。顶盖筋膜被富含血管的疏松结缔组织与帽状腱膜分隔。

颞顶筋膜的结构是深筋膜中较为典型的，具有两个亚层。Habal和Maniscalco（1981年）描述其外层是含有成纤维细胞的疏松蜂窝组织，而内层是成骨细胞。靠近内层有一个血管网，使得颅骨膜可以作为蒂极细的移植瓣。

（二）眼眶的深筋膜：特农囊（眼球筋膜）

特农囊眼球筋膜是眼睛的深筋膜。它是一层纤维层，从角膜的睫状缘到后部视神经的入口包裹眼球。它的前1/3紧密联结球结膜，中1/3由筋膜延续至眼球肌肉，组成四块眼直肌和两块斜肌的肌鞘。相似地，特农囊眼球筋膜组成提上睑肌的肌鞘。它的后1/3与眶脂相连，随后延续为视神经鞘膜。

眼肌与特农囊的融合如此紧密以至于有人将这些联结部和筋膜视为一体。Sappey（1888年）

发现这一筋膜联结到泪囊壁（图4.25）。沿着眼眶的边界，筋膜联结眼睑后壁，且并入骨膜。这一筋膜厚薄有差异，并有纤维带加固。它的后部较薄，但在眼球的赤道部加厚。强化此筋膜的纤维束被称为眶轨肌腱，它们也被认为是眼球肌肉的附属结构。

特农囊的内表面很接近巩膜。除开两者于前部直接相连的部位，在这两者之间存在疏松结缔组织。这一层被认为对淋巴引流很有意义。

临床精粹4.3　特农囊在眼球运动中的作用

眼球肌肉和特农囊的关系是不可分割的。特农囊调节和联结这些肌肉，因而强化了单一肌肉的活动。每一独立肌肉都需要与它相关联的眶内肌腱和特农囊的张力。这一关联可预防肌肉过度收缩而导致有限眼球空间内的破坏性力量。

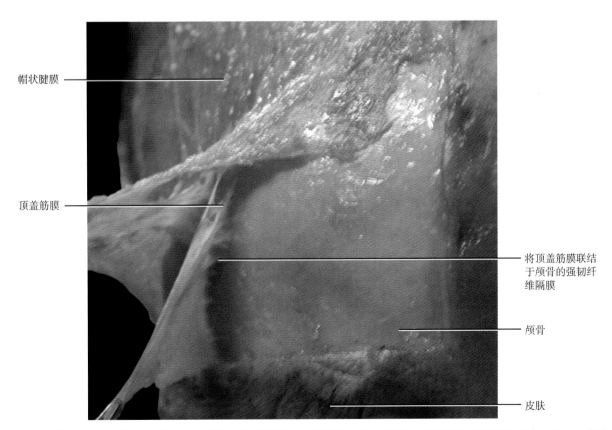

帽状腱膜

顶盖筋膜

将顶盖筋膜联结于颅骨的强韧纤维隔膜

颅骨

皮肤

图4.22　头颅解剖。可见两层筋膜：浅筋膜（帽状腱膜）和深筋膜（顶盖筋膜）。深筋膜通常与颅骨相连，因此，它被认为是颅骨的骨膜。帽状腱膜和顶盖筋膜之间的疏松结缔组织显露

深层脂肪组织的疏松结缔组织　　　　　　　　　　　　　　皮肤

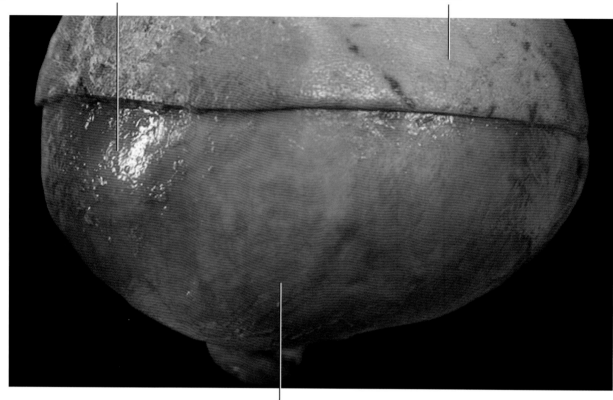

顶盖筋膜

图4.23　颅骨的深筋膜：顶盖筋膜。顶盖筋膜是通过许多纤维隔联结骨质的纤维层，富含血管

（三）颅骨的深筋膜：颞筋膜

颞筋膜（temporal fascia）是被覆颞肌的韧性纤维层（图4.26），它广阔的表面提供了颞肌的表浅纤维的附着点（图4.27）。向上，颞筋膜与顶盖筋膜相延续，并部分联结于上颞状线。向下，其分裂成相对的深、浅两层抵达颧弓的侧缘和中间缘。在两层之间有筋膜内脂肪垫。此脂肪垫包括颞浅动脉的颧-眶分支和一支皮神经，颧神经（其本身为上颌神经分支）的颞-颧分支。远侧，这两层延续为腮腺咬肌筋膜，后者与颈深筋膜的浅层相联结。

此区域的另一脂肪垫位于颞筋膜和颞肌的深叶。大多数研究者称此脂肪垫为深颞叶脂肪垫或筋膜下脂肪垫。这一脂肪垫起于颧弓上部，向下延续，维持咀嚼空间并使得颞肌在骨性突起下可以平滑地移动。在此区域还有第三块脂肪垫，称

作颞顶叶或筋膜上脂肪垫，位于浅、深颞筋膜之间。

（四）脸部深筋膜：腮腺咬肌筋膜

腮腺咬肌筋膜（parotideomasseteric fascia）起于颧弓，是颞筋膜的延伸。它组成了腮腺小叶的壁并包裹咬肌的前层。在咬肌的后边界，此筋膜与下颌骨的骨膜相连（图4.28）。它还与外耳道的软骨膜、颞骨的茎突、茎突下颌韧带、二腹肌后腹的筋膜相连。它随即延续为覆盖颈外动脉、面后静脉的筋膜。腮腺筋膜向颈部延续为深颈筋膜的浅层。在腮腺筋膜下的腮腺囊是厚薄不均的纤维层，在外表面最厚。大量隔膜从中放射状发出并在腮腺小叶间延伸。

（五）脸部深筋膜：翼状筋膜

翼状筋膜（pterygoid fascia）包括翼状肌的中

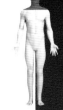
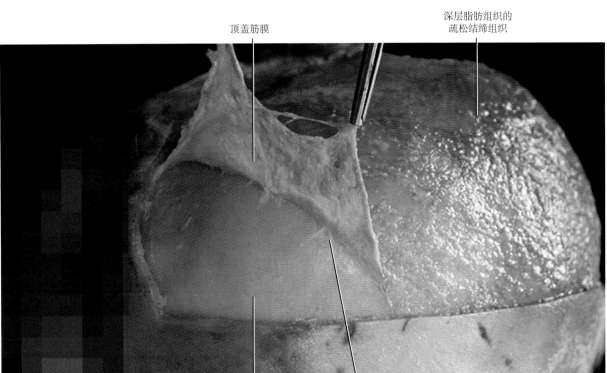

顶盖筋膜　　　　　　　　　深层脂肪组织的
　　　　　　　　　　　　　疏松结缔组织

皮肤　　　　颅骨　　　　纤维隔

图4.24　顶盖筋膜被掀起以显露其与颅骨的关系

间和侧叶。它起于翼状板的侧翼，并向翼状肌附着点上部的角棘、岩鼓裂、下颌骨延伸。它还与颞颌关节囊相连。在颞颌关节囊的整个内侧，关节盘和囊性附着物与翼外侧肌的筋膜紧密联结。此肌肉的上端有一小部分直接融入关节盘的前内侧。因此，翼外侧肌和它的筋膜直接影响颞颌关节活动时的关节盘位置。Schmolke（1994年）主张咬肌和颞筋膜也与颞颌关节囊的关节盘和韧带相连，然而因这些联结相对薄弱，不论颞肌还是咬肌都不会直接影响关节盘活动。但它们可能通过肌梭参与颞颌关节内容物和关节盘位置信号的传导。

Testut（1905年）证实了翼内侧肌与咬肌形成远端联结的基础是其筋膜与下颌骨骨膜的延续性。因此，翼内侧肌和咬肌组成了一个肌腱悬带以保证这些肌肉能有力地升起下颌。翼内侧肌近端组成咽侧壁并辅助吞咽。因为翼突下颌韧带和颊咽筋膜起于翼突，所以可将翼突看作一个联结翼状筋膜和颊咽筋膜的关键点。

（六）脸部深筋膜：颊咽筋膜

颊咽筋膜（buccopharyngeal fascia）组成了一层一直延伸到颊肌后部的独立结构并包覆咽缩肌。许多颊肌的肌纤维来源于此筋膜，然后融入颊脂

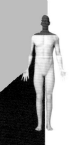

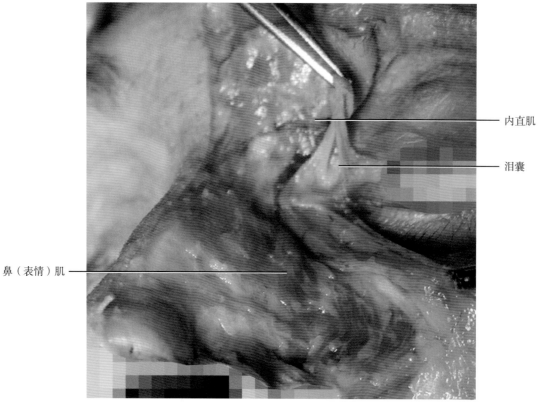

内直肌

泪囊

鼻（表情）肌

图4.25　眶周解剖。镊子提起泪囊

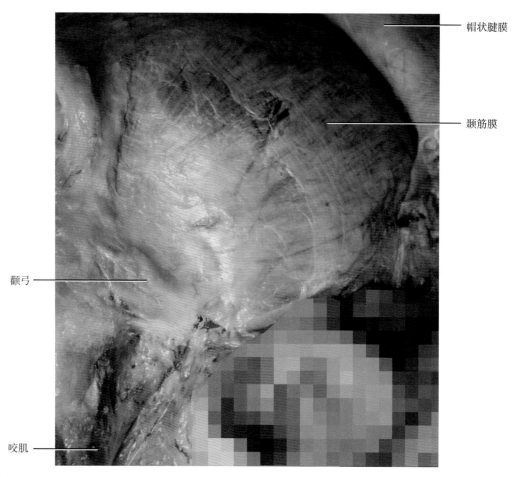

帽状腱膜

颞筋膜

颧弓

咬肌

图4.26　颞筋膜的浅层，跨越颧弓，移行于腮腺-咬肌筋膜。颞筋膜外观为颞肌表面的一层白色的纤维结缔组织层

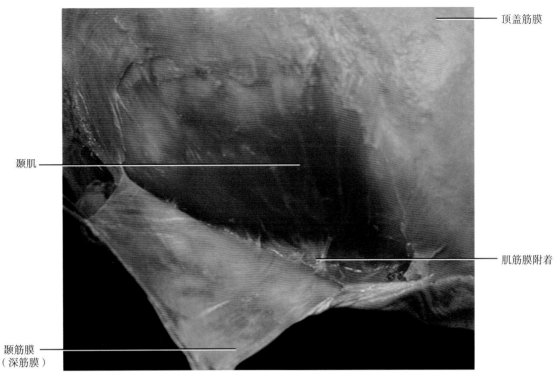

顶盖筋膜

颞肌

肌筋膜附着

颞筋膜
（深筋膜）

图4.27　颞筋膜被从颞肌分离和暴露。颞筋膜是一致密纤维层，包裹颞肌。颞肌的许多肌纤维起于颞筋膜的内侧，使之较难从肌腹分离筋膜。这意味着每次颞肌收缩，颞筋膜就会被拉伸

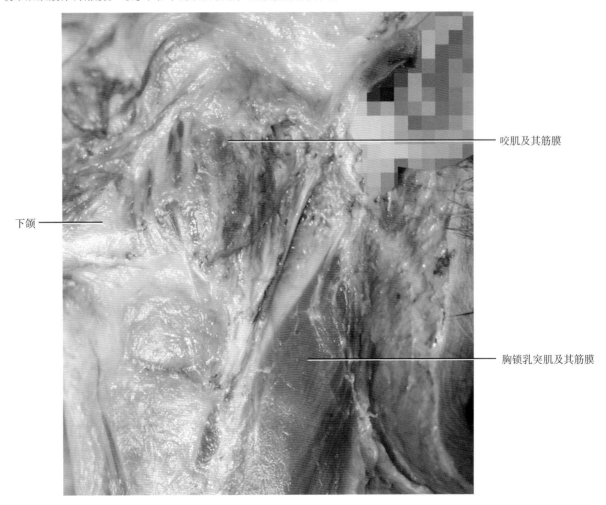

咬肌及其筋膜

下颌

胸锁乳突肌及其筋膜

图4.28　包裹咬肌的腮腺–咬肌筋膜。此筋膜与咬肌紧密联系，因为许多肌内间隔起于它的内表面。此筋膜还联结下颌骨骨膜

所有与咀嚼和吞咽相关的肌肉都是与筋膜相互连接的。包裹颞肌的颞筋膜与包裹咬肌的腮腺咬肌筋膜相移行。咬肌连接翼内直肌，可将两者视为悬吊样二腹肌。翼状筋膜融入颞下颌关节囊和颊咽筋膜，后两者包裹上咽缩肌和颊肌。颊肌穿过深层脂肪组织进入口部附近的

浅肌筋膜系统。在此网络中，完美的筋膜张力保证了咀嚼和吞咽足够的协调性。张口位改变了面部筋膜网的正常张力关系，会造成吞咽相关肌肉肌梭不能正常活动。这就解释了张口吞咽几乎不可能的原因。

下颌肌肉的肌筋膜痛是颞下颌紊乱的最常见形式。无论是从心理，还是从社会学角度，肌筋膜痛的患者常常表现出因慢性疼痛导致的失能，并有抑郁／躯体化症状。在诊断治疗方面，肌筋膜痛症状的管理是对临床医生的挑战，而且一些治疗手段已被发表。一些已被证实有效的技术包括：节奏性稳定、静力收缩后放松肌肉、保持－放松（Skaggs和Liebenson，2000年）和口腔内按摩疗法。的确，翼外侧肌和翼内侧肌经常与颞下颌关节和上颌窦疼痛相关（Travell和Simons，1983年）。这些肌肉任一边的单边行动都参与张口、下颌骨的前伸和下颌骨反向的水平侧移。

为了更好地理解哪些保守治疗对这些患者有效，

一项随机对照试验得以开展，用以比较肉毒毒素注射和物理治疗的短期作用，后者以筋膜手法（Fascial Nanipulatln®）处理下颌肌肉痛（Guarda Nardini et al，2012年）。研究纳入诊断为颞下颌关节紊乱和肌筋膜痛的30名患者，随机接受单次肉毒毒素注射（A组）或三期筋物手法处理（B组）。通过疼痛最大限度（视觉模拟评分法）以及毫米水平的下颌移动范围（最大张口限度、前伸、侧恰运动）在基线、治疗终点和3个月随访时进行评估。两种治疗方式都随时间对疼痛有显著疗效且作用相同。但是，处理筋膜手法在减轻主观疼痛感知上略优，肉毒毒素注射在增加下颌活动度方面略有优势。这两种治疗方案3个月随访的治疗结局并无显著差异。

肪垫和唇的结缔组织中。颊肌穿过脸深层脂肪组织，连接深筋膜（颊咽筋膜）和面部浅筋膜（亦与皮肤相连，因表浅肌肉腱膜系统与皮肤在嘴角处相连）（图4.29）。从功能学角度看，颊肌既是表情肌，也是咀嚼肌。它的位置使得它能联系和调节口和咽部的活动。

颊咽筋膜与上颌牙槽突的后部骨膜、翼状板的内板骨膜相延续。筋膜由此向后延伸，越过咽部的上咽缩肌，后融入咽及食管的动脉外包膜。颊咽筋膜组成翼颌间隙，在内侧翼板的钩突和下颌舌骨肌线的后部终点之间为上咽缩肌提供附着点。

四、颈部深筋膜（颈深筋膜）

颈深筋膜（deep cervical fascia）自从在1824年被Burns首次描述，其一直饱受争议。现代解剖和外科学同样在描述方面存疑，不是太简短就是不准确。Poirier（1912年）这样描述这些难题："颈筋膜在每一个试图描绘它的研究者笔下都有不

同组成。"颈筋膜的组成对临床医生来说很重要：它们与慢性颈痛和紧张性头痛的关系已经得以分析，在区域性麻醉的扩散方面起作用，同时在头颈部手术设计上十分重要。这些变化的、增厚的筋膜可能与颈部肌肉的神经压痛和非生理性肌紧张有关，此外它们对于肌肉、神经与血管的功能十分重要（Melzack等，1977年）。

颈深筋膜被划分为三层：浅层、中层和深层（图4.30）。颈深筋膜的三层都与其包覆的肌肉紧密联结。在此尤其要提及斜方肌的筋膜。此筋膜有一系列肌内隔膜从内部发出，并将肌肉分成小束。许多肌纤维来源于它们的筋膜内侧或直接来自肌内隔膜。这些筋膜的功能不可与肌肉本身的功能分离开。因此，当肌肉收缩时，颈筋膜即拉伸，而不需要邻近肌筋膜拉伸。

（一）颈深筋膜：浅层（包埋层或第一层）

颈深筋膜的浅层像衣领一样环绕颈部。此层

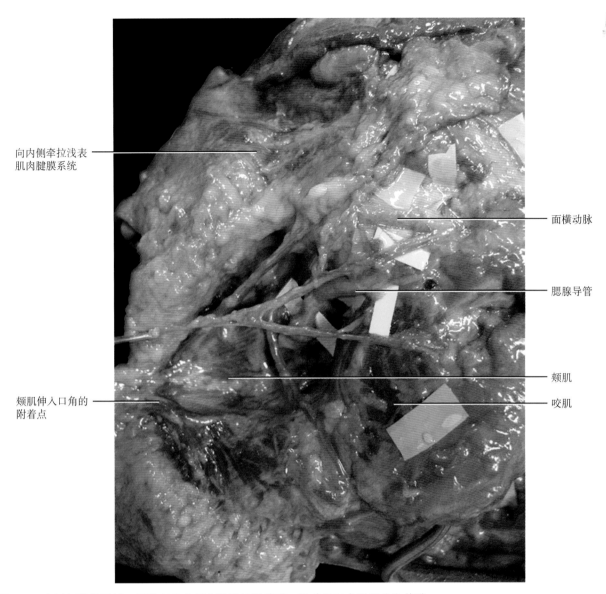

向内侧牵拉浅表肌肉腱膜系统

面横动脉

腮腺导管

颊肌

咬肌

颊肌伸入口角的附着点

图4.29 左侧颊部的解剖。颊肌起于上颌骨附近的深筋膜，附着于口角附近的浅筋膜

厚薄不均。在胸锁乳突肌的肌腹表面，超声探测其平均厚度为1.1 mm，但其在胸锁乳突肌上部会变厚，此处联结浅筋膜和胸锁乳突肌肌腱（Stecco等，2014年）。它在胸锁乳突肌处和斜方肌处分裂（图4.31）。脂肪垫（颈部脂肪体）存在于胸锁乳突肌和斜方肌间隙和锁骨上窝里。锁骨上淋巴结在此脂肪垫下。在颈前区，筋膜在肌肉上方越过中线伸入对侧筋膜，组成胸骨上间隙（Burns间隙）。此筋膜与浅筋膜中线融合形成颈白线。舌骨上方，浅层颈深筋膜坚实地锚定骨膜。从此处它与二腹肌的前腹相延续，组成颌下腺的顶层（图4.32）。

在上方，颈深筋膜的浅层部分与下颌下边界、乳突、上项线、枕外粗隆相连。之后，其部分延续为腮腺咬肌筋膜前部和顶盖筋膜后部。其在下颌角和乳突尖十分致密，组成了乳突棘韧带。颈深筋膜的浅层在茎突和下颌角之间也有一处增厚，被称为茎突下颌韧带。

有学者认为项韧带不是颈部的一条韧带，因其既不联结邻近的骨头也不具备韧带的功能。鉴于此，此韧带不能从浅筋膜分离。Testut（1905年）断言项韧带的后边界与许多来源于斜方肌的肌腱纤维混合。

在下方，浅层部分连接脊柱、肩胛骨肩峰，

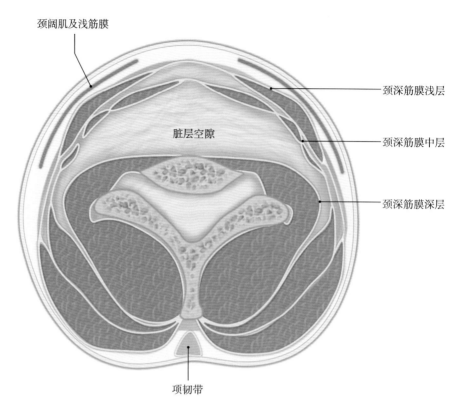

颈阔肌及浅筋膜

颈深筋膜浅层

脏层空隙

颈深筋膜中层

颈深筋膜深层

项韧带

图4.30 颈深筋膜三层的示意图

并连接锁骨和胸骨，且部分（它的浅层）与胸大肌、三角肌、背阔肌的筋膜相延续。

（二）颈深筋膜：中层（第二层）

Testut（1905年）提出颈部中层有五块肌肉：颈夹肌、肩胛提肌、菱形肌、后上锯肌和后下锯肌（图4.33）。这些肌肉都由颈深筋膜的中层包裹。Standring等（2008年）认为包裹菱形肌的筋膜和前锯肌的筋膜相融合。因此，颈深筋膜的中层与胸部筋膜的中层在前、后都具有连续性。不仅如此，颈深筋膜的中层包裹肩胛舌骨肌、胸骨舌骨肌、胸骨甲状肌（图4.34～4.36）。此筋膜与锁骨的骨膜相延续，且继续延伸至形成锁骨下肌的肌鞘内层。中层构成了脏器间隙，即被脏层筋膜包裹的颈部脏器所在位置。

中层必须与气管前筋膜相区别（图4.37）。中层被认为是肌筋膜，而气管前筋膜被认为是内脏筋膜。气管前筋膜包裹着甲状腺，远端与心包膜的结缔组织融合。其近端连接舌骨骨膜，后者在此处与中层相融合。在后方，中层部分延续于另一内脏筋膜，即翼状筋膜，后者是两侧颈总动脉鞘间的连接带。最后，气管和食管都被内脏筋膜包裹，后者是颊咽筋膜的延续。该内脏筋膜向下进入胸腔作壁层胸膜，于外侧形成悬吊胸膜顶的韧带。

（三）颈部深筋膜：深层（椎前筋膜或第三层）

颈部深筋膜的深层有时候被称为椎前筋膜，椎前筋膜本身主要覆盖椎前肌并横向延伸至前斜角肌、中斜角肌、后斜角肌（Standring，2008年）。深层后部覆盖最长肌和半棘肌。深层还包裹头直肌、头长肌和交感神经。Miyake等人（2011年）的一项研究表明椎前筋膜形成颈长肌两侧肌腹的中间腱膜。

椎前筋膜起自颅底，附着于椎骨的横突，在食管和脊柱之间向下方延伸至后纵隔，在此与前纵韧带融合。疏松结缔组织将它与颊咽筋膜和食管的外膜分隔开（咽后间隙）。深层界定了食管后间隙。在两侧，它与浅层和中层融合形成颈前部和颈背部的分界线。在颈部较下的部分，深层形

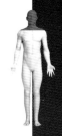

斜方肌 ————

颈深筋膜浅层 ————

胸锁乳突肌 ————

锁骨 ————

胸大肌 ————

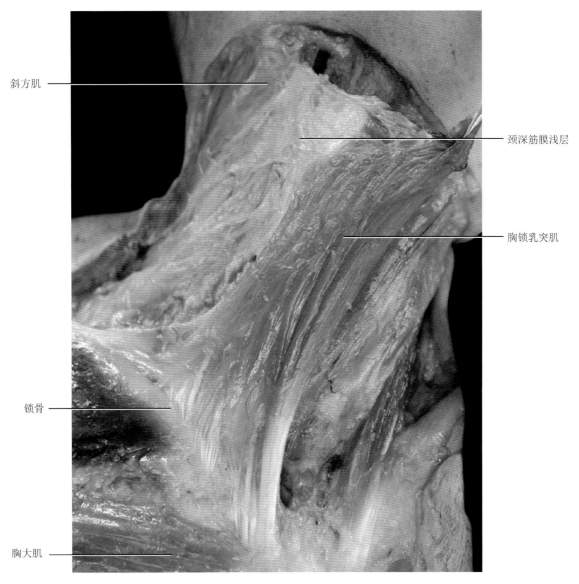

图4.31 右颈外侧区解剖。清除皮肤和所有皮下组织以显露颈深筋膜的浅层。胸锁乳突肌和斜方肌间的连续性显而易见

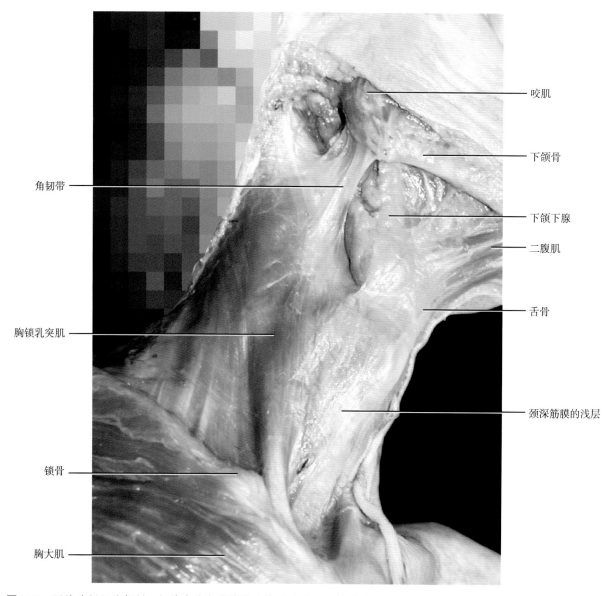

咬肌

下颌骨

下颌下腺

二腹肌

舌骨

颈深筋膜的浅层

角韧带

胸锁乳突肌

锁骨

胸大肌

图4.32 颈前外侧区的解剖。切除皮肤和浅筋膜以着重显露颈深筋膜的浅层。浅层包裹胸锁乳突肌，一般延伸进入对侧筋膜。在舌骨表面，其紧密固定于骨膜。头侧，其包裹二腹肌，组成下颌下腺的脏层区。在胸锁乳突肌和下颌骨之间，浅层起加固角韧带的作用

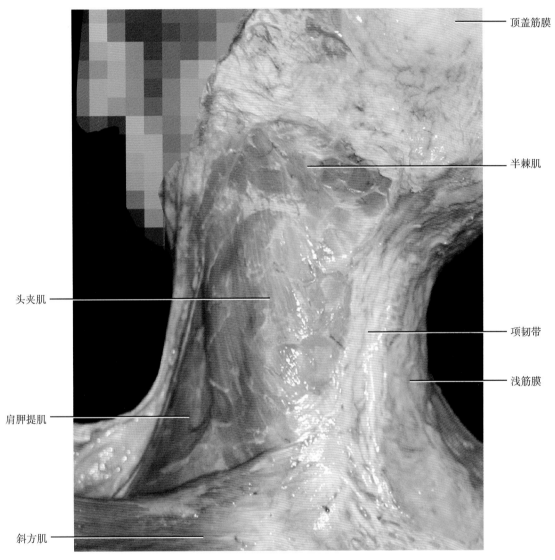

顶盖筋膜

半棘肌

项韧带

浅筋膜

头夹肌

肩胛提肌

斜方肌

图4.33 颈部后侧观。在右侧，浅筋膜仍保留。在左侧，斜方肌的降部被切除以显露中央的肌筋膜层，后者由肩胛提肌和头夹肌组成。半棘肌在更深面

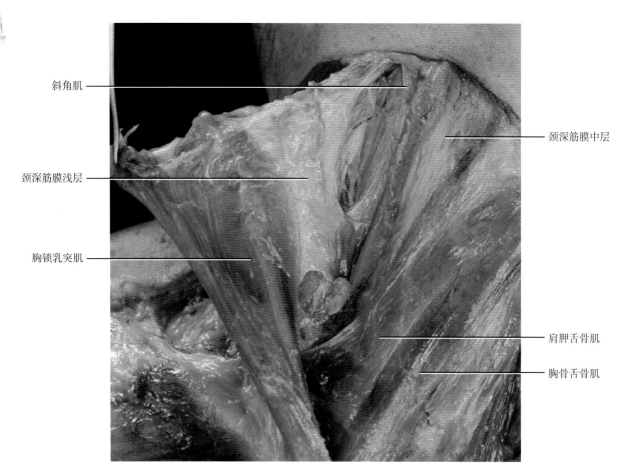

斜角肌

颈深筋膜浅层

胸锁乳突肌

颈深筋膜中层

肩胛舌骨肌

胸骨舌骨肌

图4.34 右侧胸锁乳突肌被提起，暴露颈深筋膜的中层。该层包裹舌骨和斜角肌

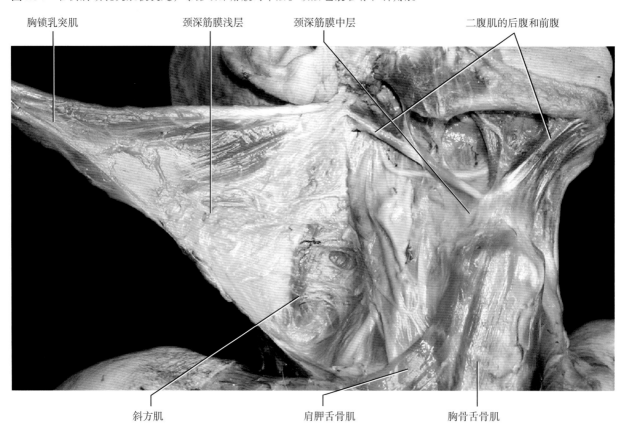

胸锁乳突肌

颈深筋膜浅层

颈深筋膜中层

二腹肌的后腹和前腹

斜方肌

肩胛舌骨肌

胸骨舌骨肌

图4.35 右侧胸锁乳突肌与锁骨分离并被提起，暴露颈深筋膜的中层。在这幅图中胸锁乳突肌和斜方肌的筋膜延续（浅层）是显而易见的

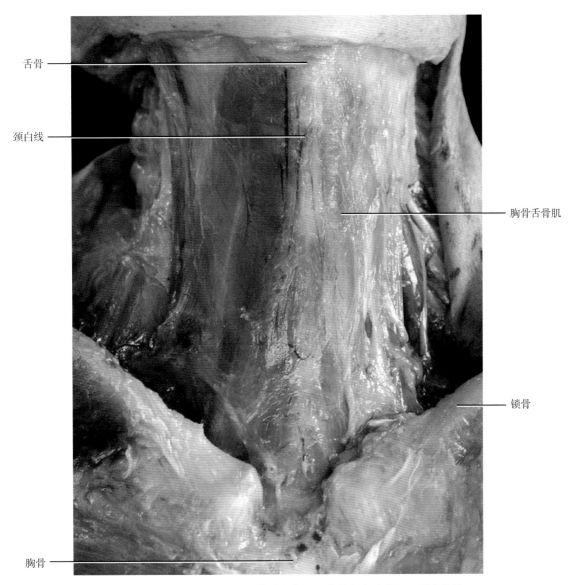

舌骨

颈白线

胸骨舌骨肌

锁骨

胸骨

图4.36 浅层连同胸锁乳突肌一起被去除，暴露颈深筋膜的中层。该层包裹舌骨肌，覆盖胸腺

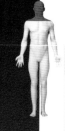

临床精粹 4.6 颈内脏筋膜的作用

根据Allan Burns（1824年）的研究，颈部内脏筋膜的主要功能是维持正常呼吸：

"只要浅筋膜和深筋膜以及胸骨舌骨肌和胸骨甲状肌保持正常，呼吸就能轻松进行。当这些筋膜和肌肉被去除之后，试图吸气扩张胸腔时，大气将缺乏支撑的皮肤压向气管，在很大程度上压缩气管以至于引起严重的呼吸困难。胸骨舌骨肌和胸骨甲状肌能够稳定舌骨和甲状软骨或压制这些部分，但它们最大的作用是配合筋膜对抗作用于气管上的空气压力。"

与Richet（1857年）的研究相一致，在呼吸和颈部运动时，颈部内脏筋膜使得主要的血管保持开放状态。实际上在静脉的外膜和筋膜之间有很牢固的联结，形成了静脉鞘。Richet还强调了肩胛舌骨肌作为筋膜张肌的作用。事实上，该肌肉可以被认为是颈深筋膜中层的张肌。多亏了这种张力，这一筋膜层才得以保持颈静脉壁和甲状腺静脉壁的开放。

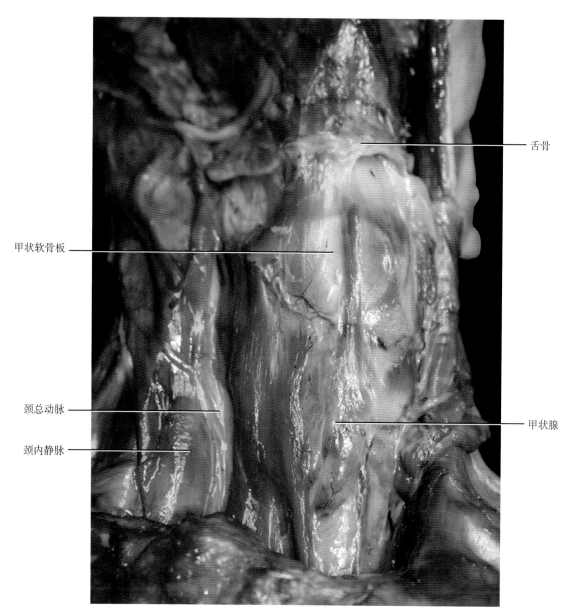

图4.37 中层被去除，暴露颈部的内脏间隙。甲状腺、喉、颈内静脉有其自身的筋膜，这些筋膜起到保护和保证肌肉收缩时自主功能的作用

临床精粹 4.7 颈部肌筋膜痛

慢性颈部疼痛（CNP）是一种非常普遍的情况，影响着10%～24%的人群：在一年当中30%～50%的成年人会出现颈部疼痛，11%～14%的人由于每年的颈部疼痛造成工作效率下降。然而在临床上做出明确的病因诊断往往是不可能的。术语"非特异性颈痛"和"肌筋膜痛"经常被使用，这些诊断只是排除性的或只基于临床因素（Gerwin，2001年）。事实上，很少有研究描述客观的、临床适用的识别和分类肌筋膜痛的方法：Shultz等（2007

年）通过皮电活动的工具量化最疼痛的区域，Arokoski等（2005年）证实了表面软组织刚度增加。疼痛区域热成像研究提供了不同的结果（Giamberardino等，2011年）。Stecco等证实健康受试者和慢性颈部疼痛（CNP）患者之间胸锁乳突肌筋膜和斜角肌筋膜的厚度存在显著差异（2013年）。亚层厚度分析显示疏松结缔组织层厚度显著增加，而不是纤维层。

成一个包含臂神经丛的管状结构。于是，深层在锁骨后继续向下方和两侧延伸，形成腋鞘。

参考文献

Arokoski, J.P., Surakka, J., Ojala, T., Kolari, P., Jurvelin, J.S., 2005. Feasibility of the use of a novel soft tissue stiffness meter. Physiol. Meas. 26 (3), 215–228.

Bendtsen, L., Fernández de-la-Peñas, C., 2011. The role of muscles in tension-type headache. Curr. Pain Headache Rep. 15 (6), 451–458.

Burns, A., Pattison, G.S. 1824. Observations on the Surgical Anatomy of the Head and Neck. Wardlaw & Cunninghame, Glasgow, pp. 31–34.

Davidge, K.M., van Furth, W.R., Agur, A., Cusimano, M., 2010. Naming the soft tissue layers of the temporoparietal region: unifying anatomic terminology across surgical disciplines. Neurosurgery 67 (3 Suppl.), 120–129.

Gerwin, R.D., 2001. Classification, epidemiology, and natural history of myofascial pain syndrome. Curr. Pain Headache Rep. 5 (5), 412–420.

Giamberardino, M.A., Affaitati, G., Fabrizio, A., Costantini, R., 2011. Myofascial pain syndromes and their evaluation. Best Pract. Res. Clin. Rheumatol 25 (2), 185–198.

Grgić, V., 2006. Cervicogenic proprioceptive vertigo: etiopathogenesis, clinical manifestations, diagnosis and therapy with special emphasis on manual therapy. [Article in Croatian] LijecVjesn 128 (9–10), 288–295.

Guarda-Nardini, L., Stecco, A., Stecco, C., Masiero, S., Manfredini, D., 2012. Myofascial pain of the jaw muscles: comparison of short-term effectiveness of botulinum toxin injections and fascial manipulation technique. Cranio. 30 (2), 95–102.

Guidera, A.K., Dawes, P.J., Stringer, M.D., 2012. Cervical fascia: a terminological pain in the neck. ANZ J. Surg.

82 (11), 786–791.

Habal, M.B., Maniscalco, J.E., 1981. Observations on the ultrastructure of the pericranium. Ann. Plast. Surg. 6 (2), 103–111.

Jensen, R., Bendtsen, L., Olesen, J., 1998. Muscular factors are of importance in tension-type headache. Headache 38 (1), 10–17.

Knepper, P.A., Covici, S., Fadel, J.R., Mayanil, C.S., Ritch, R., 1995. Surface-tension properties of hyaluronic acid. J. Glaucoma 4 (3), 194–199.

Luan, H., Gdowski, M.J., Newlands, S.D., Gdowski, G.T., 2013. Convergence of vestibular and neck proprioceptive sensory signals in the cerebellar interpositus. J. Neurosci. 33 (3), 1198–1210a.

Macchi, V., Tiengo, C., Porzionato, A., et al., 2010. Histotopographic study of the fibroadipose connective cheek system. Cells Tissues Organs 191 (1), 47–56.

Melzack, R., Stillwell, D.M., Fox, E.J., 1977. Trigger points and acupuncture points for pain: correlations and implications. Pain 3 (1), 3–23.

Mitz, V., Peyronie, M., 1976. The superficial muscoloaponeurotic system (SMAS) in the parotid and cheek area. Plast Recontr Surg. 58 (1), 80–88.

Miyake, N., Takeuchi, H., Cho, B.H., Murakami, G., Fujimiya, M., Kitano, H., 2011. Fetal anatomy of the lower cervical and upper thoracic fasciae with special reference to the prevertebral fascial structures including the suprapleural membrane. Clin. Anat. 24 (5), 607–618.

Piehl-Aulin, K., Laurent, C., Engström-Laurent, A., Hellström, S., Henriksson, J., 1991. Hyaluronan in human skeletal muscle of lower extremity: concentration, distribution, and effect of exercise. J. Appl. Physiol. 71 (6), 2493–2498.

Poirier, A., 1912. Les muscles de la to te et du cou. In: Poirier, A., Charpy, A. (Eds.), Traité d'anatomie humaine. Tome 2-1: Myologie, Masson, Paris, France, pp. 216–228.

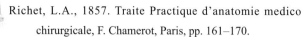
Richet, L.A., 1857. Traite Practique d'anatomie medico chirurgicale, F. Chamerot, Paris, pp. 161–170.

Sappey, P.H.C., 1888. Traité d'anatomie descriptive, A. Delahaye, E. Lecrosnier, tome II, Myologie, Paris, pp. 94–107.

Schmolke, C., 1994. The relationship between the temporomandibular joint capsule, articular disc and jaw muscles. J. Anat. 184 (2), 335–345.

Shultz, S.P., Driban, J.B., Swanik, C.B., 2007. The evaluation of electrodermal properties in the identification of myofascial trigger points. Arch. Phys. Med. Rehabil. 88 (6), 780–784.

Skaggs, C., Liebenson, C., 2000. Orofacial Pain. Top Clin. Chiropr. 7 (20), 43–50.

Standring, S., 2008. Gray's Anatomy: The Anatomical Basis of Clinical Practice, fortieth ed, Elsevier Health Sciences UK, pp. 524–584.

Stecco, A., Meneghini, A., Stern, R., Stecco, C., Imamura, I., 2014. Ultrasonography in myofascial neck pain: randomized clinical trial for diagnosis and follow up. Surg. Radiol. Anat. 36 (3), 243–253.

Stuzin, J.M., Backer, T.J., Gordon, H.L., 1992. The relationship of the superficial and deep facial fascias: relevance to rhytidectomy and aging. Plast. Reconstr. Surg. 89 (3), 441–449.

Testut, J.L., Jacob, O., 1905. Précis d'anatomie topographique avec applications medico-chirurgicales, Gaston Doin et Cie, Paris.

Thaller, S.R., Kim, S., Patterson, H., et al., 1990. The submuscularaponeurotic system (SMAS): a histologic and comparative anatomy evaluation. Plast. Reconstr. Surg. 86 (4), 690–696.

Travell, J.G., Simons, D.G., 1983. Myofascial Pain and Dysfunction, The Trigger Point Manual, Williams & Wilkins, Baltimore, pp. 260–272.

Tsukahara, K., Tamatsu, Y., Sugawara, Y., Shimada, K., 2012. Relationship between the depth of facial wrinkles and the density of the retinacula cutis. Arch. Dermatol. 148 (1), 39–46.

Yahia, A., Ghroubi, S., Jribi, S., et al., 2009. Chronic neck pain and vertigo: Is a true balance disorder present? Ann. PhysRehabil Med. 52 (7–8), 556–567.

书目

Gardetto, A., Daberning, J., Rainer, C., Piegger, J., Piza-Katzer, H., Fritsch, H., 2002. Does a superficial muscoloaponeurotic system exist in the face and neck? An anatomical study by the tissue plastination technique. Plast. Reconstr. Surg. 111 (2), 664–672.

Kirolles, S., Haikal, F.A., Saadeh, F.A., Abul-Hassan, H., el-Bakaury, A.R., 1992. Fascial layers of the scalp. A study of 48 cadaveric dissections. Surg. Radiol. Anat. 14 (4), 331–333.

Levi, A.C., 1969. Development, configuration and structure of the temporal fascia in humans. Arch. Sci. Med. 126 (9), 567–576.

Lockwood, C.B., 1885. The anatomy of the muscles, ligaments, and fasciae of the orbit, including an account of the capsule of Tenon, the check ligaments of the recti, and the suspensory ligaments of the eye. J. Anat. Physiol. 20 (1), 12–25.

McKinney, P., Gottlieb, J., 1985. The relationship of the great auricular nerve to the superficial musculoaponeurotic system. Ann. Plastic Surgery 14 (4), 310–314.

Tsukahara, K., Osanai, O., Hotta, M., et al., 2011. Relationship between the echogenicity of subcutaneous tissue and the depth of forehead wrinkles. Skin Res. Technol. 17 (3), 353–358.

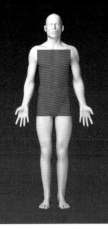

第五章
胸部和腹部筋膜

一、引言

在腹部有着人体最厚的浅筋膜，被称为Scarpa筋膜。浅筋膜作为一个连续的纤维弹性层出现在躯干各部分。深筋膜被分为三层：浅层、中层和深层。由于胸部的深筋膜非常薄且附着于肌肉组织，同时浅筋膜厚且坚实，浅筋膜经常被误认作深筋膜。这一章节将会讨论以下内容：从胸部到颈部、腹部和腰部浅筋膜和深筋膜的分类及延续（图5.1）。

二、胸部和腹部浅筋膜

在胸部和腹部，浅筋膜很容易辨认。它把皮下组织分成两个亚层，浅层脂肪组织（SAT）和深层脂肪组织（DAT），两者各有特点。浅筋膜是主要由胶原纤维和弹性纤维组成的纤维弹性层。然而，在纤维之间常常可以观察到小的脂肪小叶（图5.2）。虽然在宏观上浅筋膜看上去是一种界限清楚的膜结构（图5.3）并且可以分离，但是在显微镜下对它的结构更恰当的描述是层状或者高填充蜂窝样。浅筋膜可以作为一个从胸部延续到腹股沟韧带的解剖平面，在腹股沟韧带处黏附于更深的平面。它与股部的浅筋膜显示出完全的连续性。

浅筋膜厚薄不均。在下腹部它是界限清楚的白色层，被称为Scarpa筋膜。它向腹股沟韧带逐渐增厚，在此处一个多层的胶原束结构在不同的方向上延伸，从解剖和透明度（当一束光线通过它时）上均可感知。在尸体的下腹部，单独的浅筋膜能抵抗的牵引重量平均为横向2.8 kg及纵向5.5 kg。这种差异显示出浅筋膜有特定的空间加强而不能被当成

均匀的组织。在上腹部，浅筋膜薄很多，呈现为半透明的胶原层，透过它可以看到脂肪组织。在远端，浅筋膜延伸过男性阴茎和精索直至阴囊，在此处参与形成肉膜筋膜。以与颈阔肌和阴茎祥状韧带相同的形式，肉膜肌被浅筋膜包被。浅筋膜自阴囊向后方，与会阴的浅筋膜相延续（colles筋膜）。

按照Sterz的观点，躯干的浅筋膜内有纤维性增厚。这些胶原纤维束起自背部，斜向扩展到前部区域并纵向扩展。据Langer（1982年）描述，浅筋膜的这些强化的分布与皮肤纹路相对应。

在躯干的浅筋膜内偶尔可以看到一些横纹肌纤维。按照Tobler（1902年）和Ruge（1905年）的观点，这些浅筋膜内肌纤维是存在于所有哺乳动物浅筋膜的肉膜的残留物。他们在大猩猩和猴子的身上发现了一个大肉膜的腋窝弓，可以很好地佐证这个想法。腋窝弓也可以存在于人类的腋窝，是一种解剖变异，被认为可能是神经或血管受压的原因。

浅层脂肪组织在胸部和腹部均得到典型而充分的体现，并显示出几乎恒定不变的特点（图5.4）。形成浅层皮支持带的纤维隔，一般被认为垂直表皮排列。脂肪小叶的外形呈长轴垂直于皮肤的椭圆形，并且它们通常排列在单一的层中。这种结构拥有高度的结构稳定性、机械韧性和弹性性能。具体来说，如果在皮瓣上放置一个1 kg的物体，然后移开，脂肪小叶将恢复至它们原先的位置和形状。随着脂肪储存的增加，脂肪小叶体积增大，在下腹部呈现出一种多层的排列。这种排列导致皮支持带增长和增厚，呈现出更倾斜的走向，形成平行于浅筋膜的又一层纤维脂肪层。这个发现可以解释为什么一些学者会在腹

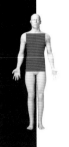

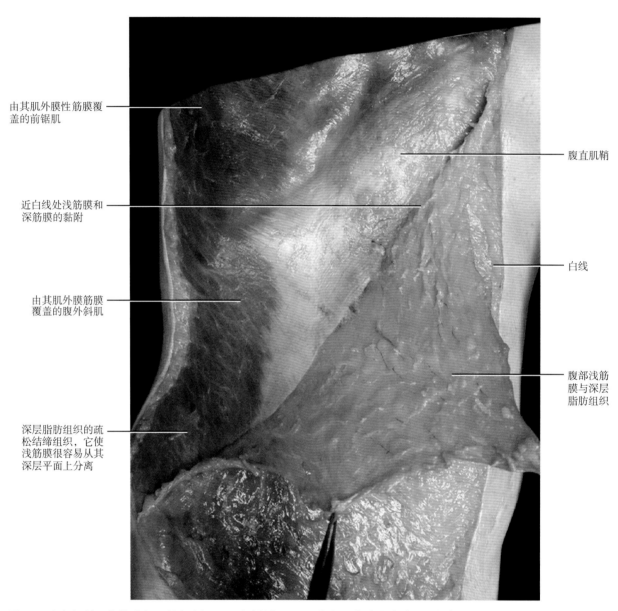

由其肌外膜性筋膜覆盖的前锯肌

近白线处浅筋膜和深筋膜的黏附

由其肌外膜筋膜覆盖的腹外斜肌

深层脂肪组织的疏松结缔组织，它使浅筋膜很容易从其深层平面上分离

腹直肌鞘

白线

腹部浅筋膜与深层脂肪组织

图5.1　腹部解剖。浅筋膜与深层脂肪组织一同被提起以显示其与深筋膜的关系。一般来说，腹部深层脂肪组织缺乏，浅筋膜相对于深部平面可以自由滑动。沿着白线存在纵向黏附

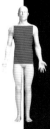

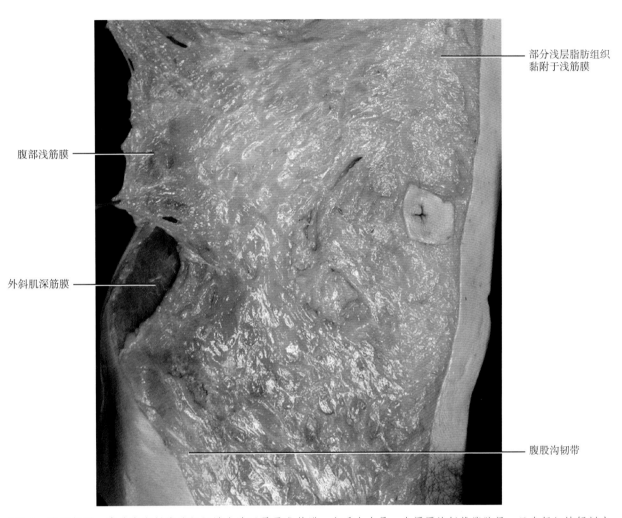

部分浅层脂肪组织
黏附于浅筋膜

腹部浅筋膜

外斜肌深筋膜

腹股沟韧带

图5.2　腹壁解剖。皮肤和浅层脂肪组织被去除以暴露浅筋膜。它看上去是一个厚厚的纤维脂肪层。只有仔细地解剖才能分离出它的纤维部分（参见图5.3）

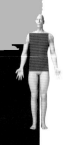
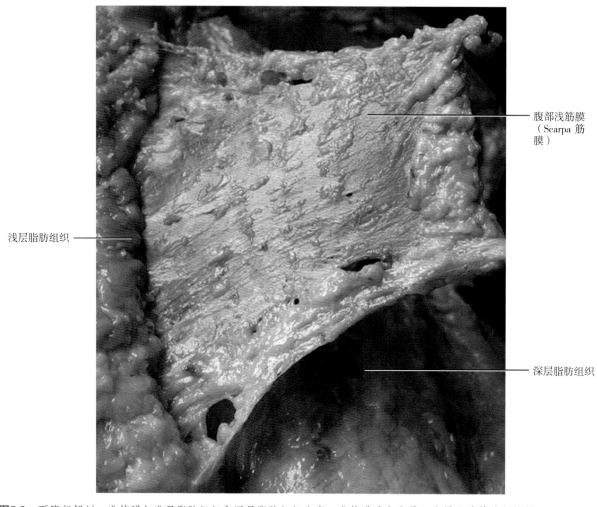

浅层脂肪组织

腹部浅筋膜（Scarpa 筋膜）

深层脂肪组织

图5.3 下腹部解剖。浅筋膜与浅层脂肪组织和深层脂肪组织分离。浅筋膜看上去是一个界限清楚的纤维层

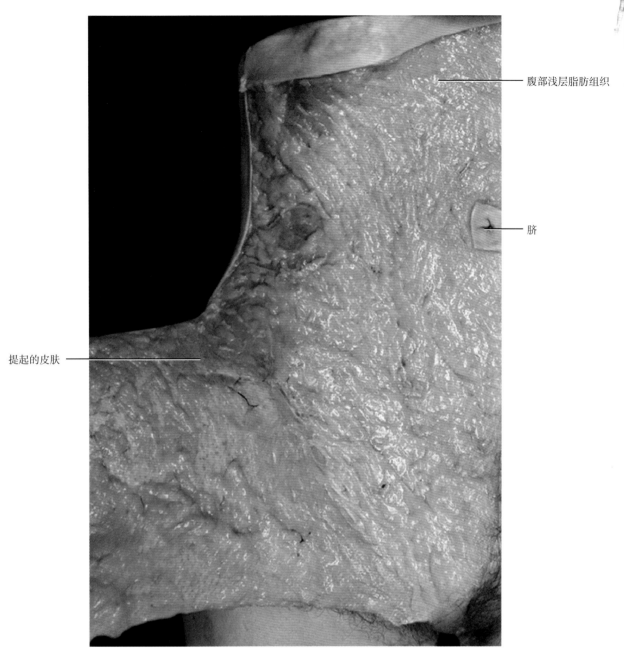

腹部浅层脂肪组织

脐

提起的皮肤

图5.4　腹部浅层脂肪组织。切除所有表层皮支持带后提起皮肤。在腹部，浅层脂肪组织通常很丰富

部皮下组织描述额外的纤维脂肪筋膜层（称为Camper筋膜）。然而，我们的解剖和影像研究显示：只有一层浅筋膜存在。最近这也被Chopra等人（2011年）在他们的活体研究中证实。这些作者，通过腹部的CT扫描，表明整个腹前壁存在一膜性层（对应于我们研究发现的浅筋膜）。这一膜性层将皮下组织分为三层：表浅的脂肪层（SAT）、中间的膜性层（浅筋膜）与深层的脂肪层（DAT）。在CT扫描中如果膜性层不清楚，可以归结于深层脂肪沉积的缺乏。

浅层脂肪组织以一种相似的结构层延续，越过腹股沟韧带直至大腿（图5.5）。无论是向尾侧还是向头侧，都没有发现这一层有明显的分界线。在白线水平浅筋膜与皮肤及深筋膜黏附，将这一层与对侧分隔。

深层脂肪组织看上去与浅层脂肪组织非常不同。它通常更薄，主要由疏松结缔组织和少数脂肪细胞构成（图5.6）。脂肪小叶更小、更平，界限不清，纤维隔不均一并且主要斜向走行。深层脂肪组织纤维隔的倾斜度、足够的弹性和强度以

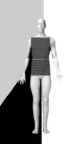

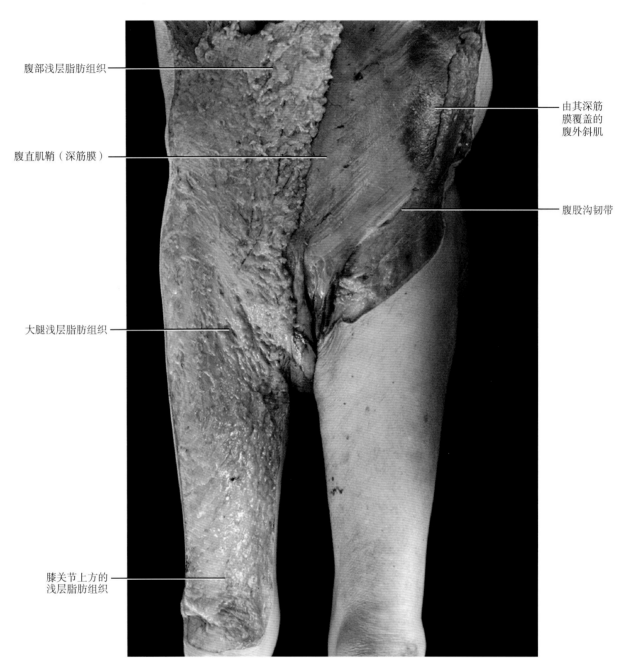

腹部浅层脂肪组织

腹直肌鞘（深筋膜）

大腿浅层脂肪组织

膝关节上方的
浅层脂肪组织

由其深筋
膜覆盖的
腹外斜肌

腹股沟韧带

图5.5　腹部浅层脂肪组织。注意其与大腿浅层脂肪组织的延续性。在更深部，沿着腹股沟韧带，浅筋膜与深筋膜黏附，将腹部浅层脂肪组织与大腿深层脂肪组织分离（参见图5.10）

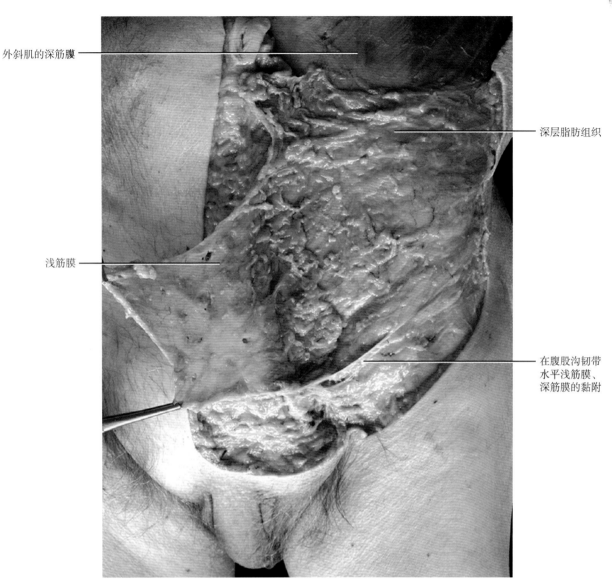

外斜肌的深筋膜

深层脂肪组织

浅筋膜

在腹股沟韧带
水平浅筋膜、
深筋膜的黏附

图5.6　腹部区域的解剖。浅筋膜被提起以暴露深层脂肪组织。在腹部深层脂肪组织与浅层脂肪组织相比更薄，具有滑动的功能，而浅层脂肪组织在储存功能上更重要

及脂肪小叶的侧向位移为皮下组织在深筋膜上的滑动创造了一个完美的平面。深层脂肪组织在它自身的结构及脂肪的数量上因区域不同而呈现许多变化（图5.7）。深层脂肪组织沿着胸骨和白线缺失，导致浅筋膜直接黏附于深筋膜（纵向黏附，见章二章）。两层筋膜间也存在横向黏附，特别是在肩峰和锁骨上、第6胸椎水平以及腹股沟韧带上（图5.8～5.10）。这样，腹部的深层脂肪组织和大腿的深层脂肪组织被完全分隔开，防止感染或水肿从一个区域蔓延到另一个区域。由于深层脂肪组织内没有脂肪组织嵌入，即使是在肥胖人

临床精粹 5.1　皮下筋膜室的作用

在脐水平附近，皮肤静脉与淋巴管向两个方向回流；向上至胸腹壁静脉、胸外侧静脉（在腔静脉梗阻时提供侧支循环）和腋窝淋巴结，向下至大隐静脉和腹沟浅淋巴结。

群中，腹股沟褶皱也总是很容易被看到。这些黏附同时将皮下组织分成颈部、胸部、腹部的筋膜室。通过理解浅筋膜和皮下组织的不同作用，可以推测皮下组织的分区，以及在该区域淋巴引流

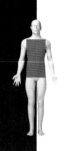
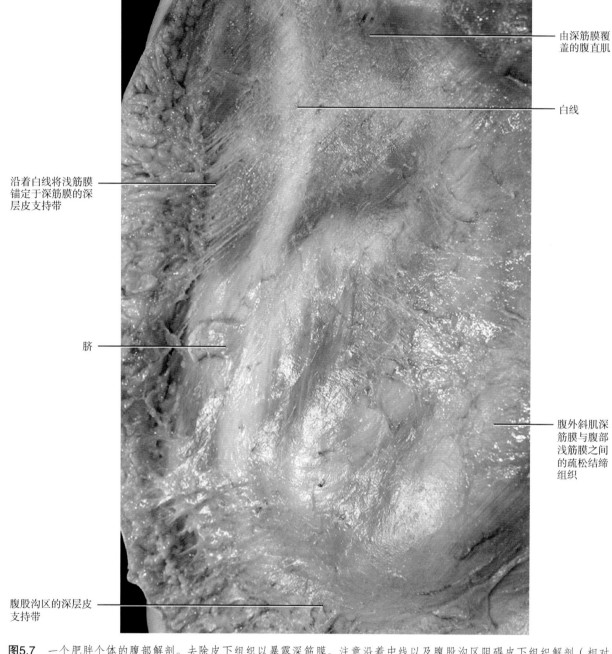

由深筋膜覆盖的腹直肌

白线

沿着白线将浅筋膜锚定于深筋膜的深层皮支持带

脐

腹外斜肌深筋膜与腹部浅筋膜之间的疏松结缔组织

腹股沟区的深层皮支持带

图5.7　一个肥胖个体的腹部解剖。去除皮下组织以暴露深筋膜。注意沿着中线以及腹股沟区阻碍皮下组织解剖（相对于深筋膜）的牢固的皮支持带

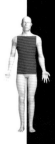

胸部浅筋膜 ————

深筋膜覆盖
的胸骨 ————

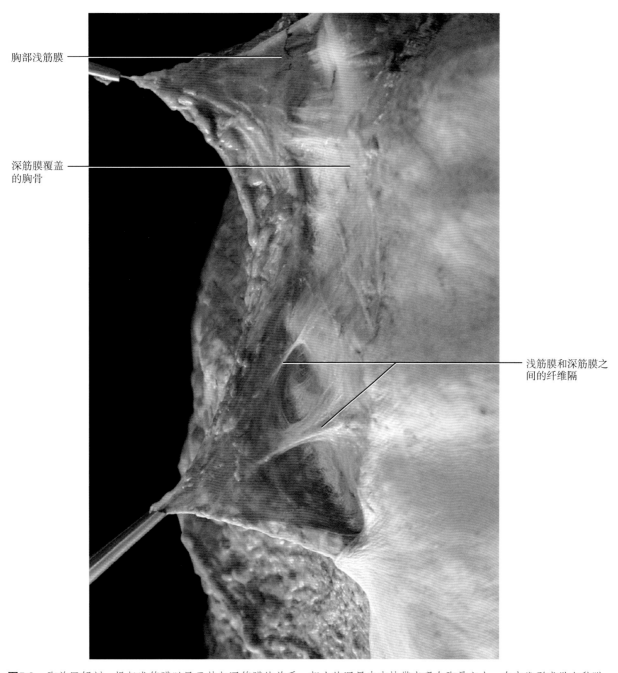

———— 浅筋膜和深筋膜之
间的纤维隔

图5.8　胸前区解剖。提起浅筋膜以显示其与深筋膜的关系。粗大的深层皮支持带出现在胸骨之上，在中线形成纵向黏附

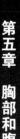
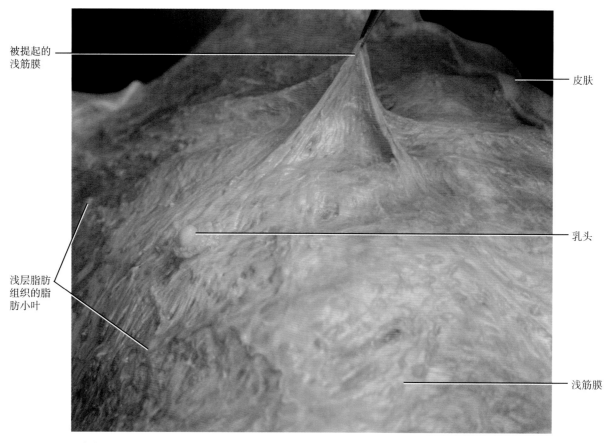

被提起的
浅筋膜

皮肤

乳头

浅层脂肪
组织的脂
肪小叶

浅筋膜

图5.9　一个非常瘦的男性个体的胸部浅筋膜解剖。由于深层脂肪组织内存在疏松结缔组织，所以可以很容易地将浅筋膜自下方平面分离提起

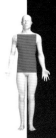

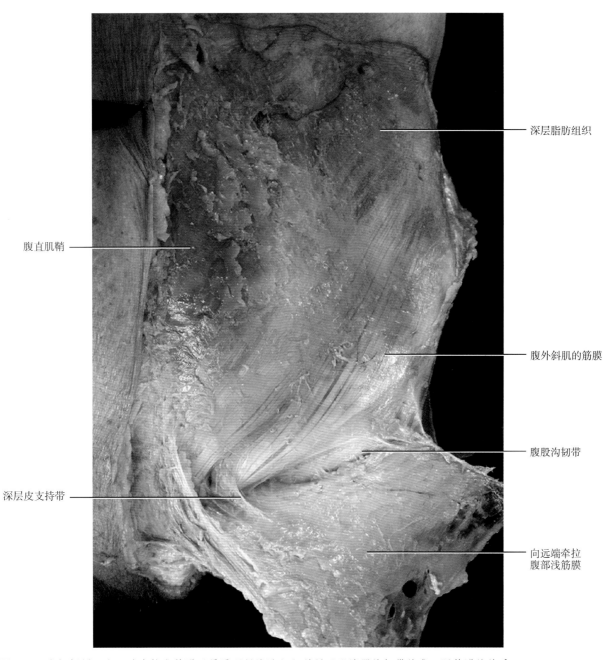

深层脂肪组织

腹直肌鞘

腹外斜肌的筋膜

腹股沟韧带

深层皮支持带

向远端牵拉
腹部浅筋膜

图5.10 腹部解剖。向远端牵拉浅筋膜以暴露深层脂肪组织并展示沿腹股沟韧带的浅、深筋膜的关系

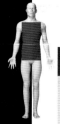

腹部的浅筋膜是历史上第一个被描述的浅筋膜。早在19世纪，Antonio Scarpa 描述了腹壁的一个筋膜层，Abraham Colles描述了会阴的一个筋膜层。描述了Petrus Camper另一个纤维脂肪层，可能相当于浅层脂肪组织和它的浅层皮支持带。

Colles的描述更详细，似乎涉及腹部浅筋膜在会阴区域的延续。Colles在一些叙述中称之为"浅层的"筋膜，与已发现的包裹肌肉的"深层的"筋膜相对应。

Antonio Scarpa的工作主要涉及疝的解剖。在他的第1版（1809）著作中一段简短的解剖介绍描述了他发现的腹外斜肌腱膜浅部的层："很容易完整地解剖，具有腱膜特性，在尾部与腹股沟韧带牢固地结合。"这描述与我们在腹部发现的浅筋膜一致。Scarpa在他著作全文都未曾使用"浅层的"这一术语。然而，这一简短段落得到的关注使得Scarpa教授做了进一步研究，发表在《疝的论述》（Treatise on Hernia）第2版（1819年）。在这本书中，他改变了观点：将该层称为"筋膜"，富含脂肪组织，完全不同于阔筋膜。这一描述似乎是指我们发现的皮下组织的深层脂肪组织。他的第1版作品在意大利解剖学派享有盛名，第2版在法国更受欢迎。由于两个版本通过不同的渠道进入英语国家，导致了关于Scarpa筋膜的定义是膜性层还是深部脂肪层一直存在争议。

和浅表静脉回流中起到重要的作用。

乳房区

关于浅筋膜和乳腺之间的关系存在一些困惑。一些学者认为乳腺是嵌入浅筋膜之内的，一些认为浅筋膜相对于乳腺更表浅，而另一些则否认浅筋膜的存在（Beer等，2002年）。我们的解剖已经暴露出所有的受试者胸肌区的浅筋膜。这个浅筋膜是颈部浅筋膜的延续，并且颈阔肌的肌肉纤维扩展到了胸部区域浅筋膜的近侧1/3（图5.11）。刚开始乳腺看上去是被浅筋膜包裹，然而经过仔细地解剖，很明显浅筋膜相对于乳腺总是更深，并且腺体在乳晕区与皮肤保持接触（图5.12，图5.13）。这种结构与乳腺的胚胎发育是一致的。乳腺是一种被赋予特定功能的皮腺。我们的发现被Sterzi（1910年）所证实。他通过研究不同年龄的尸体在该区域的浅筋膜，发现新生儿的

浅筋膜较乳腺更深，可以将丰富的浅层脂肪组织与非常薄的深层脂肪组织分隔；而成年女性的浅筋膜紧密地黏附于乳腺的内面，浅层脂肪组织的皮支持带将乳腺分成不同的小叶（图5.14）。在乳腺内部，表层皮支持带的纤维隔被称为Cooper韧带[1]，它们有保持腺体结构完整性的作用。没有这些隔板的内部支持，比周围脂肪重的乳腺组织会在自身重力的作用下下垂，失去正常的形态和轮廓。Cooper韧带对于乳房的外观随着炎性癌的发展而形成的改变起到重要的作用。例如，炎性癌时局部淋巴导管堵塞导致乳房的肿胀，由于皮肤仍被隔板固定，它便呈现出酒窝样的外观，让人联想到橘皮。这是因为乳腺癌侵入此韧带时，韧带缩短，牵引皮肤向内形成凹陷。

在锁骨和乳腺之间的浅筋膜较厚，这种增厚形成Giraldes悬韧带（1851年）。这个韧带实际上是一种强化的浅筋膜，而不是真正的韧带。它的分离是人为的解剖结果。这个"韧带"向内侧与颈阔肌延续，支持乳房以保持正常的位置及正常形状。

在胸部浅筋膜和深筋膜之间有疏松结缔组织，允许乳腺相对于下面的肌肉平面运动。因此，在乳腺区域可以发现与人体其他部位相同的皮下组织结构，特别之处在于：在浅层脂肪组织中存在乳腺，相对于深筋膜来说浅筋膜更厚。

三、深筋膜

相对于四肢来说，躯干的筋膜解剖是更为复杂的。在四肢，只有一层腱膜性筋膜连接同向运动单位，而在躯干则有三个肌肉层及三层筋膜。在这些筋膜之间存在疏松结缔组织，使得各肌肉的肌腹可以滑动（图5.15）。在一些部位这些筋膜融合并在肌肉力量汇聚处形成特定的线。在这些融合形成的线中，最为重要的是腹白线，但也包含腹直肌鞘边缘和胸骨表面融合形成的线。

1　乳腺的边缘并不是规则的圆盘，分泌结构经常伸入周围的纤维和脂肪组织，因此，乳头至乳腺的半径长度并不相等，以致用手术刀做圆形切除时将切断许多突出部分，解剖时会损坏乳房；在外科手术中，则留下许多未被清除的病灶。

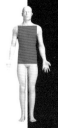

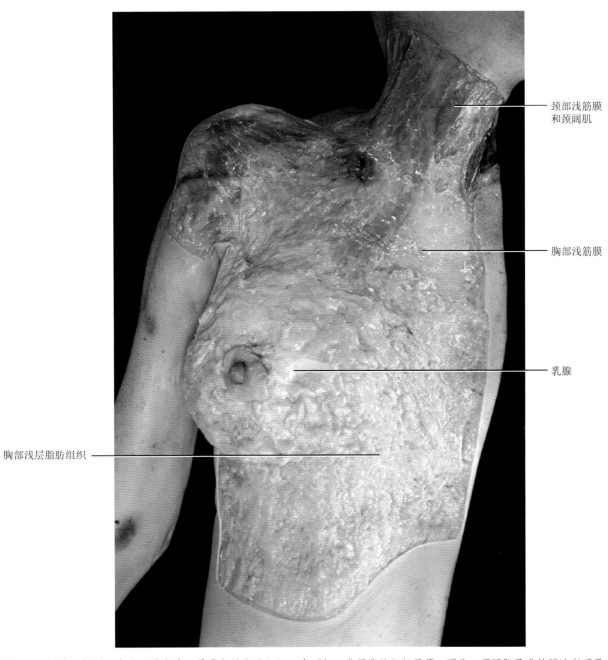

颈部浅筋膜和颈阔肌

胸部浅筋膜

乳腺

胸部浅层脂肪组织

图5.11 胸前区解剖。皮肤已被去除以暴露浅层脂肪组织。在颈部，浅层脂肪组织很薄，因此，颈阔肌及浅筋膜清晰可见

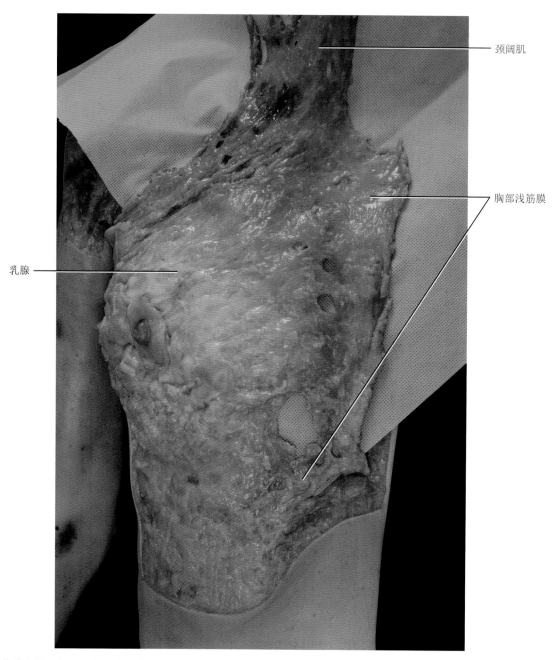

颈阔肌

胸部浅筋膜

乳腺

图5.12 浅筋膜从其深部平面上分离，在深层脂肪组织内放置了一张纸。颈阔肌与胸部浅筋膜和乳腺的Cooper韧带相延续

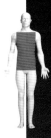

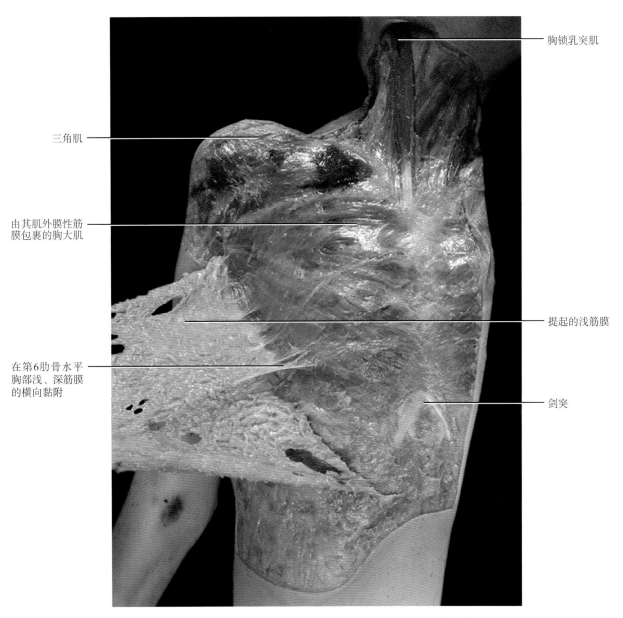

胸锁乳突肌

三角肌

由其肌外膜性筋膜包裹的胸大肌

在第6肋骨水平胸部浅、深筋膜的横向黏附

提起的浅筋膜

剑突

图5.13 胸部解剖。浅筋膜被提起以显示其与深筋膜的关系。深层脂肪组织缺乏，深筋膜薄且附着于肌肉

155

乳腺的脂肪组织　　　　皮肤

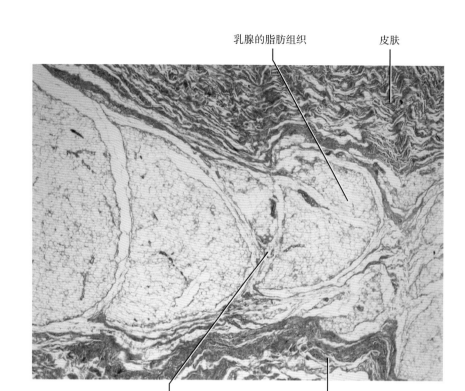

表层皮支持带（Cooper 韧带）　　　　浅筋膜

图5.14　乳腺皮下组织的组织学切片（Mallory‐Azan染色）

临床精粹 5.2　腋窝蹼状综合征及与乳房区域筋膜的联系

　　乳腺和胸部浅筋膜的密切联系，以及胸部浅筋膜和腋窝之间的连续性，可以解释腋窝蹼状综合征的发病机制，以及乳腺癌患者出现这种后遗症时，为何能用软组织技术成功治疗（Fourie和Robb，2009年）。Moskovitz 等人（2001年）猜测腋窝淋巴的中断似乎在这种综合征的发展中起重要的作用，提出了一个"淋巴静脉淤积损害"的病因学说。在肿瘤手术中，胸部区域和腋窝的浅筋膜总是被清除或破坏，皮下组织形成瘢痕。由于所有的浅淋巴管位于浅筋膜内，所以浅筋膜的损坏必定会改变淋巴回流。软组织技术可以恢复皮肤、浅筋膜、深筋膜之间的滑动，恢复浅筋膜内胶原蛋白和弹性纤维的走向，从而协助淋巴正常引流。

临床精粹 5.3　乳房下垂

　　众所周知，吸烟、体重指数、怀孕次数、怀孕前乳房大小以及年龄是影响乳房下垂的因素。从解剖的角度来看，这些因素改变了Cooper韧带和Giraldes韧带的结构。例如，怀孕期间女性胸部增大，因此，Cooper韧带被拉伸，逐渐失去支持力。如果一个女性超重或者在短期内连续丢失或增加体重，乳腺组织和悬韧带也可能被拉伸。

　　有证据显示颈阔肌的强化可防止乳腺下垂。从解剖的角度来看，这一观点可能是对的，因为颈阔肌在浅筋膜内部，和Giraldes韧带一起支持着乳腺。

临床精粹 5.4 乳房移植定位

基于不同的移植囊位置，乳房移植定位有以下几种不同的手术方式：

- 腺体下移植：乳房植入物被放置在乳房腺体和浅筋膜之间的乳房后间隙。对于胸部软组织比较薄的女性来说，腺体下移植更易于显现深部植入体的波纹和褶皱。

- 筋膜下移植：乳房植入物被放置在浅深筋膜之间。这种植入方法利用了浅筋膜和深筋膜因相互黏附而形成的天然腔隙，腔隙的位置在第6肋水平。浅筋膜提供更大的移植覆盖率，能够更好地维持植入体的位置。虽然整形外科医生通常称这层筋膜为胸肌筋膜，但它是浅筋膜而非胸大肌筋膜。实际上，胸大肌筋膜是黏附于胸大肌表面的，因此我们不可能把它当作一个独立的解剖平面。所以这里的"筋膜下"指的是胸部的浅筋膜下。

- 肌肉下移植：乳房植入物被放置在胸大肌深面。在乳房重建术中，肌肉下移植法能使乳房移植获得最大的移植覆盖率。

躯干的三个肌肉层都各含有具有肌外膜特性的特定筋膜。特别的是，这些筋膜菲薄，并且黏附在深层的肌肉和扁平的肌腱上。因此，在解剖和功能上，这些筋膜层都不能和各自联结的肌肉相分离。在躯体，只能辨认出两个腱膜性筋膜：腹直肌鞘和胸腰筋膜。

理解躯体筋膜解剖的有效方法是研究它的发展起源。据Skandalakis等（2006年）称，深筋膜的浅、中、深层均是由胚胎原始肌细胞产生的，来源于穿透躯体壁结缔组织进入胚体壁的体节。这生成了两侧的肌外膜性筋膜，并由此产生内翻性筋膜层。Sato与Hashimoto（1984年）报道称在胸大肌、斜方肌、背阔肌深层肌肉表面有一个额外的肌肉筋膜层。事实上，这些肌肉起源于四肢肌肉，但是随后它们在躯体深筋膜浅层生长并与中线（背部脊柱棘突连线和胸部胸骨正中线）相连。因此，形成一个额外的躯体肌平面。这些肌肉的演化可能是由将上下肢牢固连接到躯体的必要性所决定的。深筋膜浅层包裹这些肌肉，都有助于加强上下肢和躯体的联结。这种联结有独特

的空间结构，例如胸大肌扩展形成的腹直肌鞘联结两侧胸腹部肌肉，胸肌筋膜的浅层跨过胸骨联结两侧的胸大肌。

我们可以在图（图5.16）中辨认出三层肌筋膜（浅、中、深层）。浅层是由纤维层形成的，在颈部比较厚，但下至腹部后变薄。该层筋膜覆盖所有可以让躯体旋转运动的大块肌肉并联结躯体和四肢，在颈部则环绕胸锁乳突肌和斜方肌，在胸部则包围胸大肌和和背阔肌，在腹部则围绕着腹外斜肌并覆盖腹直肌鞘前部。肌肉中层是由舌骨下肌群、锁骨下肌、胸小肌、前锯肌和内斜肌形成。这些肌肉主要是在额面和水平面上移动的，中层筋膜联结它们并协调它们的运动。肌肉深层是由斜角肌、肋间肌、腹直肌、锥状肌和腹横肌形成的。这层平面上大部分肌肉的肌纤维倾向于纵向排列并主要是纵向移动的。腹横肌及其筋膜将腹直肌鞘和髂腰肌、腰方肌、前层胸腰筋膜联结起来。故而，腹横肌及其筋膜成为联结躯体前后面之间肌肉与筋膜的要素。

（一）胸肌筋膜

胸大肌筋膜是一薄的弹性纤维层〔平均厚度（151 ± 37）μm〕，通过许多肌间隔与深层肌肉紧密联结。它们起源于胸大肌内表面并渗透至肌纤维间，把胸大肌分割成许多肌束（图5.17）。许多肌纤维则直接插入到胸肌筋膜中。胸肌筋膜起自锁骨，分两层包绕胸大肌。在近端，只有深层胸肌筋膜附着于锁骨骨膜，浅层则与颈深筋膜层相延续并包绕胸锁乳突肌。在侧方，胸肌筋膜和三角肌筋膜及腋筋膜相延续，作为一种纤维，扩展延伸至臂筋膜。就像胸肌筋膜包绕胸大肌一样，三角肌筋膜也包绕着三角肌。在前锯肌处，两层胸肌筋膜黏附形成单一的筋膜层（图5.18），有些作者称之为前外侧胸筋膜（Sebastien等，1993年）。在后方，这一单一的筋膜层再次分裂开，并像胸肌筋膜包绕胸大肌那样包绕背阔肌。在内侧，胸肌筋膜的深层插入到胸骨骨膜，而浅层则越过胸骨与另一侧胸肌筋膜相延续（图5.19，图5.20）。在远端，胸肌筋膜通过纤维扩展与腹直肌

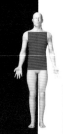

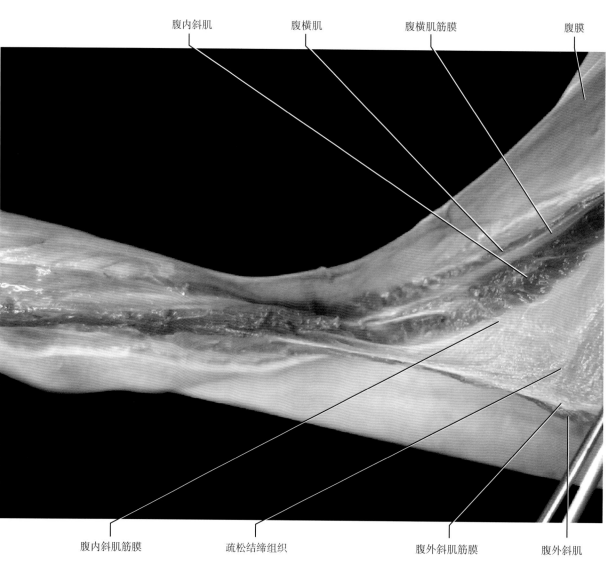

腹内斜肌　　　　腹横肌　　　　腹横肌筋膜　　　　腹膜

腹内斜肌筋膜　　　　疏松结缔组织　　　　腹外斜肌筋膜　　　　腹外斜肌

图5.15　腹壁层次。腹横肌、腹内斜肌和腹外斜肌被肌外膜性筋膜覆盖。其间存在各种疏松结缔组织，保证了各肌筋膜层之间滑动的自主性

深筋膜层次	胸部	腹部
浅层	胸肌筋膜	腹外斜肌筋膜
中层	锁胸筋膜	腹内斜肌筋膜
深层	肋间肌筋膜	腹直肌鞘与腹横肌筋膜

图 5.16　躯干深筋膜的三层结构

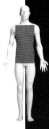

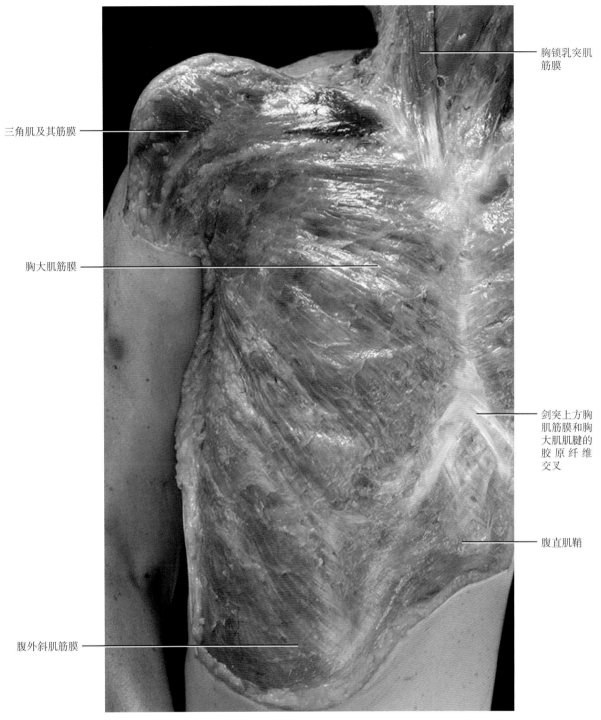

胸锁乳突肌筋膜

三角肌及其筋膜

胸大肌筋膜

剑突上方胸肌筋膜和胸大肌肌腱的胶原纤维交叉

腹直肌鞘

腹外斜肌筋膜

图5.17　胸大肌被躯体深筋膜浅层包裹，菲薄的筋膜黏附在深层肌肉上，显现了肌外膜性筋膜的典型特征。在胸骨处，筋膜的深层黏附在骨膜上，而筋膜浅层则滑动联结两侧。在远端，该筋膜与腹外斜肌腱膜相延续

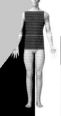

肌筋膜层和运动方向密切相关。它的浅层和中层参与复杂的运动，例如旋转运动以及行走时上下肢之间的联系。肌筋膜深层则包裹并联结肌肉，这些肌肉参与在矢状面和冠状面上的简单运动。由于这些肌筋膜层对中枢神经系统的本体感觉影响，其在维持机体运动方向过程中发挥作用。

胸肌筋膜的一个重要属性在于它菲薄并且具有弹性，故而它能在胸大肌拉伸和回缩的过程中扩展。然而，这一属性在肌力传递中并不起作用，因此肌力传递容量不仅取决于胸肌筋膜，还取决于是整个肌筋膜复合体。胸大肌筋膜复合体的部分筋膜延伸至臂筋膜和腹直肌鞘，从而联结上肢和躯干。例如，在举重过程中，两侧胸大肌则在前方通过调控收缩过程产生平衡力量。胸肌筋膜使得这种类型的调控可以同步，因为它跨过了胸骨（图5.19）并同时联结左右胸大肌。

胸肌筋膜和胸大肌之间联系紧密，使得筋膜能够感知其包裹的胸大肌的收缩状态。这样通过筋膜传输的肌力就可以拉伸肌外膜（在这个区域和胸肌筋膜相对应）和肌束膜上的肌梭，使得肌肉收缩可以通过外周运动需求调节。该机制描述了外周协调运动的一个可能的解剖学基础。可以在斜方肌的背部区域发现类似的结构，这一结构使得两侧斜方肌在上肢打开动作中可以同步激活。

鞘和腹外斜肌腱膜相延续。而在剑突表面纵横交织的纤维则清晰可见（图5.21）。

组织学上，胸肌筋膜似乎是由波状的胶原蛋白和弹性纤维以不规则网格的形式构成的。真正的胸肌外膜是不可识别的，而深筋膜则作为一个替代者可以被识别。

（二）锁胸筋膜

分离胸大肌暴露锁胸筋膜（clavipectoral fascia）（图5.22，图5.23）。由于疏松结缔组织的存在，胸大肌和筋膜之间就形成了一个宽敞的分离的平面。这些疏松结缔组织使得胸肌筋膜深层相对于锁胸筋膜可以自主滑动。锁胸筋膜是起自锁骨并向远端延伸包绕锁骨下肌和胸大肌的强韧的结缔组织层。在锁骨下肌的下面，锁胸筋膜则与颈深筋膜的中层相延续。在侧方，锁胸筋膜形成腋窝悬韧带，在上臂抬起时向上牵拉腋筋膜，从而形成腋窝的"窝"。Singer（1935年）将锁胸筋膜分为两部分：一部分覆盖胸小肌；另一部分在胸小肌和锁骨之间形成三角形的筋膜层，称作喙锁筋膜。喙锁筋膜的侧边较厚，从肩胛骨的喙突延伸到第1肋软骨，被称为肋喙韧。它将腋窝腔与前胸壁分开。胸廓前动脉、神经以及头静脉从锁胸筋膜穿过。

在手臂处，喙锁筋膜与喙肱肌相延续。锁胸筋膜的延续部分覆盖前锯肌，向后则与菱形肌筋膜相延续（形成锯菱复合体）。在近端，该复合体与颈深筋膜深层相延续。锯菱复合体是Nguyen在1987年提出的一个术语，是用来强调前锯肌、菱形肌和肩胛提肌在解剖和功能上的连续性。在远端，锁胸筋膜与内斜肌筋膜相延续。

（三）肋间筋膜和胸内筋膜

肋间肌肉由特定的筋膜覆盖。该筋膜延续至肋骨成为骨膜（图5.24），并且在各肋骨处形成局部筋膜间隔，其间存在肋间内肌和肋间外肌。根据Kumaki（1979年）等人的描述，肋间神经也沿着筋膜走行。肋间筋膜与腹直肌鞘和腹横肌相延续，Chiarugi（1975年）称，下位肋间肌也直接与腹内斜肌接触。在胸骨处，肋间筋膜和骨膜相融合。在内部，肋间筋膜黏附在壁层胸膜形成胸内筋膜。因此，内脏筋膜（壁胸膜）和肌肉筋膜（肋间筋膜）之间就有了解剖上的联系。与此相反的是，在腹部，壁腹膜和肌肉筋膜在解剖上是分离的。肺需要肌肉来扩张，而壁胸膜和肋间筋膜相联结使得壁胸膜可以随着胸廓运动而活动，故而这种差异在功能上有重要的意义。

胸内筋膜是位于肋间肌和肋骨内面的筋膜层并表现为胸膜腔最外层。Testut（1905年）描述了构成胸内筋膜的三部分：一菲薄的疏松结缔组织层（可能相当于肋间肌的肌外膜性筋膜），一弹

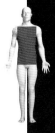

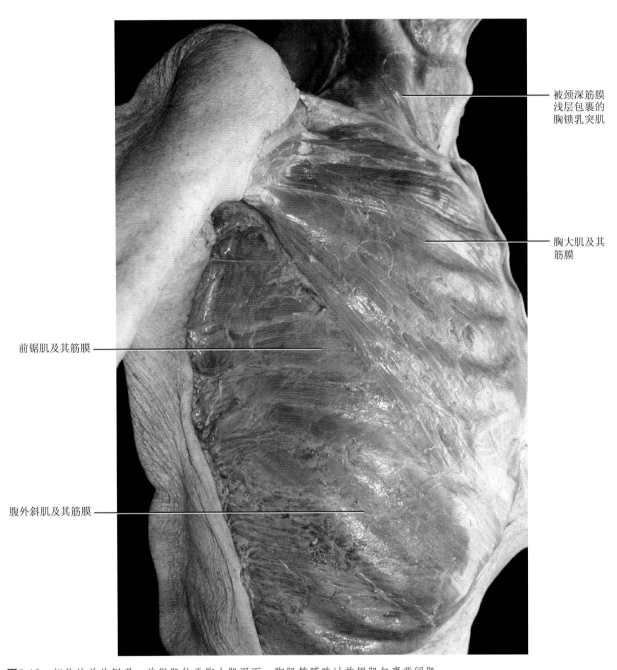

被颈深筋膜浅层包裹的胸锁乳突肌

胸大肌及其筋膜

前锯肌及其筋膜

腹外斜肌及其筋膜

图5.18　躯体的前外侧观。前锯肌位于胸大肌深面，胸肌筋膜跨过前锯肌包裹背阔肌

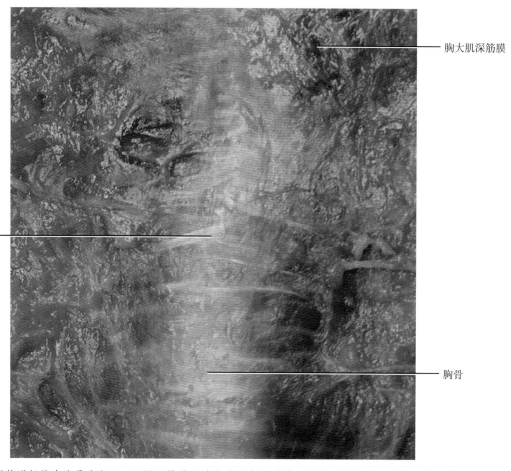

胸大肌深筋膜

胶原纤维束在胸骨区域交叉并联结两侧的胸肌筋膜

胸骨

图5.19 胸大肌的深筋膜纤维在胸骨处交叉。两侧深筋膜通过这种方式相联结，促进两侧胸大肌外周运动相协调

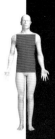

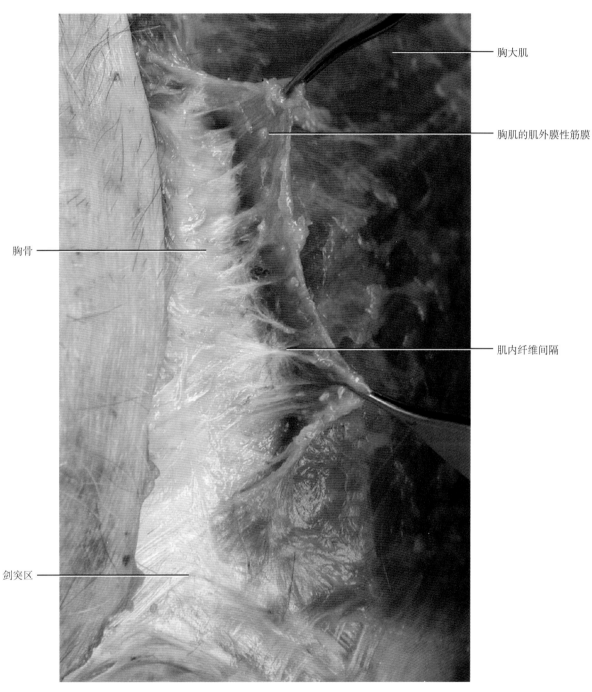

胸大肌

胸肌的肌外膜性筋膜

胸骨

肌内纤维间隔

剑突区

图5.20　胸大肌肌外膜性筋膜。很难将这层筋膜和深层肌肉分离

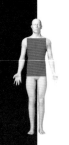

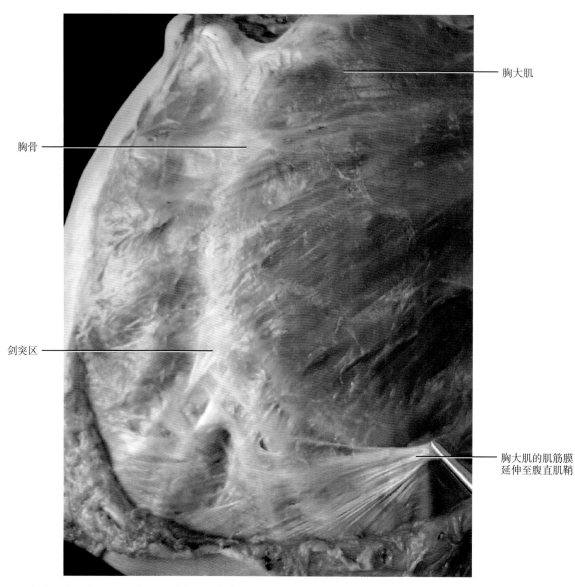

胸大肌

胸骨

剑突区

胸大肌的肌筋膜
延伸至腹直肌鞘

图5.21 胸大肌的一部分肌纤维插入到腹直肌鞘中，这些肌纤维收缩使得腹直肌鞘向颅骨方向伸展。为了显示这一现象，我们在颅骨方向牵拉胸大肌纤维，从而形成了腹直肌鞘的"力线"

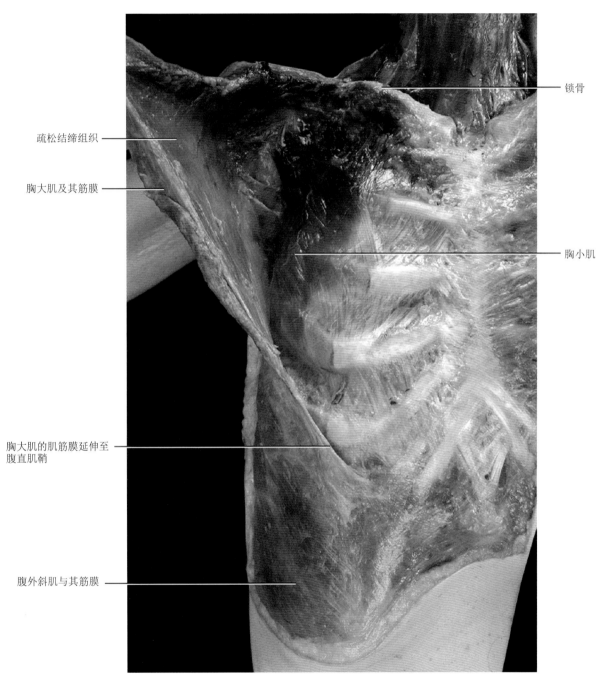

疏松结缔组织

胸大肌及其筋膜

锁骨

胸小肌

胸大肌的肌筋膜延伸至
腹直肌鞘

腹外斜肌与其筋膜

图5.22 胸壁解剖图。将胸大肌从胸骨和锁骨上分离并向侧方抬起。胸大肌和胸小肌都是由肌外筋膜包裹的,在两者之间则存在着疏松结缔组织,从而使得两层肌肉可以轻易分离开来,并为活体中两者的自主滑动创造了条件

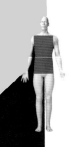

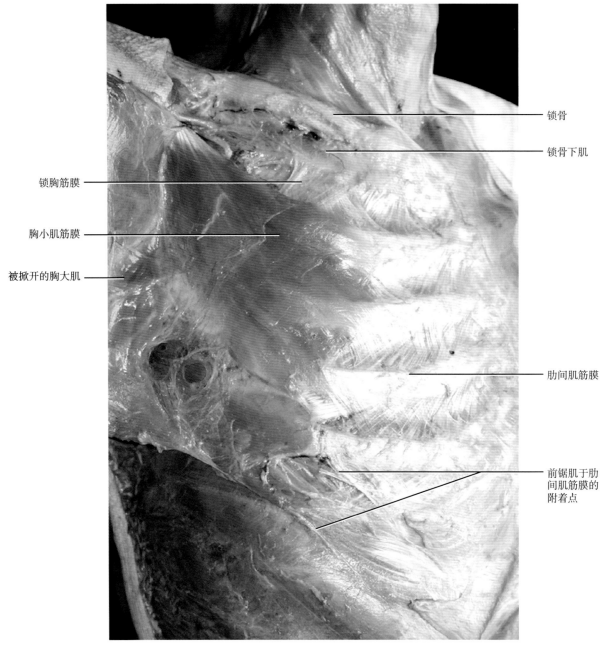

锁骨

锁骨下肌

锁胸筋膜

胸小肌筋膜

被掀开的胸大肌

肋间肌筋膜

前锯肌于肋间肌筋膜的附着点

图5.23　胸壁解剖图。将胸大肌向侧方掀开，显示锁胸筋膜包裹着胸小肌和前锯肌

　　该筋膜联结锁骨下肌、胸小肌和前锯肌。在后方，它与包裹菱形肌的筋膜相延续，之后加入棘上肌筋膜和棘下肌筋膜，最终延续为肩胛提肌筋膜。这样，就使移动肩胛骨的所有肌肉之间的筋膜具有延续性。显然，该筋膜的致密化能够引起这些肌肉的激活而使肩胛骨发生位移。

性纤维层（真正的胸内筋膜），一疏松结缔组织层（壁层胸膜）。Stopar-Pintaric（2012年）等人利用电子显微镜显像技术研究大鼠的胸内筋膜，将胸内筋膜定位于壁胸膜和最内层肋间肌或者肋骨之间。它的厚度在15～27 μm之间，表现为凝聚的弹性纤维层，而主要纤维走向为横向和斜向。胸内筋膜向远端延伸为膈肌筋膜，并在食管裂孔处形成膈食管韧带。膈食管韧带是一种牢固黏附在食管壁的强韧结构，像裙子一样围绕在食管远端的上部，因此，我们可以合理地推测它在胃食管括约肌的作用机制中扮演着重要的角色。Apaydin（2008年）等人证明胃食管韧带的胶原纤维和弹性纤维随着年龄的增长而减少，意味着该韧带的弹性和阻力会随着年龄的增长而下降。这种机制可以解释为什么食管裂孔疝的发病倾向随着年龄的增长而增加。

　　在近端，胸内筋膜形成的胸膜上膜向前联结第1肋的内缘，向后联结第7颈椎横突的前缘，包含来自斜角肌的一些肌纤维。在后方，胸内筋膜附着于椎体骨膜上，并与覆盖脊椎和椎间盘的椎前筋膜相延续。在内侧，胸内筋膜则成为膈心包膜的一部分。

　　胸内筋膜之所以没有被明确定义，是因为它的构成、边界以及与脊神经的关系复杂。例如，Karmakar与Chung（2000年）认为在椎旁间隙的脊神经位于胸内筋膜的背侧，而Naja（2004年）等却认为其位于腹侧。

（四）腹部深筋膜

　　腹部的大肌肉不仅菲薄且具有本体感觉功能

的肌外膜，还有通过扁平的肌腱与肌外膜性筋膜融合而成具有力传递功能的腱膜。在肌外膜性筋膜之间存在着疏松结缔组织，使得不同的肌肉之间可以相互滑动。腱膜相互融合形成腹直肌鞘，因此，我们可以在腹直肌的外侧缘（侧边粘连）辨认出三层深筋膜的融合线，沿着腹白线则可以辨认出一条包含皮肤和皮下组织更大融合线。

1. 腹外斜肌筋膜

　　腹外斜肌筋膜是一层薄而强韧的膜结构，附着于深层的肌肉和腹直肌鞘上（图5.25）。这层筋膜包裹肌腹并继续覆盖至肌腱止点。腹直肌鞘的斜外成分包含两层：浅层是由真正的肌外膜性筋膜形成的，深层则是由较厚的腹外斜肌肌腱构成的。此描述同Rizk（1980年）的说法是一致的，他写道：

　　"腹外斜肌腱膜分为深浅两层。每一层的纤维走向都与另一层的相垂直。深层的纤维是由腹外斜肌的肉质束向下和向内直接延续而来的，越过中线的位置到达对侧。部分纤维在浅层延伸形成对侧的腹外斜肌腱膜浅层，另一部分纤维则向深处延伸直接延续为对侧腹内斜肌前层的纤维。"

　　Rizk（1980年）也描述了腹外斜肌的肌筋膜延伸到对侧的腹外斜肌和腹内斜肌的肌筋膜。认为腹前壁肌肉可以看作是二腹肌样的，腹直肌鞘则具有协调所有这些肌肉的作用，从而防止个别肌肉或者一侧肌肉单独工作。腹外斜肌可以相对于腹内斜肌自由滑动的原因是两者之间存在着一层疏松结缔组织（图5.26）。在腹直肌鞘水平，各筋膜层粘连并完全融合形成腹白线。

　　在远端，腹外斜肌的筋膜增厚并参与形成腹股沟韧带。该筋膜浅层纤维向远端延伸与阔筋膜相融合，而深层纤维则附着于髂前上棘和耻骨结节。因而腹股沟韧带可以看作是腹外斜肌腱膜的下边界，也是腹部筋膜和腿部筋膜的联结点。

　　腹股沟韧带扩展并联结耻骨结节和梳状线形成了股环的内侧边界。由于腹股沟韧带的扩张，腹外斜肌也与起于耻骨肌线的耻骨筋膜相延续。在耻骨嵴上方，腹外斜肌筋膜有一个三角形的开口，形成了腹股沟管的皮下环（图5.27）。

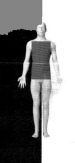

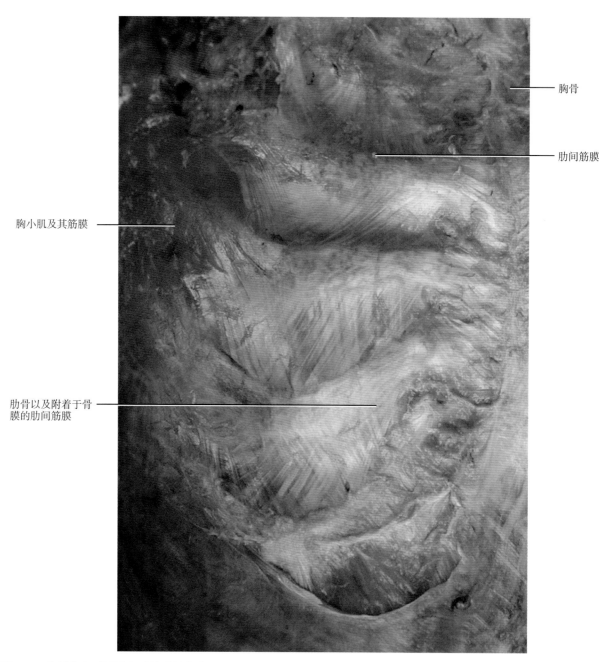

胸骨

肋间筋膜

胸小肌及其筋膜

肋骨以及附着于骨膜的肋间筋膜

图5.24　右侧第7、第8肋水平的肋间筋膜

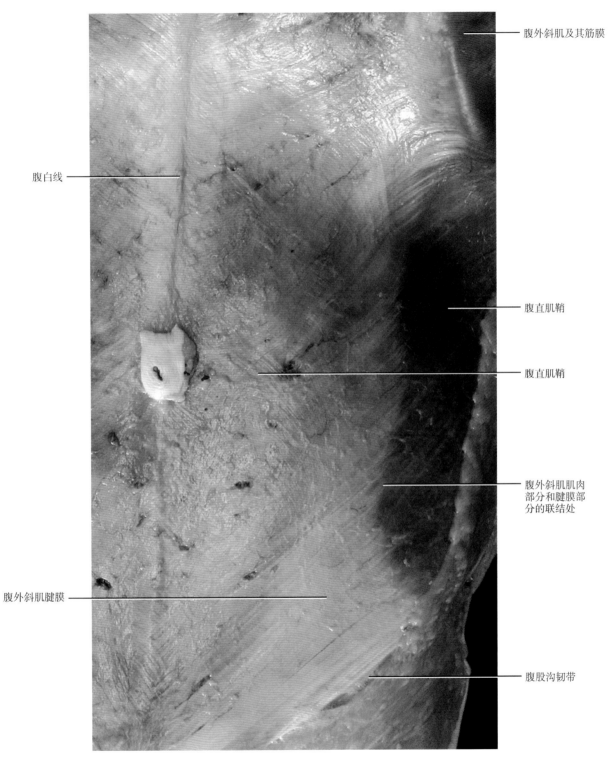

腹外斜肌及其筋膜

腹白线

腹直肌鞘

腹直肌鞘

腹外斜肌肌肉部分和腱膜部分的联结处

腹外斜肌腱膜

腹股沟韧带

图5.25 腹部深筋膜浅层示意图。它延续于胸大肌，在远端形成腹股沟韧带。注意腹外斜肌的肌肉部分和腱膜部分之间的联结以及深筋膜是如何覆盖它们的。腱膜（扁平肌腱）和腱膜性筋膜的区别

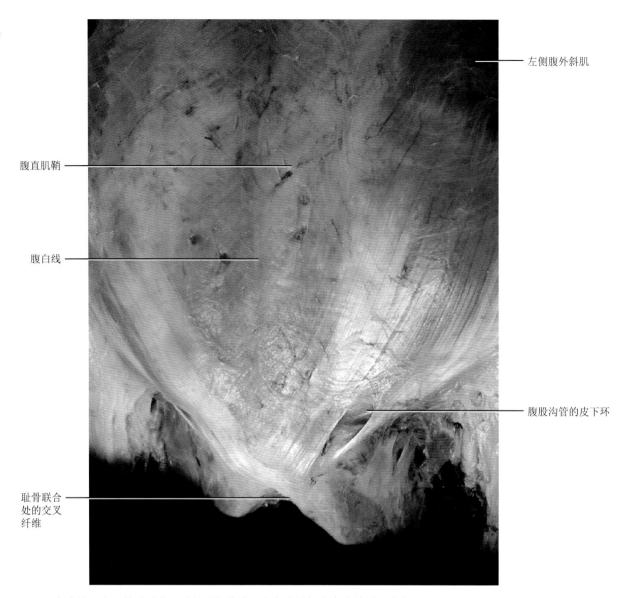

左侧腹外斜肌

腹直肌鞘

腹白线

腹股沟管的皮下环

耻骨联合处的交叉纤维

图5.26　腹外斜肌的肌筋膜延伸至对侧的阔筋膜。注意胶原纤维在耻骨联合处交叉

2. 腹内斜肌筋膜

腹内斜肌筋膜是一菲薄的纤维层并从两侧包裹肌肉。它是由许多肌间隔紧密联结到肌肉上的，并通过一薄层疏松结缔组织与腹外斜肌筋膜和腹横肌分离开（图5.28，图5.29）。在腹直肌处，各筋膜层相互粘连形成腹直肌鞘，而腹内斜肌筋膜也在这里消失。一侧的腹内斜肌筋膜沿着腹中线加入到对侧的肌肉中，从而形成腹直肌鞘和腹白线。至于腹外斜肌的筋膜，在位于腹直肌鞘处，也是由两层构成：浅层（相当于肌外膜性筋膜）与深层（相当于肌肉的扁平肌腱）。腹内斜肌筋膜和腹横肌均起于腹股沟韧带、髂嵴和胸腰筋膜前层。而起于腹股沟

韧带的一些腹内斜肌筋膜束则呈弓形向下向内，在男性穿过精索或在女性穿过子宫圆韧带后，嵌插并加入腹横筋膜束，共同联结到耻骨嵴和耻骨线上。这些成分构成了腹股沟镰。

3. 腹横肌筋膜

腹横肌是最内部的腹部扁平肌，被肌外膜性筋膜包裹并通过一层疏松结缔组织与腹内斜肌分离开（图5.30，图5.31）。两层肌肉有时会在远端粘连。腹横肌起自腹股沟韧带、髂嵴、胸腰筋膜的前层、下六肋软骨内面直到和膈肌相交错。该层肌肉在前面终止形成一个宽阔的腱膜。腱膜的下层纤维向下向内侧弯曲，嵌插入腹内斜肌的

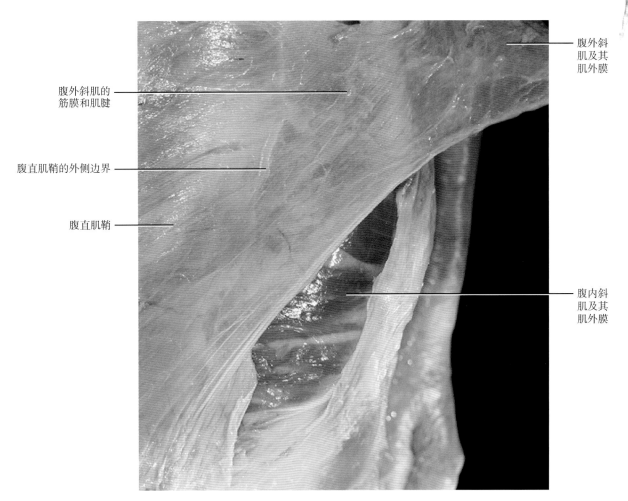

腹外斜肌及其肌外膜

腹外斜肌的筋膜和肌腱

腹直肌鞘的外侧边界

腹直肌鞘

腹内斜肌及其肌外膜

图5.27　将腹外斜肌外侧从底层分离并牵拉。在内侧，由于各筋膜层融合形成腹直肌鞘使得腹外斜肌难以分离

筋膜纤维并与耻骨联合和耻骨联结线形成腹股沟镰。其余的腱膜则横向越过中线交叉到对侧，并形成一个二腹肌样的肌肉将两侧联结。该腱膜通常被描述为：上3/4的部分是位于腹直肌的后面，并且混合到腹内斜肌腱膜前层，下1/4则位于腹直肌前面。据Askar（1977年）和Rizk（1991年）称，腹直肌鞘从后往前移位的纤维比例因人而异，故而弓状线（划定腹直肌鞘后层下界）往往是剥离位点。

4. 腹直肌鞘

腹直肌包含在一个由三层腹前外侧肌筋膜（腹外斜肌、腹内斜肌和腹横肌）构成的肌鞘内。这些肌筋膜在腹直肌侧边融合后，分为两部分，分别从腹直肌前面和后面通过并形成肌鞘（图5.32）。腹部每一块大肌肉都有助于两层腹直肌鞘的形成：扁平的肌腱层和肌外膜性筋膜层使得腹直肌鞘具有感知觉传递和力量传递的双重作用。

> **临床精粹 5.8　腹壁手术切口**
>
> 　　横向弯曲的耻骨上切口优于垂直切口，因为前者和肌纤维以及胶原腱膜束相平行。因此，横切口只是分离该区域的腱膜束而不切断它们；垂直切口不仅破坏腹横肌束，而且损伤所有腹部二腹肌的中部腱膜。

腹外斜肌从上方跨过腹直肌鞘。腹内斜肌在远端跨过腹直肌鞘，在近端则分为两层：浅层跨过腹直肌，深层则从下面通过腹直肌。腹横肌在近端跨过腹直肌，在远端则从下面通过。腹直肌鞘后层的下边界被称作弓状线或者Douglas半环线（图5.33 ~ 5.35）。这是一条出现在脐到耻骨嵴距离大约1/3处的水平线，但具体位置因人而异。Rizk（1991年）证实弓状线不仅是腹直肌后鞘的绝对终止点，也是腹壁下血管穿破腹直肌的位置。

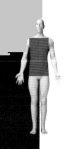

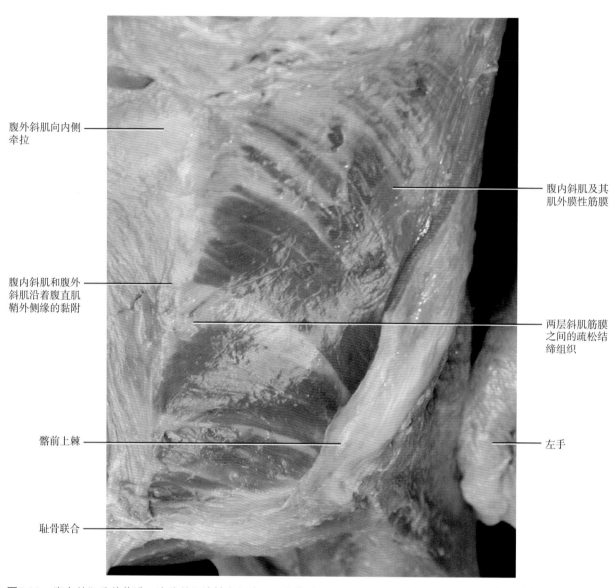

腹外斜肌向内侧牵拉

腹内斜肌及其肌外膜性筋膜

腹内斜肌和腹外斜肌沿着腹直肌鞘外侧缘的黏附

两层斜肌筋膜之间的疏松结缔组织

髂前上棘

左手

耻骨联合

图5.28 腹内斜肌及其筋膜。腹外斜肌被掀向侧边。注意使得两层肌肉的深筋膜可以相互滑动的疏松结缔组织

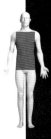

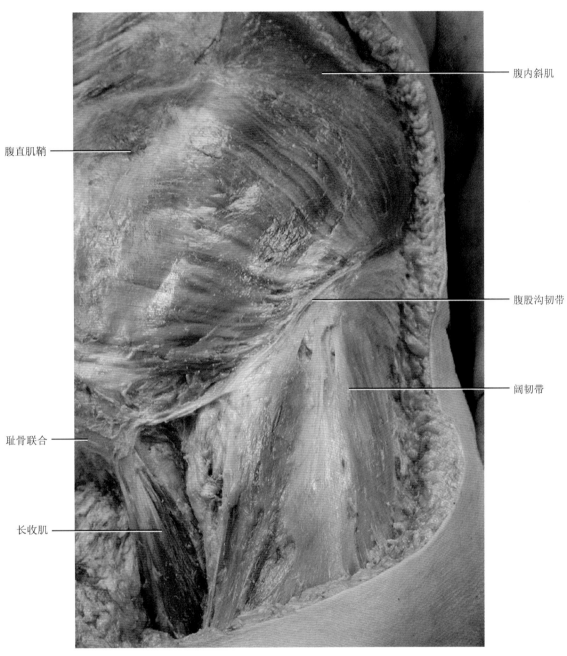

腹内斜肌

腹直肌鞘

腹股沟韧带

阔韧带

耻骨联合

长收肌

图5.29 腹内斜肌被其肌外膜性筋膜包裹。注意它和下肢的深筋膜在腹股沟韧带处相延续。在腹内斜肌筋膜的表面存在着一含有脂肪的薄层疏松结缔组织

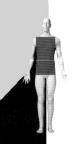

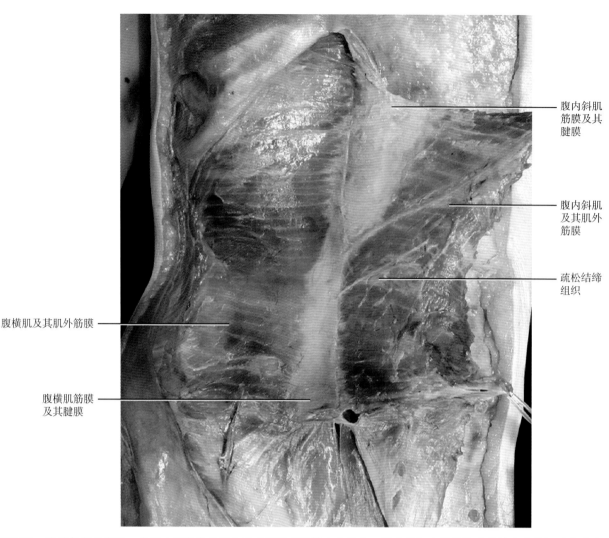

腹内斜肌筋膜及其腱膜

腹内斜肌及其肌外筋膜

疏松结缔组织

腹横肌及其肌外筋膜

腹横肌筋膜及其腱膜

图5.30　腹壁解剖示意图。将腹内斜肌从底层分离直至腹直肌鞘有粘连处。腹内斜肌和腹横肌都是被它们的肌外筋膜所包裹。两层肌肉筋膜之间存在着疏松结缔组织，使得它们可以自主收缩

目前对于腹直肌鞘组成的认识，很大程度上是Askar（1977年）和Rizk（1991年）工作的结果。他们独立报告了腹前壁的解剖观察结果并改变了关于腹直肌鞘的传统观念。他们描述了腹部扁平肌肉的双层结构，并且每一层都向对侧提供纤维成分。据Askar（1977年）称，白线应该更多地被看作是中部腱膜纵横交织的共同区域，而不仅仅是腹部肌肉的嵌插部位。因而，腹直肌鞘被发现是一种厚度不一的三层结构，具有来自腹外斜肌、腹内斜肌和腹横肌的交叉成分。他们描述了腹壁"胶合板样"的排布（类似于我们描述的其他腱膜性筋膜），各层之间有密切的协作却没有实际上的融合，不会对腹壁的自由移动造成干扰

（图5.36）。此外，组织学分析揭示了腹直肌鞘的不同亚层之间有一薄层疏松结缔组织，只在腹白线处完全黏附在一起。沿着腹白线，浅筋膜与深筋膜也是联结在一起的。这些组织结构允许每一层具有自由流动性，使腹直肌鞘具有合成织物一样相当好的变形能力。多种倾斜方向的胶原纤维使腹直肌鞘能够适应躯体的各种运动。由于这种筋膜组织的存在，当屈曲躯体时，皮肤和皮下组织会产生褶皱而腹直肌鞘却不会。中线切口愈合形成的僵硬的瘢痕结构可能会使这一功能丧失。

腹直肌鞘是随着各种肌肉的插入而不断延伸的。很明显，腹部肌肉横向伸展该肌鞘，而在纵向上腹直肌鞘则是随着胸大肌和锥状肌肌筋膜延

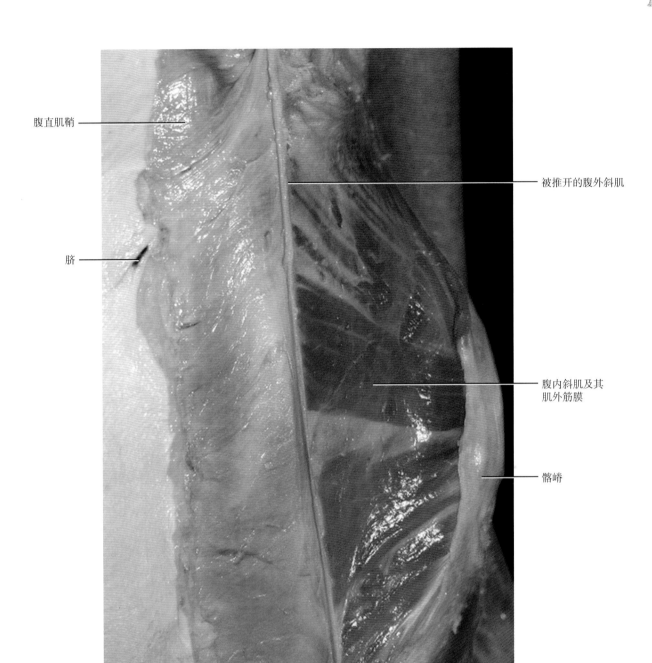

腹直肌鞘

脐

被推开的腹外斜肌

腹内斜肌及其
肌外筋膜

髂嵴

图5.31 腹内斜肌及其筋膜。注意腹直肌鞘（腱膜筋膜）和腹内斜肌肌外筋膜表观上的差异

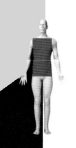

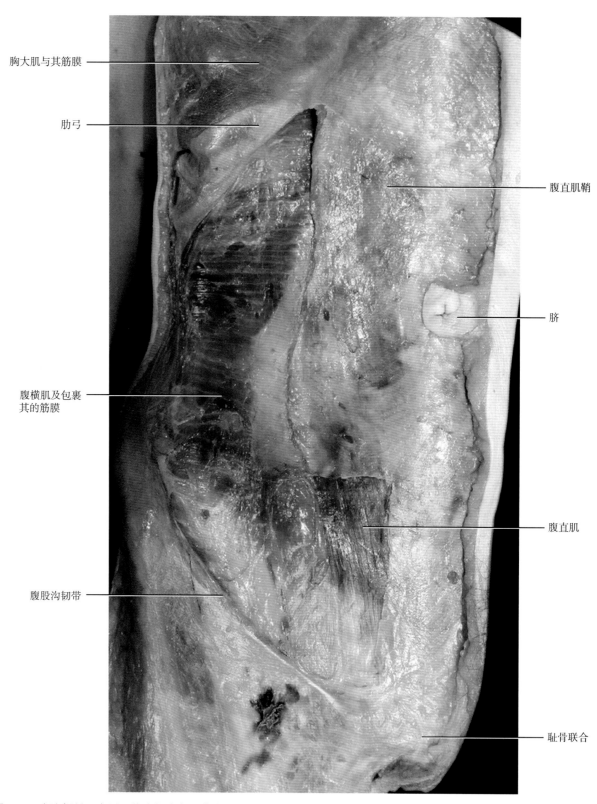

胸大肌与其筋膜

肋弓

腹横肌及包裹
其的筋膜

腹股沟韧带

腹直肌鞘

脐

腹直肌

耻骨联合

图5.32 腹壁解剖示意图。将右侧腹直肌鞘的远端部分移走，显露腹直肌

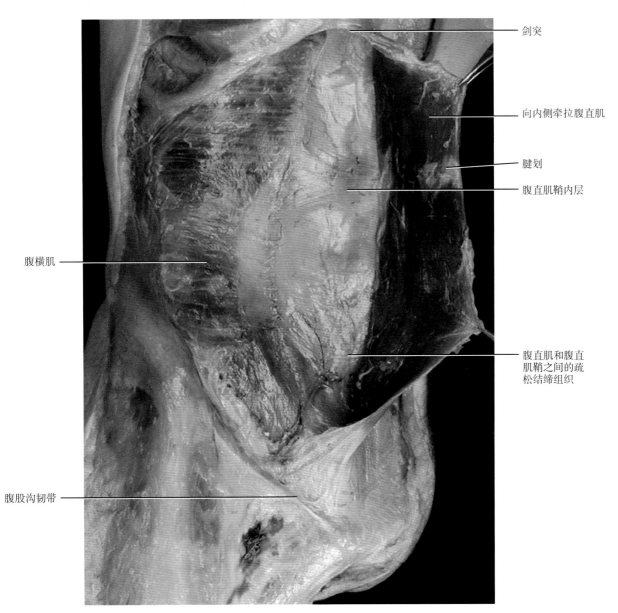

剑突

向内侧牵拉腹直肌

腱划

腹直肌鞘内层

腹横肌

腹直肌和腹直肌鞘之间的疏松结缔组织

腹股沟韧带

图5.33　腹直肌后视图。沿着腹直肌鞘右侧边界切开并打开，将腹直肌翻向内侧。腹直肌被腹白线两侧均分。它也被一些腱划所分割，通常归因于肌节的原始分段，更远端附着点通常是在脐水平。这些腱划在肌肉的后面则没那么明显。在腱划处，肌肉和腹直肌鞘融合，因此，该肌肉成为筋膜张肌。Rizk（1991年）证明，大鼠的腹直肌腱划在大鼠出生后才可见，表明它们代表着多肌腹纵向肌肉的某种中间肌腱

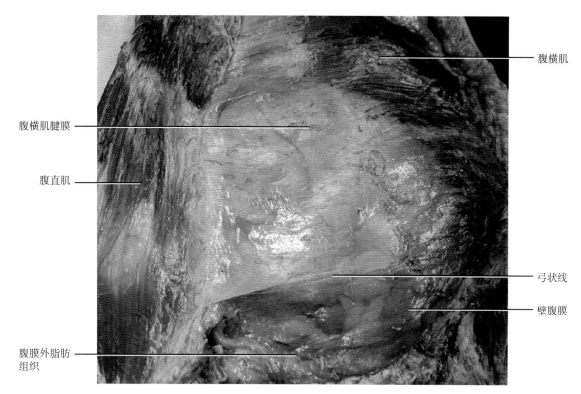

腹横肌

腹横肌腱膜

腹直肌

弓状线

壁腹膜

腹膜外脂肪组织

图5.34 腹壁解剖示意图。移开左侧腹直肌显露弓状线（Douglas半环线）。这是一条水平线，标定了腹直肌鞘后层的下界。弓状线位于脐到耻骨嵴上1/3距离处。但这也因人而异。在弓状线下部，腹内斜肌腱膜和腹横肌腱膜融合并从腹直肌表面（即前方）通过。该条线之下，只有腹膜外脂肪组织存在于壁腹膜和腹直肌之间

伸而拉伸。在近端，腹直肌鞘前层通过胸大肌肌筋膜延伸并在剑突下形成交叉而加强。在远端，由于腹直肌鞘，尤其是被腹白线锥状肌拉紧，故锥状肌也可以看作是筋膜张肌（图5.37）。锥状肌位于腹直肌鞘内部并附着于耻骨和耻骨前韧带，在近端则有筋膜加入到腹白线。

各层肌肉在腹直肌的位置相互融合。有些学者认为腹直肌是浅层肌肉。然而，如果我们考虑到它的胚胎起源和筋膜解剖，那么很明显它和竖脊肌一样是深层肌肉。腹直肌起源于轴下肌肉，与起源于轴上肌肉的竖脊肌相对。在进化中，腹横肌（轴下肌）及其筋膜则构建了围绕内脏腔移动的轴下肌之间连续性。此外，腹外斜肌腱膜向后进入胸腰筋膜的后（或浅）层，向前形成腹直肌鞘的前（或浅）层，腹内斜肌和腹横肌向后进入胸腰筋膜的前层，并向前参与构成腹直肌鞘。因此，胸腰筋膜和腹直肌鞘之间就形成了肌筋膜的连续性，保证了竖脊肌和腹直肌的同步性。因

此，斜肌的每一次收缩，都既能伸展腹直肌鞘，也能拉伸包裹着竖脊肌的胸腰筋膜。这使得这些筋膜变得更加坚硬，有助于增加肌肉收缩力（见临床精粹6.4）。

5. 腹横筋膜（或腹膜前筋膜）

一直以来，腹横筋膜都是争论的对象。据Skandalakis（2006年）等人称，腹横筋膜是腹横肌的肌外膜性筋膜。而Tobin（1946年）等人则认为腹横筋膜是腹膜和腹壁之间的一层筋膜，它形成了腹部、盆部和精索的连续的内衬（图5.39）。他描述了三个层次：内层（腹膜）和消化系统相关；中层（腹横筋膜）嵌入肾上腺、泌尿生殖系统、主动脉和下腔静脉；外层（肌筋膜）是腹横肌的固有筋膜。我们通过解剖显露了腹横肌内表面和腹膜之间的一清晰的筋膜层，在腹部的远端部分尤其明显。这层筋膜通过疏松结缔组织与腹膜分离，结缔组织通常是稀缺的，但在某些位置尤其是后方和骨盆处可能含有大量脂肪。在下

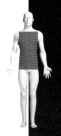

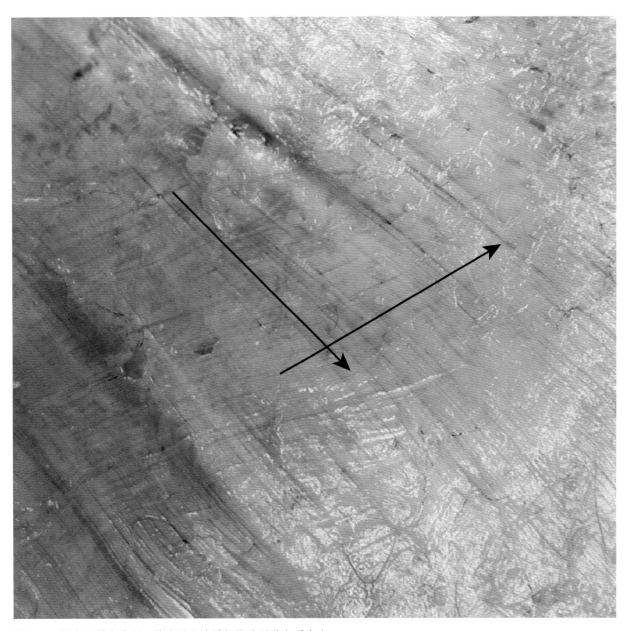

图5.35 腹直肌鞘大体观。箭头显示胶原纤维的两种主要走向

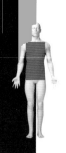

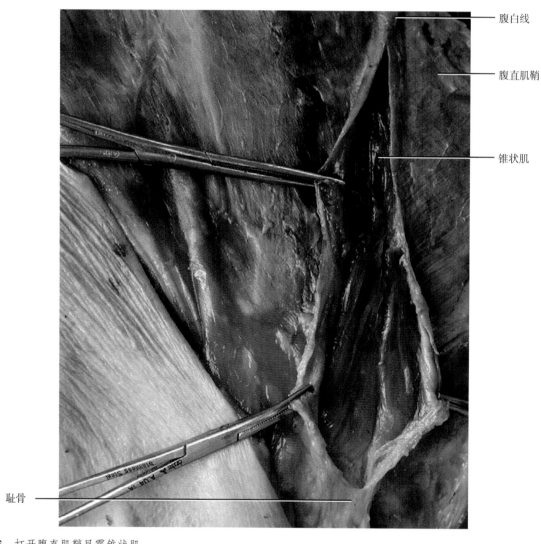

腹白线

腹直肌鞘

锥状肌

耻骨

图5.36　打开腹直肌鞘显露锥状肌

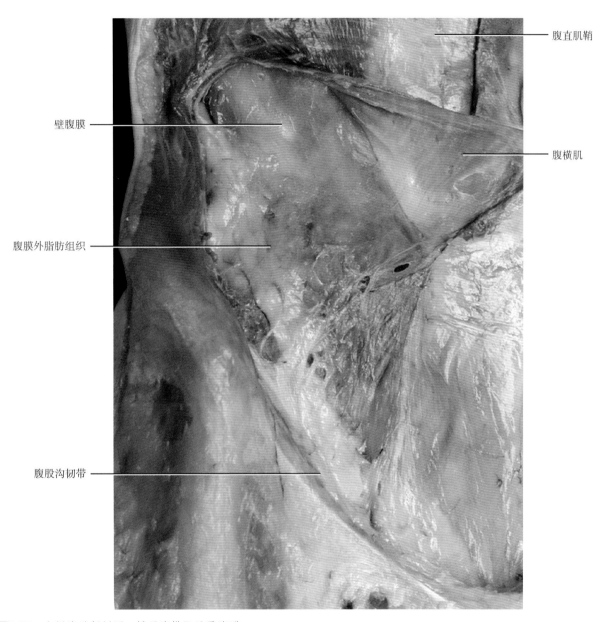

腹直肌鞘

腹横肌

壁腹膜

腹膜外脂肪组织

腹股沟韧带

图5.37　右侧腹壁解剖图。掀开腹横肌显露腹膜

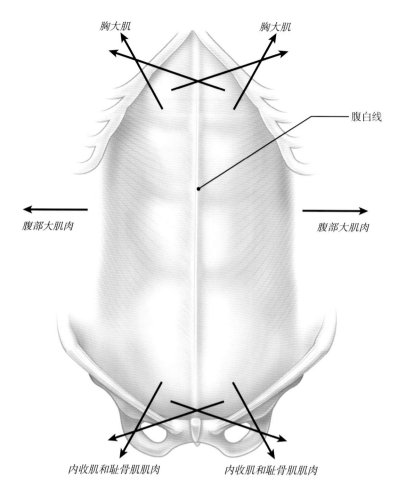

胸大肌　　　　　胸大肌

腹白线

腹部大肌肉　　　　　腹部大肌肉

内收肌和耻骨肌肌肉　　　内收肌和耻骨肌肌肉

图5.38 影响腹直肌鞘的不同肌肉延伸示意图

临床精粹 5.9 腹直肌鞘的重要性

　　腹直肌鞘是各种肌肉力量聚集的区域（图5.38）。插入到腹直肌鞘的各种肌肉长期强直痉挛会引起肌鞘过度紧张，这可能使腹直肌鞘不能很好地适应腹直肌的体积变化。因此，腹壁疼痛可能是由于伸展该肌鞘的某一块肌肉发生了病变。此外，过度训练腹部肌肉可能会降低腹直肌鞘适应多向肌肉收缩的能力。腹横肌薄弱可能会导致前脊柱轴下肌和后脊柱轴上肌协调性的丧失。

方，与盆腔肾上腺膀胱筋膜相延续。据Bendavid（2001年）描述，腹横筋膜对应着膀胱和精索的包裹层（图5.39），并延续到腹股沟管和阴囊。从胚胎学的角度来说，腹横筋膜起源于原始横膈[2]，并且是引导睾丸或卵巢下降到盆腔的要素。

2　原始横膈于胚胎龄22日自间充质的头端开始发育，演变为部分横膈以及前肠的腹侧系膜。

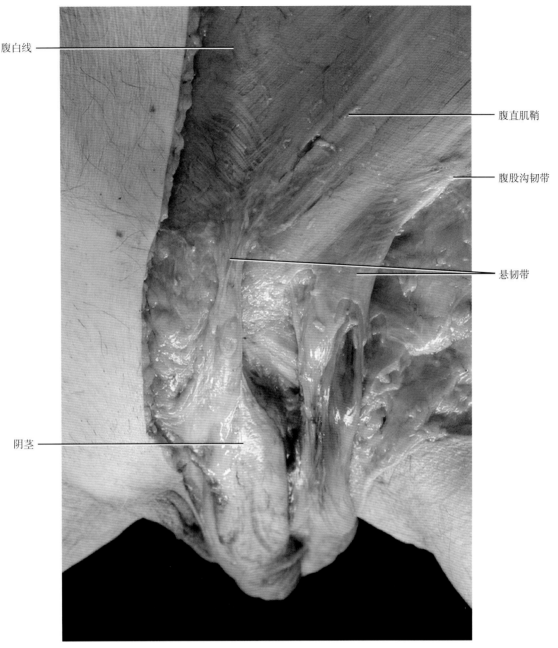

腹白线

腹直肌鞘

腹股沟韧带

悬韧带

阴茎

图5.39 我们在阴囊处发现多层筋膜。睾丸是连同腹部筋膜一起下降的，故而在阴囊处可以发现以下筋膜层：浅筋膜（阴囊筋膜）、精索外筋膜（腹外斜肌筋膜的延续）、精索内筋膜（腹内斜肌和腹横肌筋膜的延续）、包裹睾丸组织的白膜。因为腹腔睾丸之间紧密连接，因此，睾丸区域的疼痛通常是由腹壁病变引起的

参考文献

Apaydin, N., Uz, A., Evirgen, O., Loukas, M., Tubbs, R.S., Elhan, A., 2008. The phrenico-esophageal ligament: an anatomical study. Surg. Radiol. Anat. 30 (1), 29–36.

Askar, O.M., 1977. Surgical anatomy of the aponeurotic expansions of the anterior abdominal wall. Ann. R. Coll. Surg. Engl. 59 (4), 313–321.

Beer, G.M., Varga, Z., Budi, S., Seifert, B., Meyer, V.E., 2002. Incidence of the superficial fascia and its relevance in skin-sparing mastectomy. Cancer 94 (6), 1619–1625.

Bendavid, R., 2001. Abdominal Wall Hernias: Principles and Management, Springer Verlag, New York, pp. 12–19.

Chiarugi, G., 1975. Istituzioni di Anatomia del l'Uomo, vol. 1. Società editrice libraria, Milano, p. 146.

Chopra, J., Rani, A., Rani, A., Srivastava, A.K., Sharma, P.K., 2011. Re-evaluation of superficial fascia of anterior abdominal wall: a computed tomographic study. Surg. Radiol. Anat. 33 (10), 843–849.

183

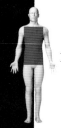

Fourie, J.W., Robb, K.A., 2009. Physiotherapy management of axillary web syndrome following breastcancer treatment: Discussing the use of soft tissue techniques. Physiotherapy 95 (4), 314–320.

Giraldès, Mons, 1851. Anatomie chirurgicale de la region mammaire, Bull, de la Soc. de chir, Paris.

Karmakar, M.K., Chung, D.C., 2000. Variability of a thoracic paravertebral block. Are we ignoring the endothoracic fascia? Reg. Anesth. Pain Med. 25 (3), 325–327.

Kumaki, K., Yamada, M., Kumaki, S., Miaki, K., Kodama, K., Kawai, K., 1979. The extramural nerves on the thoracic region. Acta Anat. Nippon 54, 226–227.

Langer, K., 1862. Zur Anatomie und Physiologie der Haut, vol. II. Uber die Spaltbarkeit der Cutis. Die Spannung der Cutis. Sitzungsberichte der Mathematisch-naturwissenschaftlicher Classe der Kaiserlichen Akademie der Wissenschaften. Wien. 45: 133.

Moskovitz, A.H., Anderson, B.O., Yeung, R.S., Byrd, D.R., Lawton, T.J., Moe, R.E., 2001. Axillary web syndrome after axillary dissection. Am. J. Surg. 181 (5), 434–439.

Naja, M.Z., Ziade, M.F., El Rajab, M., El Tayara, K., Lönnqvist, P.A., 2004. Varying anatomical injection points within the thoracic paravertebral space: effect on spread of solution and nerve blockade. Anaesthesia 59 (5), 459–463.

Nguyen, H.V., Nguyen, H., 1987. Anatomical basis of modern thoracotomies: the latissimus dorsi and the "serratus anterior-rhomboid" complex. Surg. Radiol. Anat. 9 (2), 85–93.

Rizk, N.N., 1980. A new description of the anterior abdominal wall in man and mammals. J. Anat. 131 (3), 373–385.

Rizk, N.N., 1991. The arcuate line of the rectus sheath – does it exist? J. Anat. Apr, 175, 1–6.

Ruge, G., 1905. Der Hautrumpfmuskel der Saugetiere: der M. sternalis und der Achselbogen des Menschen. Morph. Jahrb. 33, 379–531.

Sato, T., Hashimoto, M., 1984. Morphological analysis of the fascial lamination of the trunk. Bull. Tokyo Med. Dent. Univ. 31 (1), 21–32.

Scarpa, A., 1809. Sull'ernie memorie anatomo-chirurgiche, first ed. Reale Stamperia, Milano.

Scarpa, A., 1819. Sull'ernie memorie anatomo-chirurgiche, second ed. Stamperia Fusi e Compagno, Pavia.

Sebastien, C., Regnier, M., Lantieri, L., Pétoin, S., Guérin-Surville, H., 1993. Anterolateral thoracic fascia: an anatomic and surgical entity. Surg. Radiol. Anat. 15 (2), 79–83.

Skandalakis, P.N., Zoras, O., Skandalakis, J.E., Mirilas, P., 2006. Transversalis, endoabdominal, endothoracic fascia: Who's who? Am. Surg. 72 (1), 16–18.

Singer, E., 1935. Fasciae of the human body and their relations to the organs they envelop, Williams & Wilkinns Company, Baltimore.

Sterzi, G., 1910. II tessuto sottocutaneo (tela subcutanea), Luigi Niccolai, Firenze, pp. 1–50.

Stopar Pintaric, T., Veranic, P., Hadzic, A., Karmakar, M., Cvetko, E., 2012. Electron-microscopic imaging of endothoracic fascia in the thoracic paravertebral space in rats. Reg. Anesth. Pain Med. 37 (2), 215–218.

Testut, J.L., Jacob, O., 1905. Précis d'anatomie topographique avec applications medico-chirurgicales, vol. II. Gaston Doin et Cie, Paris, p. 184.

Tobler, L., 1902. Der Achselbogen des Menschen, ein Rudiment des Panniculus carnosus der Mammalier. Morph. Jahrb. 30 (3), 453–507.

Tobin, C.F., Benjamin, J.A., Wells, J.C., 1946. Continuity of the fascia lining the abdomen, pelvis and spermatic cord. Surg. Gynecol. Obstet. 83 (5), 575–596.

书目

Deschenes, D., Couture, P., Dupont, P., Tchernof, A., 2003. Subdivision of the subcutaneous adipose tissue compartment and lipid–lipoprotein levels in women. Obes. Res. 11 (3), 469–476.

Dugan, D.J., Samson, P.C., 1975. Surgical significance of the endothoracic fascia: The anatomic basis for empyemectomy and other extrapleural technics. Am. J. Surg. 130 (2), 151–158.

Gaughran, G.R., 1964. Suprapleural membrane and suprapleural bands. Anat. Rec. Apr; 148, 553–559.

Kent, G.C., 1978. Comparative Anatomy of the Vertebrates, Mosby Co, Saint Louis, pp. 333–334.

Markman, B., Barton, F.E., 1987. Anatomy of the subcutaneous tissue of the trunk and lower extremity. Plast. Reconstr. Surg. 80 (2), 248–254.

Saito, T., Den, S., Tanuma, K., Tanuma, Y., Carney, E., Carlsson, C., 1999. Anatomical bases for paravertebral anesthetic block: fluid communication between the thoracic and lumbar paravertebral regions. Surg. Radiol. Anat. 21 (6), 359–363.

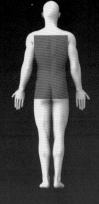

第六章
背部筋膜

一、引言

本章研究背部浅、深筋膜之间的关系，着重讨论胸腰筋膜。背部筋膜自枕骨上项线延伸至腰骨盆区，与背部肌群一起，形成了特征随定位而变化的多层肌筋膜结构。三层肌筋膜的定义与躯体前部类似。在本章中将分析腹部和背部筋膜的关系。在本章后部将提及肌外膜和腱膜性筋膜。胸腰筋膜作为功能重要的腱膜性筋膜，在躯干与四肢间的负重传递以及帮助保持腰骶区域稳固中扮演着重要的角色。

二、浅筋膜

背部解剖显示，浅筋膜位于皮下脂肪组织中，富含纤维和脂肪（图6.1）。浅筋膜菲薄，于后背的近中部更甚，而斜方肌上的深筋膜也较薄，黏附于肌肉。故此区的浅筋膜常与深筋膜混淆。总体把握筋膜层次，对于理解这些差异并给躯体筋膜正确分类十分重要。事实上，浅筋膜为一层覆盖于躯干周围的纤维弹性膜，可从颈部至尾部的皮下组织中分离出来。这层膜可延续为胸腹部的浅筋膜。

Abu-Hijleh等（2006年）研究发现不同人的背部浅筋膜的厚度有显著差别，总体上女性的更薄。大部分区域的背部浅筋膜均富含脂肪组织，脂肪细胞通常分布于浅筋膜的纤维组织中，使浅筋膜呈现多层形态。Abu-Hijleh等（2006年）证实，相邻皮下层的胶原纤维走向的相互垂直。Sterzi（1910年）证实躯干浅筋膜的纤维在内部增厚。这些胶原纤维束形成于背部，沿头尾方向斜行至躯干前部。Langer（1862年）描述，这些浅筋膜纤维的分布加固了相应真皮层的长纤维。此外，一些横纹肌纤维嵌在躯干浅筋膜中。特别是，肛门周围的横纹肌组织井然、走行独特，形成了肛门括约肌。

背部的浅层脂肪组织整体较薄且分布均匀，但有部分区域性的变化。而深层脂肪组织可有实质性加厚（尤其是侧腰区），也可菲薄，甚至在骶区缺如（图6.2，图6.3）。骶区脂肪组织的缺如与溃疡形成有关。

Saito和Tamura（1992年）在一组日本年轻女性中，分别测量了躯干215个不同位置的皮脂厚度。其皮脂厚度的平均值为9.8 mm（±1.5 mm）。在臀部、胸部和腹部的皮脂厚度值较大，在背

临床精粹6.1　骶骨浅筋膜及其在溃疡形成中的作用

压力性溃疡（压疮）是使用轮椅、躯体直立障碍和运动功能障碍的人群中的常见疾病。一般认为压疮是由于表皮长期、过度受压导致的缺血性损伤。但界面压力和压疮发展之间并未建立联系，且暂未发现与压疮发展有关的临床压力阈值。Thorfinn等（2009年）发现，皮肤和深部组织在压疮的早期发展中均受累。他们证明了覆盖于坐骨结节的皮下脂肪组织在坐位时处于缺血状态。Bergstrand等（2010年）证明，骶区的外部压力导致了血管闭塞。闭塞首先出现在浅表血管，只有当压力足够大时，才会累及深部组织层。笔者未查找到有关浅筋膜对压力响应的文献，但我们认为随着对皮下组织认识的不断加深，以及对浅筋膜在皮肤血管化作用的了解，关于压疮的形成将会有更明晰的解释。

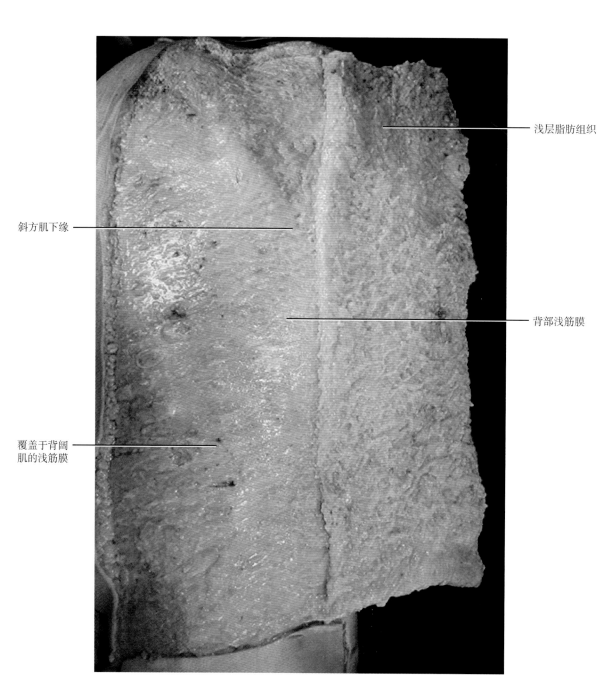

浅层脂肪组织

斜方肌下缘

背部浅筋膜

覆盖于背阔
肌的浅筋膜

图6.1 背部浅筋膜。左侧皮肤和浅层脂肪组织已被移除。浅筋膜如纤维层，覆盖整个背部

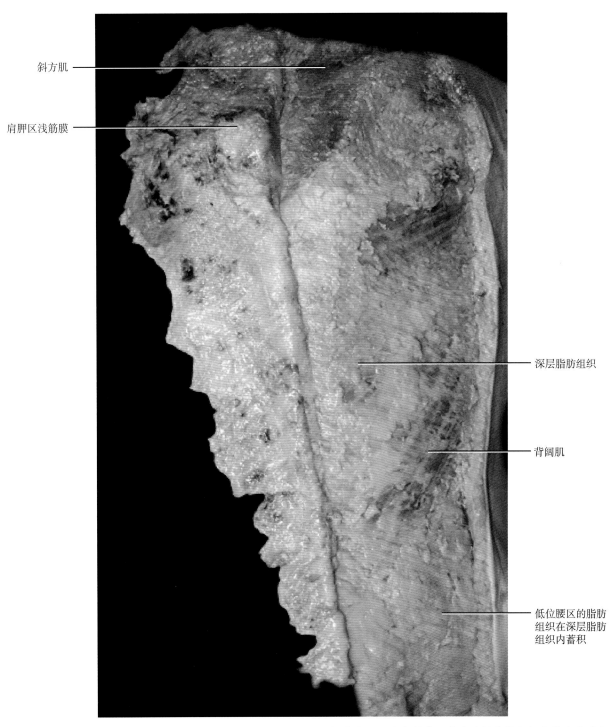

斜方肌

肩胛区浅筋膜

深层脂肪组织

背阔肌

低位腰区的脂肪组织在深层脂肪组织内蓄积

图6.2 背部浅筋膜。浅筋膜已被提起以显示深层脂肪组织。深层脂肪组织分布稀薄且多由疏松结缔组织和脂肪小叶组成。低位腰区的深层脂肪组织更薄，形成重要的脂肪组织蓄积

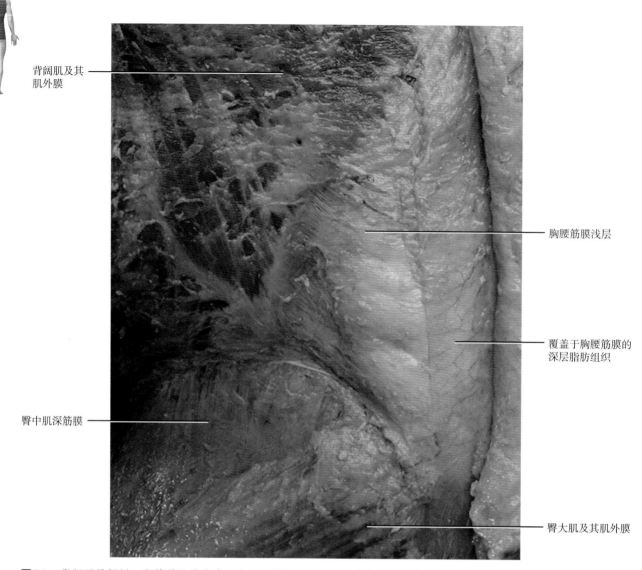

背阔肌及其
肌外膜

胸腰筋膜浅层

覆盖于胸腰筋膜的
深层脂肪组织

臀中肌深筋膜

臀大肌及其肌外膜

图6.3　背部深层解剖。浅筋膜已被移除，以显示深层脂肪组织。在浅筋膜和胸腰筋膜浅层之间，深层脂肪组织仅为一薄层疏松结缔组织，使两层筋膜可相对滑动

部较小。肥胖和消瘦样本的差异主要体现在腹部区域，而非在胸部或是躯干后部。Murakami等（1999年）发现，皮脂厚度会随年龄增长而增加，尤其在躯干较低部位，如腰部和臀下部。年长者在这些区域的围度不会因体重下降而改变，正是因为肌肉组织的萎缩被皮下脂肪的增长所平衡了。

　　浅筋膜借棘突黏附于深筋膜（图6.4）。在胸部，皮下支持带由许多分隔不超过1 mm的间隔形成，随后插入棘上韧带。浅、深筋膜的联系由此建立。小间隔沿头尾方向斜行。在第1胸椎水平，浅筋膜横跨脊柱延续到对侧浅筋膜（图6.5）。此处的浅筋膜菲薄且血供丰富。腰区深层的蒲扇形纤维束从棘突尖开始形成。在L2～L3上部，沿中

线附近深层脂肪组织富含疏松结缔组织，两侧的浅筋膜相连成为单层（图6.6）。最终，大量骶区垂直纤维层在中线与浅筋膜相延续。

　　沿棘突纵向黏附的浅筋膜将皮下组织分为功能独立的两半，但同时在胸腰区，存在特定区域使身体两半的组织相连。浅筋膜也沿肩胛骨下缘（图6.7）和髂嵴，部分黏附于深筋膜。这些出现于前部和后部横向黏附的浅筋膜，可将皮下组织分为几段以利于颈部、躯干和骨盆形成。

　　根据肩胛区浅筋膜的不同特征，可将一层强大且富含血管的弹性纤维称为胸背筋膜。胸背筋膜对于皮肤和皮下组织的血液循环至关重要，常在整形外科手术中用作筋膜皮瓣。肩胛区域的皮

棘突　　　　　　　　　　　　提起并沿脊柱牵引背部浅筋膜

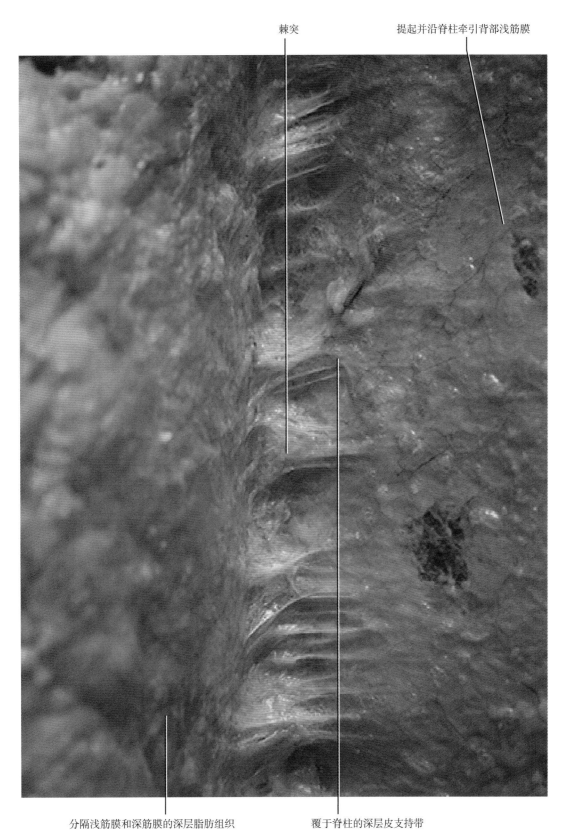

分隔浅筋膜和深筋膜的深层脂肪组织　　　　　　覆于脊柱的深层皮支持带

图6.4　浅筋膜黏附于棘突的大体观。该黏附层将皮下组织分为躯体两侧的两部分

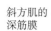

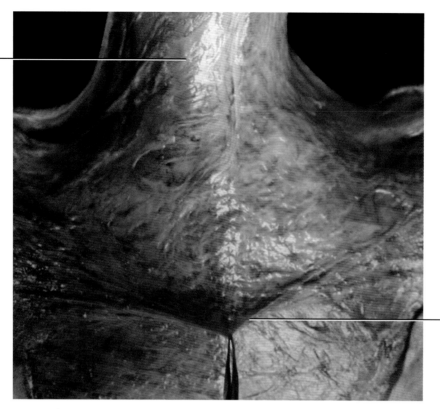

斜方肌的
深筋膜

在肩胛区提
起的浅筋膜

图6.5　胸部后面观。皮肤和浅层脂肪组织已被除去以显示肩胛区的浅筋膜。止血钳夹起的为正中线上的浅筋膜。该浅
筋膜血管分布丰富，富有弹性，薄且韧。在肩胛区，浅筋膜穿过正中线联结身体两侧

下组织作为人类少有的棕色脂肪区之一，也十分
重要。根据Gil等（2011年）研究发现，功能性棕
色脂肪组织在人体的定位为颈部、锁骨上部、纵
隔和肩胛内部。棕色脂肪组织在体内可以有效代
谢，并将能量直接转化为热量。因此，棕色脂肪
组织对于体温调节具有重要意义。

三、深筋膜

　　背部筋膜结构较为复杂。背部含有腱膜、腱
膜性筋膜和许多肌外膜，各自分布于三种不同的
肌纤维层。需牢记筋膜和腱膜的区别。腱膜是一
种扁平的肌腱，胶原纤维平行排列于其中。这种
纤维排列方式可以抵抗一定程度的外力。例如竖
脊肌在远端插入骶骨的部分，胶原纤维均呈纵向
排列。深筋膜具有多层结构，胶原纤维以不同方
向排列于其中，故可承受来自不同方向的压力。
肌外膜较薄且黏附于肌肉，例如斜方肌的肌外
膜。腱膜性筋膜更薄，可由底层肌肉分离。最典

型的例子即为腱膜表面的筋膜。肌外膜和腱膜性
筋膜都可以沿着肌筋膜平面传输外力。相较于肌
外膜传输的外力（数克），腱膜性筋膜可传输更大
的外力（数千克）。在肌外膜覆盖的区域，肌肉和
筋膜相互盘绕，很难将两者分离。

　　背部的肌肉–筋膜结构可分为以下三层（图
6.8）：浅层、中层和深层。

　　在这些肌肉–筋膜层之间，相邻层次的合并
处，可以见到具有重要意义的"融合线"。这些融
合线可以协调不同肌群的功能。本章后部将描述
几条主要的融合线。

（一）背部深筋膜浅层

　　背部深筋膜的浅层包裹斜方肌、背阔肌和臀
大肌（图6.9，图6.10），包括胸腰筋膜的后层。这
些肌肉的筋膜均为来源于肌肉间隔（肌外膜）的
薄纤维层，牢固黏附于深层肌肉。这层筋膜附着
于枕骨上项线以上的颅骨。在中线附着于所有C4
至L4椎骨的项韧带、棘上韧带和棘突。

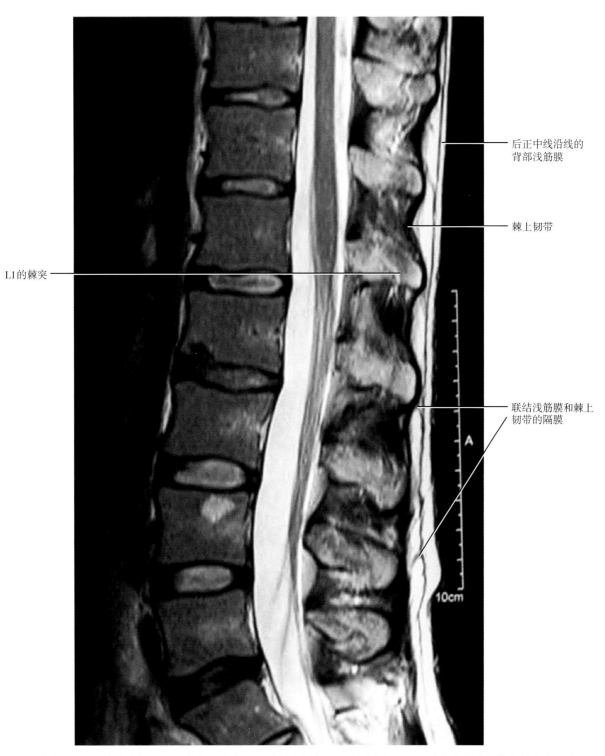

后正中线沿线的
背部浅筋膜

棘上韧带

L1的棘突

联结浅筋膜和棘上
韧带的隔膜

10cm

图6.6 脊柱MRI。浅筋膜清晰可见,为皮下脂肪组织(白色)内一正中黑色线。可见联结浅筋膜和棘上韧带的隔膜

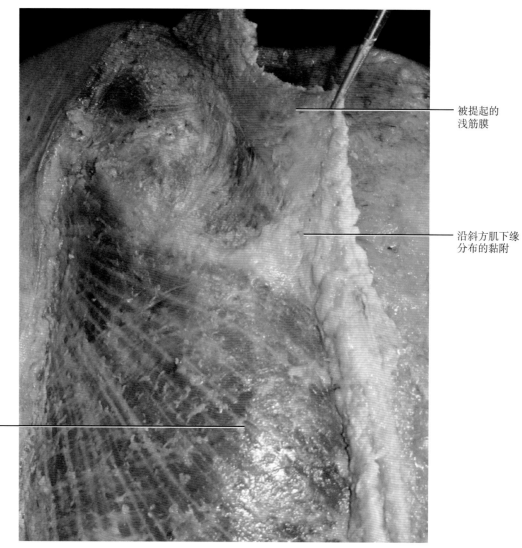

被提起的
浅筋膜

沿斜方肌下缘
分布的黏附

背阔肌及覆于其
表面的腱膜

图6.7 斜方肌后缘水平的浅筋膜和深筋膜间的横向黏附

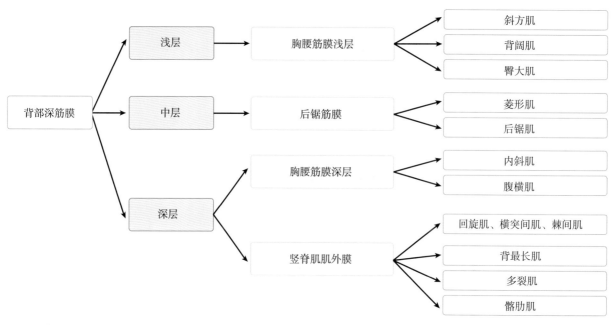

图6.8 背部深筋膜图表

临床精粹 6.2　肩胛皮瓣

在肩胛区，浅筋膜变得更薄且连接左右两侧身体。因其强度高、适应性强且富含血管，整形外科医生将此区域筋膜称为肩胛皮瓣，并将之用为筋膜皮瓣。Nassif等（1982年）第一次描述了该皮瓣由旋肩胛血管的终支，即皮下肩胛供血。该血管平均直径为1 mm，该皮瓣主要由浅表的背部筋膜组成。Kim等（1987年）提出可将背胸筋膜作为没有上覆皮肤和皮下组织的游离皮瓣（筋膜皮瓣）进行移植。该区域背胸筋膜的血管化、弹性和厚度使其成为可以促进伤口闭合的良好皮瓣。根据Aharinejad等（1998年）描述，该皮瓣也可被用于患有慢性静脉功能不全和皮肤溃疡的患者。事实上，该皮瓣的微血管床中有含肌纤维的静脉瓣，可利于静脉回流。大量小型的静脉瓣会导致下肢缺血，因此，临床上可使用游离肩胛皮瓣成功治疗下肢皮肤溃疡。此外，由于该筋膜厚度适宜且可以随皮瓣的机械负荷进行自我调适，所以该皮瓣对力的承载能力较强。此外，该皮瓣可以轻易黏附于底层平面。故推荐该皮瓣用于足跟和其他需具有与底层较好整合的区域。Sonmez等（2003年）也发现，在足部承重皮肤的重建上，和使用肌皮瓣相比，使用该筋膜的疼痛和溃疡的发生明显较少（$p<0.05$）。该筋膜群的唯一缺点就是筋膜瓣没有神经分布，但是根据作者组织学研究，该区浅筋膜的神经分布良好。此研究也许将促进该皮瓣的制备和使用。

随后在颈部，背部深筋膜的浅层延续为颈部深筋膜，包裹斜方肌和胸锁乳突肌。在肩部，该筋膜附着于肩胛冈和肩峰，向下延续为三角肌的筋膜，向前延续为腋筋膜和胸肌筋膜。在腹部，该筋膜覆盖于腹外斜肌之上，向下附着于髂嵴。

（二）背部深筋膜中层

背部深筋膜中层由薄肌肉形成，有菱形肌和下后锯肌及它们的筋膜（图6.11）。下后锯肌比菱形肌更深，形成部分分开的筋膜层：锯肌筋膜。菱形肌的筋膜滑行于肩胛骨内侧缘：浅层延续为冈下肌和冈上肌的筋膜，深层延续为前锯肌的筋膜。在下部，菱形肌筋膜延续为颈夹肌和提肩胛肌的筋膜（颈部深筋膜的中层）（图6.12）。

在内侧，背部深筋膜中层附着于棘突和棘间韧带，随后延长附着于肋角，延续为前锯肌筋膜

和锁胸筋膜。背部深筋膜中层也与冈上肌筋膜、冈下肌筋膜和上肢筋膜有联系。

锯肌筋膜

该筋膜（图6.13）为包裹下后锯肌和上后锯肌的纤维层，在表层肌肉之间形成了利于滑动的独特纤维肌肉层。该层通过脊柱部位的伸肌联结脊柱。该层筋膜完全嵌入肌肉，两者无法剥离。Testut（1905年）认为下后锯肌在力量上来说，更像是筋膜而不是肌肉。上、下后锯肌的肌纤维具有多重走行方向。浅筋膜纤维多数斜向走行，由上下肢以及躯干前后两部分合成走行。深部纤维多数纵向走行，对于保持姿势和抵抗重力更为重要。锯肌筋膜部分附着于肋骨，部分延续为前锯肌筋膜（图6.14）。因此，在前锯肌筋膜和后锯肌（比前锯肌更深）筋膜之间、肩胛骨以下，形成了一个利于滑行的平面。随后两筋膜融合，在前后锯肌之间形成功能更加完善的一层肌肉筋膜。肩胛骨以下的滑行平面对肩胛骨的正常运动很必要。远端的锯肌筋膜与胸腰筋膜浅层内面融合。

（三）背部深筋膜深层

该层包括胸腰筋膜深层和包绕竖脊肌的筋膜（图6.15，图6.16）。胸腰筋膜深层为腱膜性筋膜，竖脊肌由肌外膜包覆。对竖脊肌筋膜间室的研究揭示，只有棘间肌和多裂肌肌腹具有清晰可见的筋膜间室。其他所有竖脊肌均混杂于一起，难以清晰地分开各自的肌腹。

（四）胸腰筋膜

由于大量关于胸腰筋膜的文献描述中不同的作者倾向于使用不同的命名，这使得生物力学研究的解释变得困难，本部分将适当提及。

大多数学者认同胸腰筋膜是一个重要结构，可作为来自背阔肌和臀大肌的约束外力，轴上肌（棘间肌）和轴下肌（前躯干肌）均收于此（图6.17）。然而，一些作者偏向于使用胸腰筋膜的双层模型，另一些则偏向三层模型（Willard等，2012年）。三层模型理论和双层模型理论相似，但三层模型中，深层是由经过腰方肌深层的筋膜构

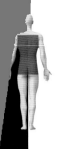

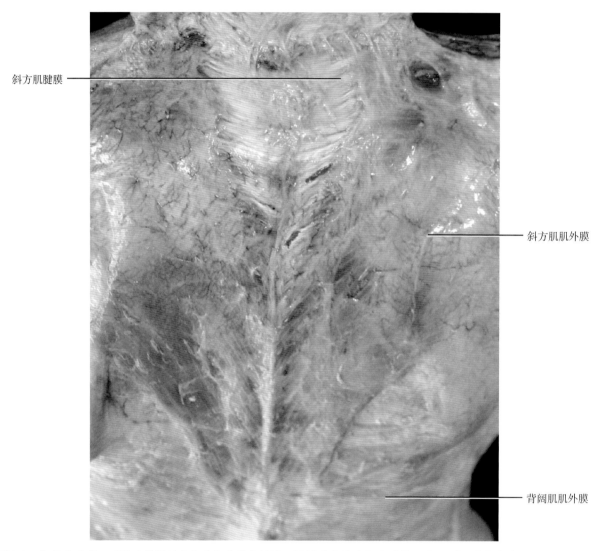

斜方肌腱膜

斜方肌肌外膜

背阔肌肌外膜

图6.9 胸部后面观。可同时辨别斜方肌的肌外膜和腱膜。腱膜联结斜方肌和脊柱，在L1到L4节段尤为明显。肌外膜包裹斜方肌，延续为腱膜，穿过脊柱，延续为对侧肌外膜。故在两侧斜方肌间存在一膜性联结，可在两肌肉对称收缩时辅助控制外周运动

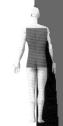

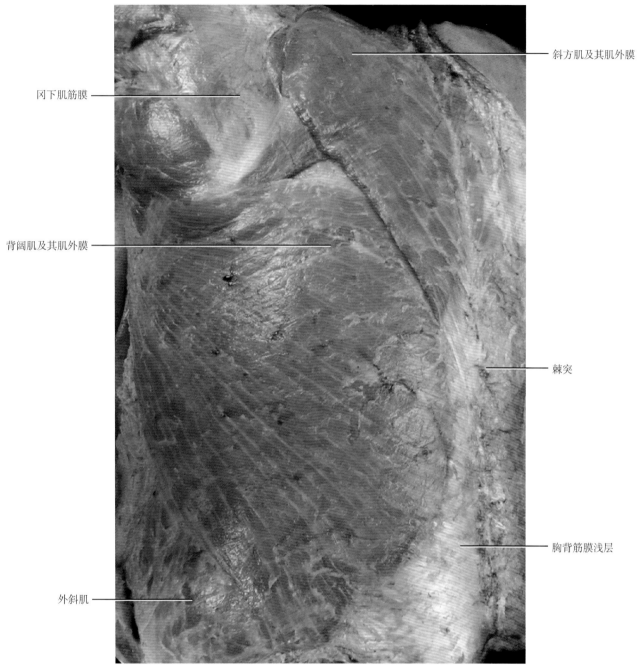

冈下肌筋膜

斜方肌及其肌外膜

背阔肌及其肌外膜

棘突

胸背筋膜浅层

外斜肌

图6.10　背部解剖。皮下组织已被移除，以显示由背部深筋膜浅层包裹的肌肉。该肌筋膜层由斜方肌、背阔肌、外斜肌和臀大肌及它们的筋膜组成

195

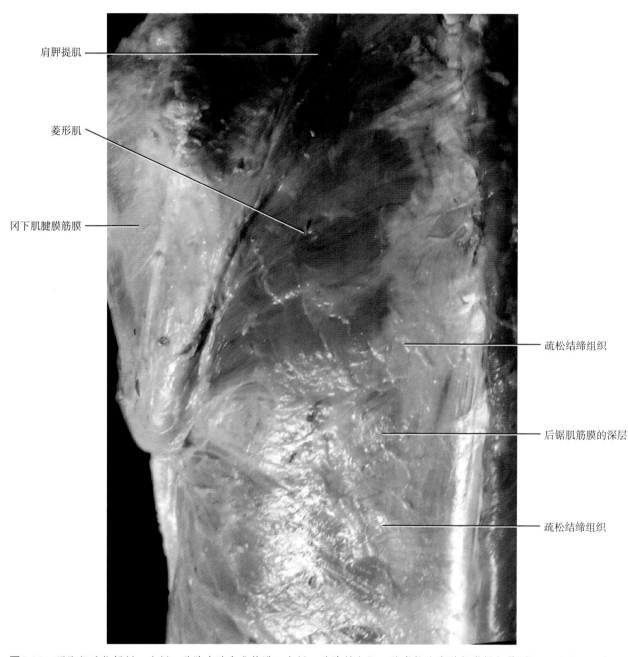

肩胛提肌

菱形肌

冈下肌腱膜筋膜

疏松结缔组织

后锯肌筋膜的深层

疏松结缔组织

图6.11 颈胸部后位解剖。右侧：移除皮肤和浅筋膜。左侧：移除斜方肌，从脊柱分离并轻微提起菱形肌，以显示颈夹肌筋膜、斜方肌筋膜和后锯肌筋膜之间的连续性

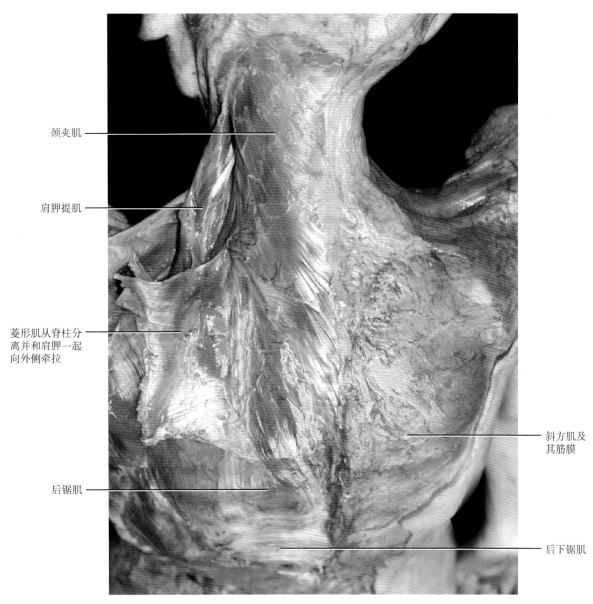

颈夹肌

肩胛提肌

菱形肌从脊柱分离并和肩胛一起向外侧牵拉

斜方肌及其筋膜

后锯肌

后下锯肌

图6.12 颈胸部后位解剖。右侧：移除皮肤和浅筋膜。左侧：移除斜方肌，从脊柱分离并向外侧牵拉菱形肌，以显示颈夹肌筋膜、斜方肌筋膜和后锯肌筋膜之间的连续性

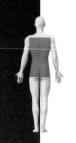

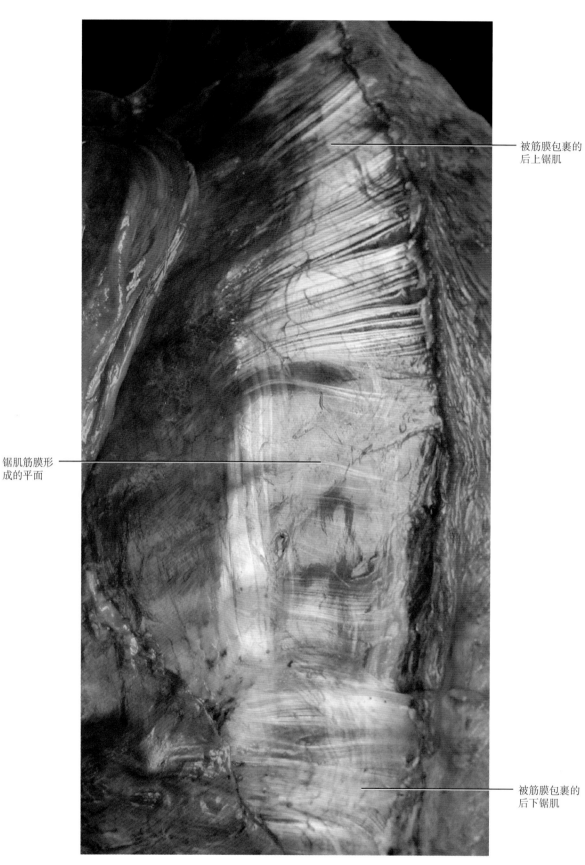

被筋膜包裹的
后上锯肌

锯肌筋膜形
成的平面

被筋膜包裹的
后下锯肌

图6.13 背部解剖。移除菱形肌以显示锯肌筋膜。锯肌筋膜包覆于表层和后下锯肌，并在这些浅筋膜间形成一平面，该平面内有斜向纤维，且深层肌肉内有纵向纤维

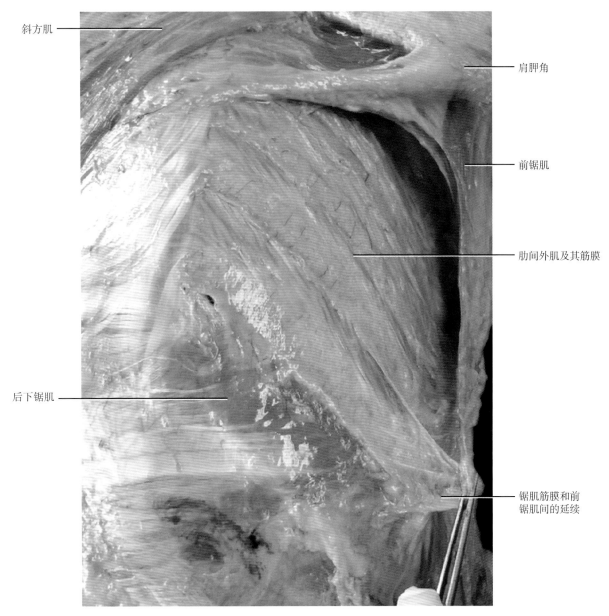

斜方肌

肩胛角

前锯肌

肋间外肌及其筋膜

后下锯肌

锯肌筋膜和前锯肌间的延续

图6.14　背部后外侧观，右侧。止血钳提起的是前锯肌，在后下锯肌筋膜上形成了数条力线。当前锯肌收缩，该筋膜得以随之拉伸

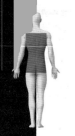

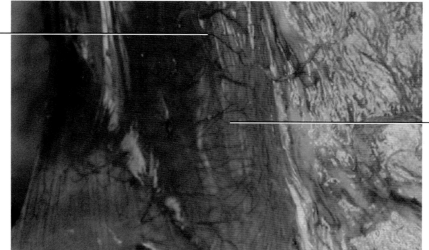

竖脊肌 ——

胸腰筋膜浅层和
竖脊肌之间的疏
松结缔组织

沿正中线切开
胸腰筋膜浅层
并向外侧牵拉 ——

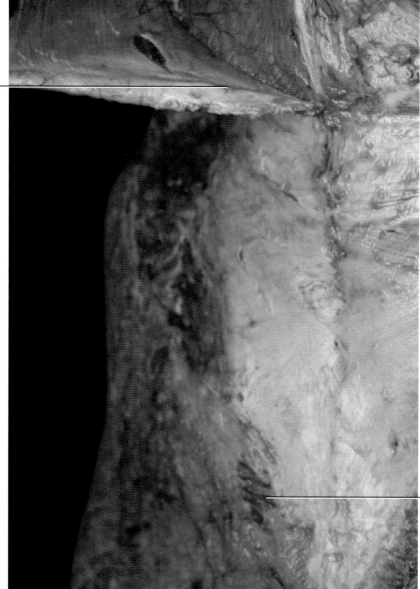

臀大肌浅筋膜
嵌入胸腰筋膜

图6.15 腰区后面观。已移除皮下组织以显示胸腰筋膜。沿正中线切开胸腰筋膜的浅层并轻轻提起。在胸腰筋膜浅层和
竖脊肌之间，可见疏松结缔组织。该疏松结缔组织内有胸腰筋膜和肌肉嵌入（具有斜向纤维的背阔肌），使竖脊肌（随
其纵向纤维方向）自由运动

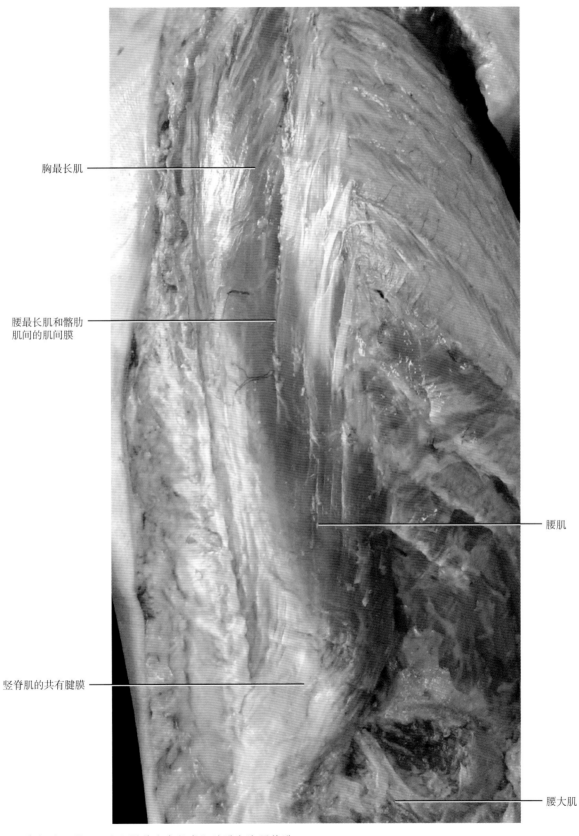

胸最长肌

腰最长肌和髂肋
肌间的肌间膜

腰肌

竖脊肌的共有腱膜

腰大肌

图6.16　背部后面观。无法沿骶骨分离竖脊肌腱膜和胸腰筋膜

成。在双层模型中的深层相当于三层模型中的中层。三层模型的中层着附于横突，由腰方肌的浅层筋膜和腹肌腱膜构成，主要是腹内斜肌和腹横肌的腱膜。（Schuenke等，2012年）（图6.18）。

胸腰筋膜的双层模型提出浅层覆盖于棘间肌的后面，而深层位于棘间肌和腰方肌之间。在双层模型中，腰方肌的深层筋膜被当作腹壁筋膜（尤其是腹横肌）的延伸。腹横肌及其筋膜将腹直肌与腰方肌和腰大肌联结起来。这样，所有腹部的轴下肌均相互联系。

笔者更倾向于双层模型，因为腰方肌的深层筋膜从大体表观和组织学特征上均明显区别于胸腰筋膜。腰方肌深层筋膜很薄（0.10 mm，变化范围0.06～0.14 mm）（Barker和Briggs，1999年），且不能如胸腰筋膜一样，向脊柱胸腰段传递张力。从功能上说，与胸腰筋膜相比，腰方肌的深层筋膜与骨盆的筋膜（髂腰肌筋膜）和腹部的筋膜（腹横肌肌外膜）相关性更大。

在此分析之上，笔者使用双层模型描述胸腰筋膜。胸腰筋膜浅层是躯干深筋膜的浅层，其深层是躯干深筋膜的深层。

胸腰筋膜浅层位于腰区的皮下组织（浅筋膜）以下。它连接了背阔肌和臀大肌，同时也是腹外斜肌的一部分，斜方肌穿行而过（图6.19～6.22）。该膜内面与后锯肌（中层）腱膜以及竖脊肌腱膜融合。在远端，该膜与髂前上棘相连，附于髂嵴，附着于背部较长的骶髂韧带。

胸腰筋膜浅层附着于L4水平的棘上韧带和棘突。L4尾端的胶原纤维束穿行至对侧，附着于骶骨、髂后上棘和髂嵴。臀大肌和对侧背阔肌可通过胸腰筋膜浅层存在一定的联系。在运动和胸腰筋膜紧张时，这两块肌肉一同管理对侧的力。因此，这两块肌肉对于躯干的旋转与底位腰椎和骶髂关节的建立十分重要。由于背阔肌和臀大肌的肌纤维走行方向不同，故在胸腰筋膜浅层会出现一条交叉线。由此，胸腰筋膜浅层可被视为一条连接两侧身体以及两侧上下肢的强大支持带。该结构有利于保持适当平衡，有利于腰骶区域运动时的力的合理分布。值得注意的是，在行走和跑步时，对侧上下肢的钟摆运动与之相关。

Vleeming等在1995年第一次证明了TLF在脊柱、骨盆和下肢之间传递力的作用。该研究强调，骶髂关节痛等局部疼痛的形成，或许应归咎于如下与力量传递相关的所有结构：股二头肌—骶结节韧带—竖脊肌—胸腰筋膜—对侧背阔肌。了解这个复杂的肌纤维结合物的功能，是对其进行生物力学分析以及个体化背下部疼痛和盆腔腰痛有效康复的基础。

胸腰筋膜浅层最薄处厚度为680 μm，该结构与小腿筋膜具有相同特征，走行方向多重。Barker和Briggs（1999年）发现，接近棘突区域的胸腰筋膜浅层平均厚度为0.56 mm。

在显微视野下，胸腰筋膜浅层由三层亚层组成，均为腱膜性筋膜。三层亚层的命名为：外层、中层和内层（图6.23，图6.26）。外层亚层由平行起伏的胶原纤维和许多弹性纤维组成，厚度仅有75 μm。该层是背阔肌与臀大肌较薄的肌外膜的延续，故可将之视为肌外膜。中层（152 μm）由包裹的直胶原纤维束组成，走行方向与外层一致，但没有弹性纤维，与背阔肌腱膜相关。内层由疏松结缔组织（450 μm）组成，将胸腰筋膜浅层和竖脊肌肌外膜分隔开。近来，Tezar等（2011年）证明外层受到神经支配最多且提高了筋膜的敏感度。

胸腰筋膜深层（双层模型）的内侧附着于腰椎横突尖（图6.24，图6.25），横向嵌入腹内斜肌和腹横肌。它具有腱膜性筋膜的特征。Barker等（2007年）测量到，其附于横突尖处的厚度大约为0.62 mm，但在别处其厚度变化范围为0.11～1.34 mm。胸腰筋膜深层在横突的附着十分牢固，可有效防止强大的腹横肌结构将其剥离棘突。该层的大多数胶原纤维略向尾部横行（低于水平10°～25°）直至附着于横突（Barker等，2007年）。

腹肌和胸腰筋膜的解剖学连续性对于腰部节段性控制十分重要。Barker等（2004年）证明，胸腰筋膜的张力让腹横肌适度收缩。从机体发育的视角来看，胸腰筋膜深层应当起源于分隔了轴上

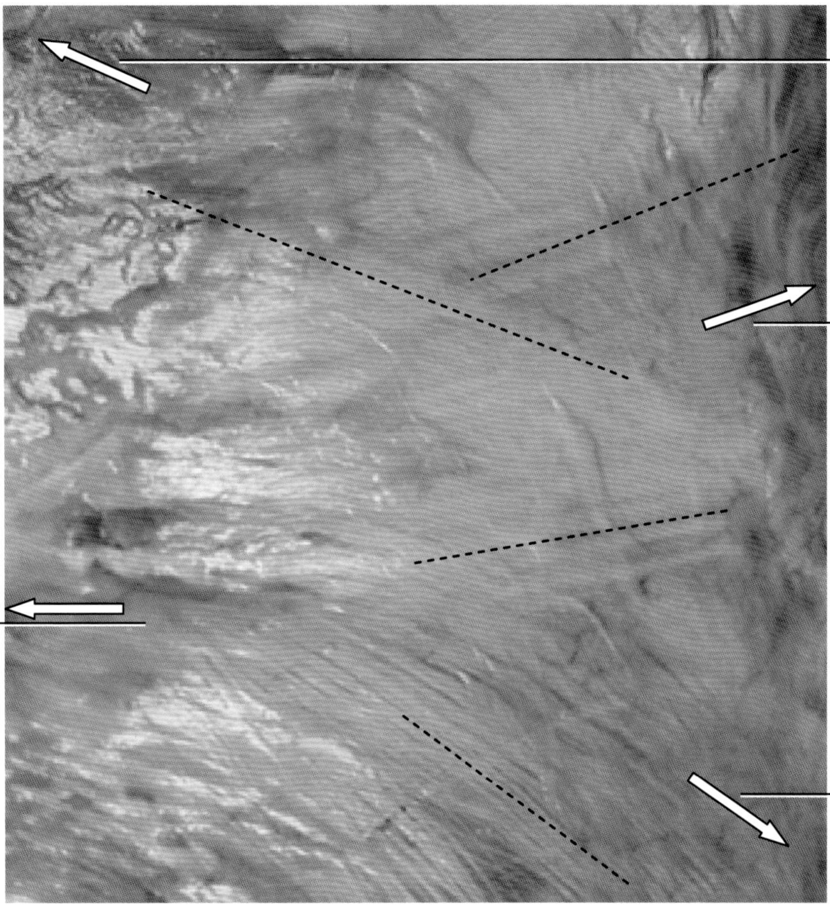
背阔肌的牵引
对侧背阔肌的牵引
外斜肌的牵引
臀大肌的牵引

图6.17 胸腰筋膜后面大体观。明显可见多层结构。白色箭头显示肌肉收缩和伸展的主要方向。虚线显示纤维束的走向

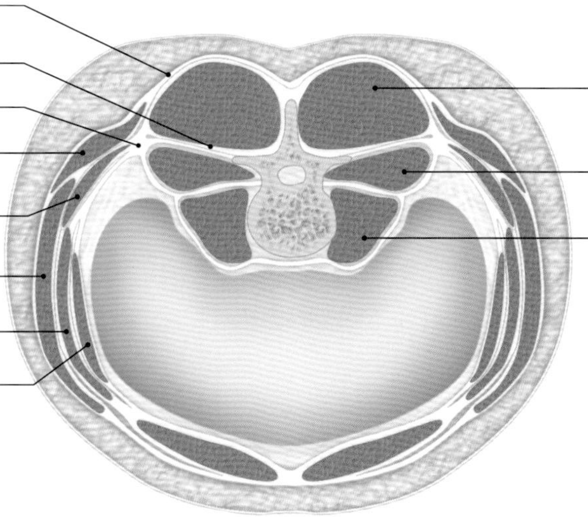
胸腰筋膜浅层
胸腰筋膜深层
侧缝
背阔肌
下锯肌
外斜肌
内斜肌
腹横肌
竖脊肌
腰方肌
腰大肌

图6.18 胸腰筋膜（双层模型）和腹部筋膜间连续性的示意图。胸腰筋膜浅层由背阔肌筋膜和外斜肌筋膜（大部分锯肌筋膜和臀大肌筋膜）形成。胸腰筋膜深层由内斜肌和腹横肌形成。显示了深层和浅层如何形成棘间肌的筋膜间隙。部分腹横肌筋膜与腰方肌筋膜和腰大肌一起延续，与前纵韧带融合，加入对侧腹横肌筋膜。这是部分学者认同的胸腰筋膜深层

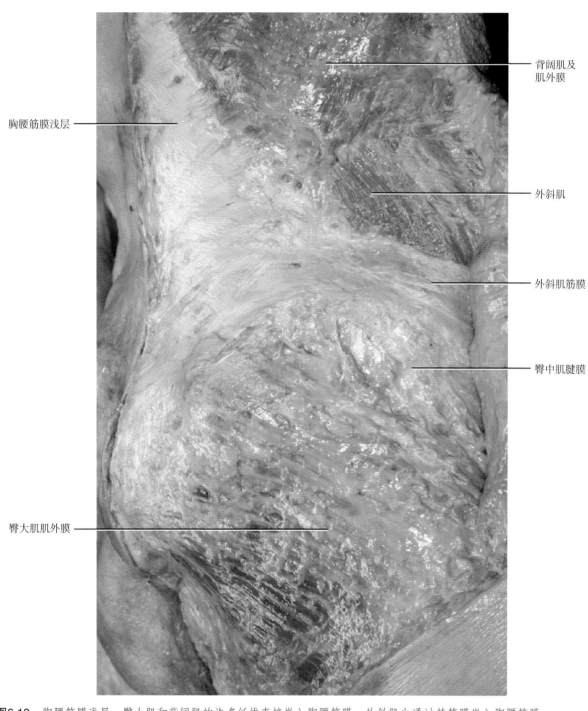

胸腰筋膜浅层

臀大肌肌外膜

背阔肌及
肌外膜

外斜肌

外斜肌筋膜

臀中肌腱膜

图6.19　胸腰筋膜浅层。臀大肌和背阔肌的许多纤维直接嵌入胸腰筋膜，外斜肌也通过其筋膜嵌入胸腰筋膜

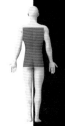

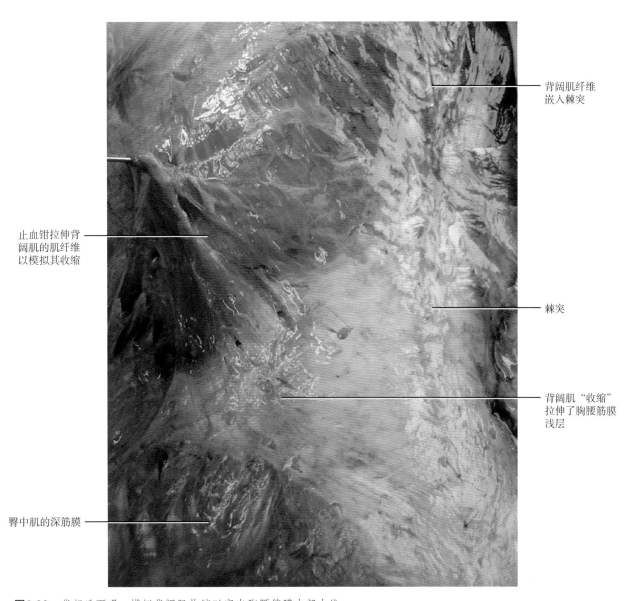

背阔肌纤维
嵌入棘突

止血钳拉伸背
阔肌的肌纤维
以模拟其收缩

棘突

背阔肌"收缩"
拉伸了胸腰筋膜
浅层

臀中肌的深筋膜

图6.20 背部后面观。模拟背阔肌收缩以突出胸腰筋膜内部力线

205

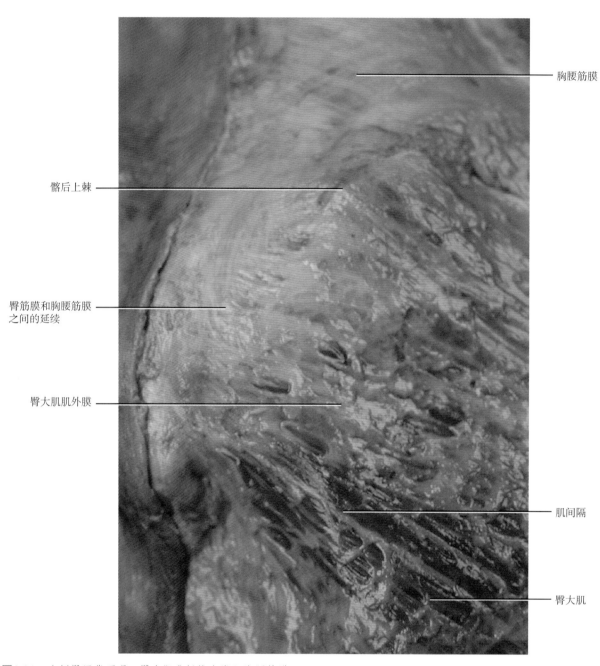

胸腰筋膜

髂后上棘

臀筋膜和胸腰筋膜
之间的延续

臀大肌肌外膜

肌间隔

臀大肌

图6.21 右侧臀区背面观。臀大肌浅纤维束嵌入胸腰筋膜

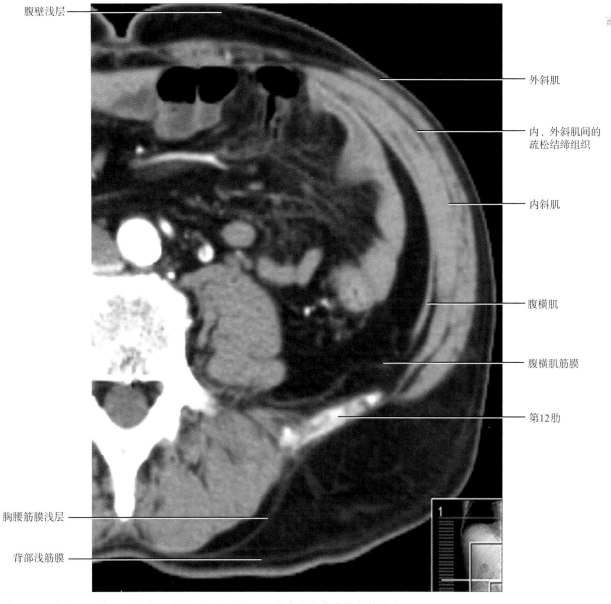

腹壁浅层

外斜肌

内、外斜肌间的疏松结缔组织

内斜肌

腹横肌

腹横肌筋膜

第12肋

胸腰筋膜浅层

背部浅筋膜

图6.22 腰区MRI。胸腰筋膜浅层和深层清晰可辨。浅层和深层在脊柱区域融合

肌（竖脊肌）和轴下肌（腹肌、髂腰肌和腰方肌）的肌间隔膜。

　　在竖脊肌外侧，胸腰筋膜的浅层和深层融合形成侧缘中缝，其下端从髂嵴延伸到第12肋（Bogduk和Macintosh，1984年）。该中缝为加厚致密组织复合物，作为轴下肌筋膜室和轴上肌棘间鞘的联结点。肌肉所产生的所有的力均沿该中缝集中，随后沿胸腰筋膜浅层和深层发散。外侧中缝可以将这些肌肉张力重新分配至胸腰筋膜的浅层和深层，确保这些张力可被分解且不局限在较

少的几节椎骨。Schuenke等（2012年）通过断层扫描和MRI研究，已经证明存在一层脂肪填充的三角形腰部筋膜。该区域由胸腰筋膜的浅层和深层、棘间肌外侧缘（从第12肋到髂嵴）与外侧中缝毗邻。该作者推断这个三角形筋膜的功能也许在于中外侧张力的再分配以均衡胸腰筋膜中层[1]和浅层不同的黏弹特性。作者还认识到，相反地，腹横肌的张力或许依赖于嵌入胸腰筋膜浅层肌肉

1　该作者使用胸腰筋膜的三层模型，并将胸腰筋膜的前层（深层）称为中层。

临床精粹 6.3　Slump 试验

　　临床医生使用该方法鉴别诊断或重新评估疑似具有脑脊膜高张力患者。在该项试验中，要求患者颈部屈曲、肩部向前，同时伸腿以增加神经张力。根据Barker和Briggs（1999年）的研究，从颈椎到背部低位或更远处的筋膜连续性提示，神经紧张实际上也许是肌纤维的紧张。肌纤维连续性在直腿抬高试验也起到一定作用。

临床精粹 6.4　胸腰筋膜对脊柱稳定性的作用

　　当举起重物时，负重沿着脊柱传至双腿。为了保持轴心骨架的稳定，并尽量减小低位腰椎节段的压缩，腹肌将会收缩并增加膈肌的张力。当提起重物时，人体会自然屏住呼吸。Wirhed（1984年）指出，这一机制会减少L4和L5节段近40%的压缩。Cholewicki等（1999年）将腹腔视为足球进行模拟试验，阐明了腹肌的收缩可以增加腹压并且可以为脊柱提供机械稳定性。Gracoversky（1988年）提出了该机制在稳定脊柱的过程中无效。因为对于运动员或工人来说，提起重物时，为了产生足够的抗力，将会在腹部产生很大的压力，严重时会阻塞腹主动脉。腹肌的收缩很可能会拉伸胸腰筋膜，并为背部肌肉的运动创造出一种稳定的结构，使得背部肌肉的强度增加30%。这种机制被称为"液压放大"效应。由胸腰筋膜深层和浅层产生的刚性圆柱空隙内，液压效应将会随着背部肌肉收缩而产生，并帮助脊柱的延伸。通过使用机械模型，Gracoversky指出，在胸腰筋膜产生的刚性间隙以及脊柱椎板钩内，由竖脊肌伸展产生的肌张力对于机体提起重物非常重要。该机制仅在胸腰筋膜紧张时起作用，可以增加筋膜室内压力。因此，完成提起重物的动作很可能要求腹肌协同运动。腹肌收缩会拉伸胸腰筋膜深部的两层筋膜，增加其张力并产生一刚性的圆柱形腔。该腔隙会辅助腹直肌收缩，从而为脊柱提供额外的保护。

临床精粹 6.5　腹横肌对脊柱稳定性的作用

　　在过去的十年中，学界热衷于分离腹横肌的动作并研究其对脊柱骨盆稳定性的作用（Hodges等，2013年）。该理论描述了在稳定腰椎节段的作用中，两侧腹横肌的前馈与其他躯干肌不同。腹横肌在脊柱微动时可以保持随意动作。后下背部疼痛的患者会有不定时的腹横肌前馈发病。

　　重要的是，腹直肌、腹横肌、腰方肌和腰大肌形成了轴下肌（图6.27）。轴下肌在膈肌部位与轴上肌相区分，膈肌与人类胸腰筋膜深层（双层模型）相关。这些轴下肌包含在腹腔之内，彼此由筋膜相联结，尤其是腹横肌筋膜，与腰方肌和腰大肌一起加入腹直肌。从解剖视角来看，腹横肌由肌外膜包裹，并可以从肌肉活动中分离出筋膜的活动。在运动之前，腹横肌的双侧动作可用于加强腹直肌、腰方肌和腰大肌之间的连接。

临床精粹 6.6　慢性腰筋膜间隙综合征

　　Styf（1987年）认为，在肌肉等长且同轴收缩的锻炼中，竖脊肌的压力会增加。肌内固有压力为6.1 mmHg（SD=1.4）（1 mmHg=0.133 kPa），当运动后肌肉疲劳时，肌肉放松压力增加到14 mmHg。胸腰筋膜很可能在发生改变时，如失去弹性变硬时，不能适应肌体积的变化，从而导致内部压力过大。这种症状被称为"筋膜间隙综合征"。慢性筋膜间隙综合征会影响竖脊肌运动，其作为罕见病因会导致后下背部疼痛。但亚临床型也许可以解释一些慢性的后下背部疼痛。与对照组相比，许多患者在站立时由于腰椎长期屈曲而感到疼痛。在这种体位下，患有骨质疏松症的样本和腰椎手术后样本的棘间肌压力会急剧增加且显著增高（Hammer和Pfefer，2005年）。一部分患者会接受筋膜切开术治疗，但这种治疗的效果仍待讨论。事实上，筋膜切开术并不一定具有好的临床效果。

　　在犬类肢体骨筋膜间隙的研究中（与人体相似），筋膜切开术可使肌张力下降15%，使肌肉收缩时的筋膜间隙内部压力下降50%（Garfin等，1981年）。由于失去了筋膜对肌肉压力和体积的控制，很可能出现肌功能异常。而筋膜切开术术后俞合产生的瘢痕组织会形成一个新的筋膜间隙（Bermudez等，1998年）。

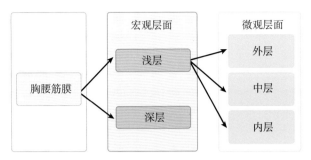

图6.23 胸腰筋膜结构（双层模型）

的收缩。Theobald等（2007年）推断，外侧中缝的另一个功能也许是减少在较高张力下的相邻筋膜间摩擦。换句话说，由腹部肌筋膜缠绕产生的张力，在穿过棘间鞘后被外侧中缝消散了（Schuenke等，2012年）。

在腰椎基底部，胸腰筋膜的浅层和深层融为一体，紧密嵌入髂后上棘和骶结节韧带。通过这种方法，可以协助保持低位腰椎的骶髂关节的完整性。

胸腰筋膜浅层和深层的联合处形成了一个完好的棘间肌筋膜室（图6.18），该筋膜室由脊柱和胸腰筋膜的两层筋膜（双层模型）封闭。竖脊肌自由滑行于其中，因为在其肌外膜和胸腰筋膜之间有富含透明质酸的疏松结缔组织（图6.15）。只有在骶区，竖脊肌腱膜和胸腰筋膜浅层黏附。每次竖脊肌收缩，都会使胸腰筋膜的两层筋膜"膨胀"（液压放大机制）。如果两层筋膜活动度过小，则无法适应肌肉体积的变化。两层筋膜的活动度过小，可作为肌肉活动所导致的疼痛或活动受限的主要原因，最终可导致慢性筋膜室综合征。

（五）髂腰肌筋膜

髂腰肌筋膜[2]（图6.28）可视为腹横筋膜的延续，并被腹横筋膜和肾筋膜间的疏松结缔组织分隔，腹横筋膜在后方分为两个薄层。后层加入腰椎横突形成胸腰筋膜的前层，下至髂腰韧带。前

层覆盖髂腰肌和腰方肌，形成髂腰肌筋膜，汇入脊柱的前纵韧带，与骨膜体延续并联结椎间纤维软骨，而后越过脊柱并形成对侧腹横筋膜。在远端，髂腰肌筋膜在骨盆处加入髂筋膜，而后汇入大腿筋膜。在头端，前筋膜层部分附着在肋骨上下缘，部分延续至横膈膜筋膜。部分筋膜从第1腰椎横突开始到达最下肋骨的上下缘肋汇入外侧腰肋弓。这是与腹横筋膜不同的内脏肌肉浅筋膜组织，由腹膜外疏松结缔组织分隔并只有少量联结处，如腹股沟韧带。腰大肌筋膜为腰大肌浅筋膜的延续，髂肌浅筋膜包绕髂肌。

腰丛从髂腰肌筋膜后面发出，与腹膜之间由疏松结缔组织分隔。交感神经干分支在腰大肌腱弓下走行。腰丛各神经从腰大肌间穿过，生殖股神经的生殖支在筋膜内下行。这就解释了为什么腰大肌筋膜张力增加可能会导致肌肉薄弱和感觉障碍。髂腰肌筋膜一开始较薄，后面发展到腹股沟韧带时变粗，横向连接髂骨内唇，中侧与骨盆骨膜相连。股骨外皮神经、股神经筋膜在筋膜内下层穿行。在髂耻隆起处，腰小肌汇入髂筋膜。我们推测，腰小肌的主要功能是伸展髂筋膜并保持其基础紧张性。40%～50%的人群没有腰小肌。当腰小肌不存在时，髂筋膜在髂耻隆起接收腰大肌的纤维。

在远端，腰小肌汇入小转子及其筋膜并与阔筋膜延续（图6.29）。Zilkens等（2011年）认为，只有15%的人群髂腰肌起自髂耻关节囊。

临床精粹6.7 生殖股神经卡压

生殖股神经卡压与腹股沟韧带层面以下、阴囊或大阴唇、大腿内侧的间歇性疼痛有关（Pecina等，1997年）。Hammer（1998年）阐释了作用于髂腰肌及其相邻区域以减少神经压迫、消除疼痛的筋膜松解技术。他对髂腰筋膜与阔筋膜的筋膜僵硬触诊法进行了阐述，建议用轻微压力按压最为显著的部位直至其"软化"。该手法能起到减轻生殖股神经压迫、消除疼痛症状的效果。

---

2 髂腰肌筋膜为肌外膜性筋膜，应与腹横筋膜相区分，后者为内脏筋膜。这两组筋膜之间被腹膜外的疏松结缔组织分隔，仅在少数区域有联结，如腹股沟韧带的后缘。

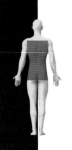

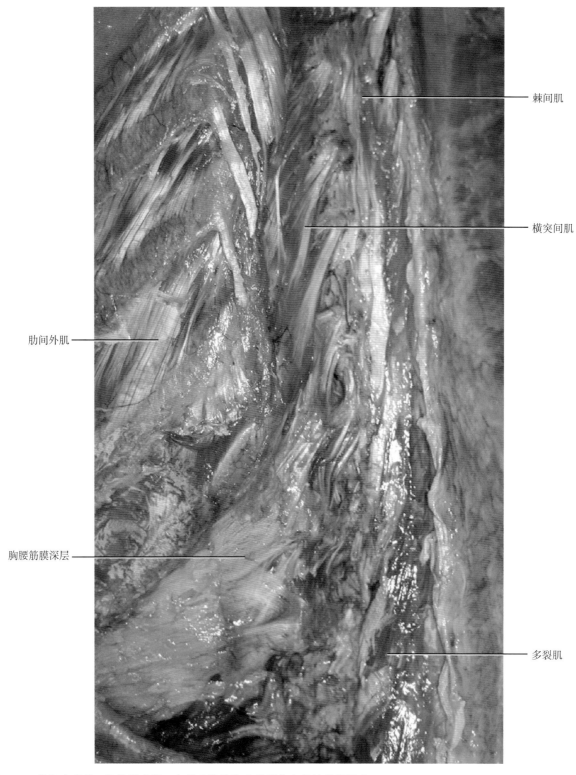

棘间肌

横突间肌

肋间外肌

胸腰筋膜深层

多裂肌

图6.24　背部后面观。肌筋膜浅层、中层已被移除以暴露其内部的背部肌肉

第12肋　　　　　　　　胸腰筋膜深层

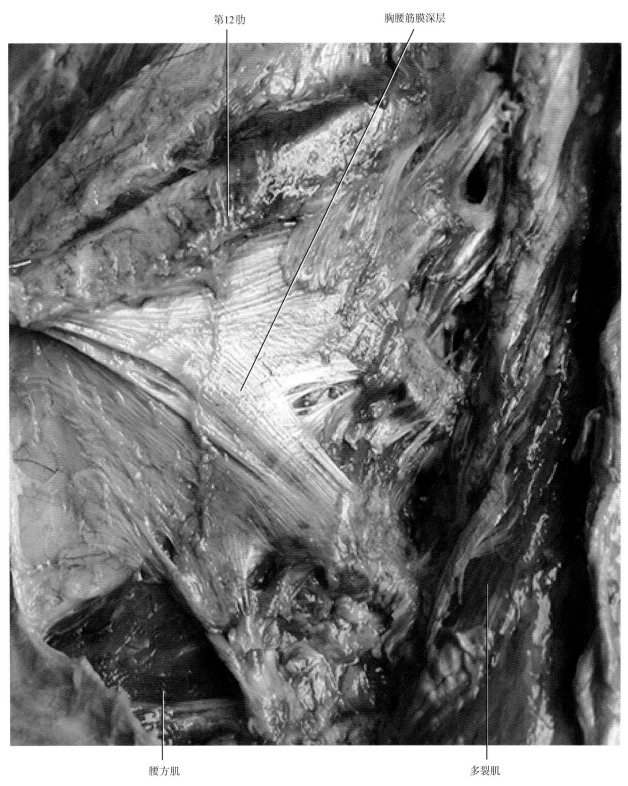

腰方肌　　　　　　　　多裂肌

图6.25 腰区后面观，已移除所有肌肉以显示胸腰筋膜深层（双层模型）。该筋膜层嵌入腰椎横突，随后嵌入腹横肌和内斜肌。纤维束的不同走向清晰可见

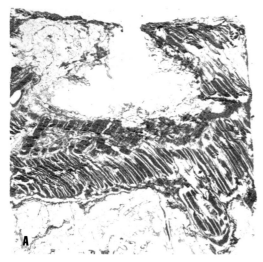
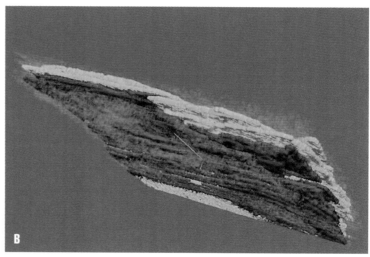

图6.26 胸腰筋膜浅层。A：微观层面。显示胶原纤维的交叉走向。B：两亚层（外层和中层）的3D重建。每种颜色代表一种特定的胶原纤维走向

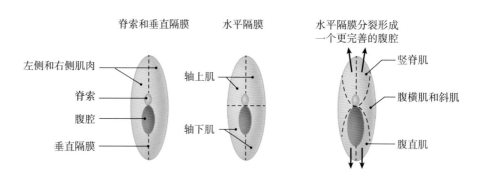

图6.27 躯干肌肉的演变示意。起初，只有垂直的隔膜分开了右侧和左侧的肌肉，使其分别收缩（为完成侧屈）。接下来，一水平隔膜分开了轴上肌和轴下肌，使躯干得以完成屈伸的动作。腹直肌、腰方肌和腰大肌形成轴下肌。最终，斜肌和腹横肌形成了水平隔膜的内侧。在人类中，水平隔膜代表胸腰筋膜的深层（双层模型）。轴下肌群包绕形成腹腔，但腹横肌筋膜的作用是保持轴下肌群间的连续性

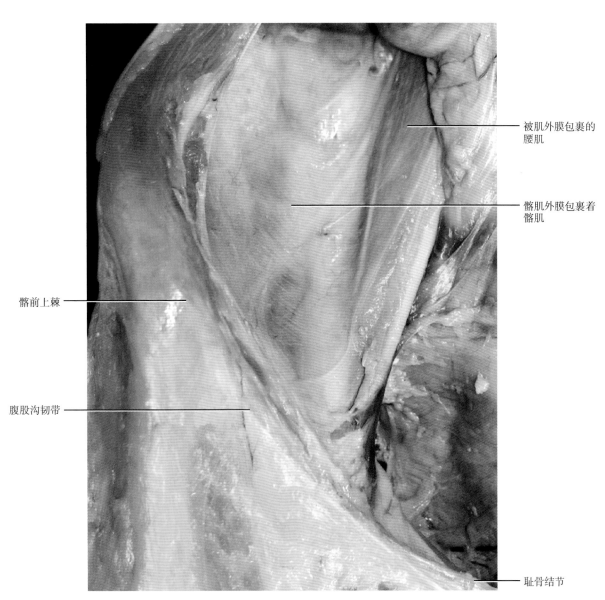

被肌外膜包裹的腰肌

髂肌外膜包裹着髂肌

髂前上棘

腹股沟韧带

耻骨结节

图6.28 腹部解剖。腹壁和所有内脏都被由其自身筋膜延伸的腰肌筋膜包围。这些肌肉筋膜薄且与肌肉相连

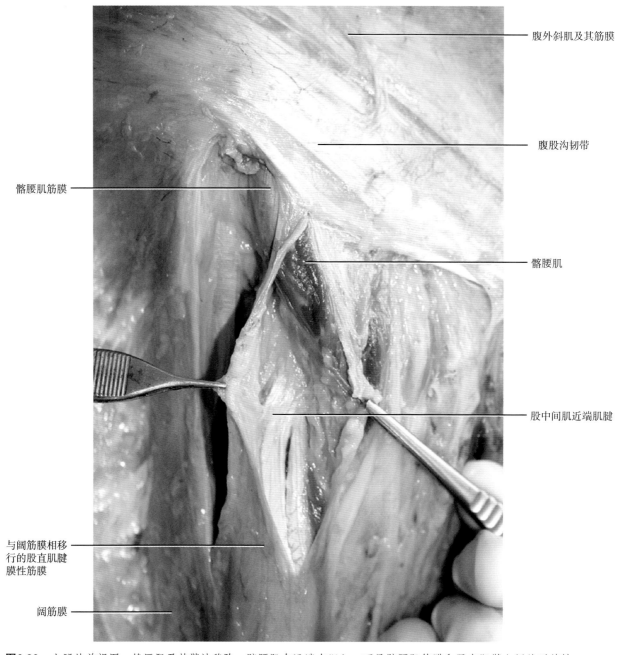

腹外斜肌及其筋膜

腹股沟韧带

髂腰肌筋膜

髂腰肌

股中间肌近端肌腱

与阔筋膜相移行的股直肌腱膜性筋膜

阔筋膜

图6.29 大腿的前视图。缝匠肌及其鞘被移除。髂腰肌在远端有汇入。可见髂腰肌筋膜和股直肌鞘之间的延续性

参考文献

Abu-Hijleh, M.F., Roshier, A.L., Al-Shboul, Q., Dharap, A.S., Harris, P.F., 2006. The membranous layer of superficial fascia: evidence for its widespread distribution in the body. Surg. Radiol. Anat. 28 (6), 606–619.

Aharinejad, S., Dunn, R.M., Nourani, F., Vernadakis, A.J., Marks, S.C. Jr., 1998. Morphological and clinical aspects of scapular fasciocutaneous free flap transfer for treatment of venous insufficiency in the lower extremity. Clin. Anat. 11 (1), 38–46.

Barker, P.J., Briggs, A., 1999. Attachments of the posterior layer of lumbar fascia. Spine 24 (17), 1757–1764.

Barker, P.J., Briggs, C.A., Bogeski, G., 2004. Tensile transmission across the lumbar fasciae in unembalmed cadavers: effects of tension to various muscular attachments. Spine 29 (2), 129–138.

Barker, P.J., Urquhart, D.M., Story, I.H., Fahrer, M., Briggs, C.A., 2007. The middle layer of lumbar fascia and attachments to lumbar transverse processes: implications for segmental control and fracture. Eur. Spine J. 16 (12), 2232–2237.

Bergstrand, S., Länne, T., Ek, A.C., Lindberg, L.G., Lindén, M., Lindgren, M., 2010. Existence of tissue blood flow in response to external pressure in the sacral region of elderly individuals – using an optical probe prototype. Microcirculation 17 (4), 311–319.

Bermudez, K., Knudson, M., Morabito, D., 1998. Fasciotomy, chronic venous insufficiency and the calf muscle pump. Arch. Surg. 133 (12), 1356–1361.

Bogduk, N., Macintosh, J.E., 1984. The applied anatomy of the thoracolumbar fascia. Spine 9 (2), 164–170.

Cholewicki, J., Juluru, K., Radebold, A., Panjabi, M.M., McGill, S.M., 1999. Lumbar spine stability can be augmented with an abdominal belt and/or increased intra-abdominal pressure. Eur. Spine J. 8 (5), 388–395.

Garfin, S.R., Tipton, C.M., Mubarak, S.J., 1981. Role of fascia in maintenance of muscle tension and pressure. J. Appl. Physiol. 51 (2), 317–320.

Gil, A., Olza, J., Gil-Campos, M., Gomez-Llorente, C., Aguilera, C.M., 2011. Is adipose tissue metabolically different at different sites? Int. J. Pediatr. Obes. 6 (Suppl. 1), 13–20.

Gracovetsky, S., 1988. The Spinal Engine, Springer–Verlag, Wien, New York.

Hammer, W.I., 1998. Genitofemoral entrapment using integrative fascial release. Chiropr. Tech. 10 (4), 169–176.

Hammer, W.I., Pfefer, M.T., 2005. Treatment of a case of subacute lumbar compartment syndrome using the Graston Technique®. J Manipulative Physiol. Ther. 28 (3), 199–204.

Hodges, P., Kaigle Holm, A., Holm, S., Ekström, L., Cresswell, A., Hansson, T., Thorstensson, A., 2003. Intervertebral stiffness of the spine is increased by evoked contraction of transversus abdominis and the diaphragm: in vivo porcine studies. Spine 28 (23), 2594–2601.

Kim, P.S., Gottlieb, J.R., Harris, G.D., Nagle, D.J., Lewis, V.L., 1987. The dorsal thoracic fascia: anatomic significance with clinical applications in reconstructive microsurgery. Plast. Reconstr. Surg. 79 (1), 72–80.

Langer, K., 1862. Zur Anatomie und Physiologie der Haut. II. Uber die Spaltbarkeit der Cutis. Die Spannung der Cutis. Sitzungsberichte der Mathematisch-naturwissenschaftlicher Classe der Kaiserlichen Akademie der Wissenschaften. Wien 45, 133.

Murakami, M., Hikima, R., Arai, S., Yamazaki, K., Iizuka, S., Tochihara, Y., 1999. Short-term longitudinal changes in subcutaneous fat distribution and body size among Japanese women in the third decade of life. Appl. Human Sci. 18 (4), 141–149.

Nassif, T.M., Vidal, L., Bovet, J.L., Baudet, J., 1982. The parascapular flap: a new cutaneous microsurgical free flap. Plast. Reconstr. Surg. 69 (4), 591–600.

Pecina, M.M., Krmpotic-Nemanic, J., Markiewitz, A.D., 1997. Tunnel Syndromes, Peripheral Nerve Compression Syndromes, second ed. CRC Press, New York, pp. 183–185.

Saito, H., Tamura, T., 1992. Subcutaneous fat distribution in Japanese women. Part 1. Fat thickness of the trunk. Ann. Physiol. Anthropol. 11 (5), 495–505.

Schuenke, M.D., Vleeming, A., Van Hoof, T., Willard, F.H., 2012. A description of the lumbar interfascial triangle and its relation with the lateral raphe: anatomical constituents of load transfer through the lateral margin of the thoracolumbar fascia. J. Anat. 221 (6), 568–576.

Sonmez, A., Bayramicli, M., Sonmcz, B., Numanoglu, A., 2003. Reconstruction of the weight-bearing surface of the foot with non-neurosensory free flaps. Plast. Reconstr. Surg. 111 (7), 2230–2236.

Sterzi, G., 1910. Il tessuto sottocutaneo (tela subcutanea), Firenze, Niccolai.

Styf, J., 1987. Pressure in the erector spinae muscle during exercise. Spine 12 (7), 675–679.

Tesarz, J., Hoheisel, U., Wiedenhöfer, B., Mense, S., 2011.

Sensory innervation of the thoracolumbar fascia in rats and humans. Neuroscience 27 (194), 302–308.

Theobald, P., Byrne, C., Oldfield, S.F., et al., 2007. Lubrication regime of the contact between fat and bone in bovine tissue. Proc. Inst. Mech. Eng. [H] 221 (4), 351–356.

Thorfinn, J., Sjoberg, F., Lidman, D., 2009. Sitting can cause ischaemia in the subcutaneous tissue of the buttocks, which implicates multilayer tissue damage in the development of pressure ulcers. Scand. J. Plast. Reconstr. Surg. Hand Surg. 43 (2), 82–89.

Vleeming, A., Pool-Goudzwaard, A.L., Stoeckart, R., et al., 1995. The posterior layer of the thoracolumbar fascia: its function in load transfer from spine to legs. Spine 20 (7), 753–758.

Willard, F.H., Vleeming, A., Schuenke, M.D., Danneels, L., Schleip, R., 2012. The thoracolumbar fascia: anatomy, function and clinical considerations. J. Anat. 221 (6), 507–536.

Wirhed, R., 1984. Athletic Ability & the Anatomy of Motion, Wolfe Medical Publications Ltd.

Zilkens, C., Miese, F., Jäger, M., Bittersohl, B., Krauspe, R., 2011. Magnetic resonance imaging of hip joint cartilage and labrum. Orthop. Rev. (Pavia) 3 (2), e9.

书目

Barker, P.J., Freeman, A.D., Urquhart, D.M., Anderson, C.R., Briggs, C.A., 2010. The middle layer of lumbar fascia can transmit tensile forces capable of fracturing the lumbar transverse processes: an experimental study.

Clin. Biomech. 25 (6), 505–509.

Barker, P.J., Guggenheimer, K.T., Grkovic, I., et al., 2006. Effects of tensioning the lumbar fasciae on segmental stiffness during flexion and extension: Young Investigator Award winner. Spine 31 (4), 397–405.

Hodges, P.W., Richardson, C.A., 1996. Inefficient muscular stabilization of the lumbar spine associated with low back pain. A motor control evaluation of transversus abdominis. Spine 21 (22), 2640–2650.

Hodges, P.W., Richardson, C.A., 1997. Feedforward contraction of transversus abdominis is not influenced by the direction of arm movement. Exp. Brain Res. 114 (2), 362–370.

Hodges, P.W., Richardson, C.A., 1999. Transversus abdominis and the superficial abdominal muscles are controlled independently in a postural task. Neurosci. Lett. 265 (2), 91–94.

Hoheisel, U., Taguchi, T., Treede, R.D., Mense, S., 2011. Nociceptive inbermudezput from the rat thoracolumbar fascia to lumbar dorsal horn neurones. Eur. J. Pain 15 (8), 810–815.

Styf, J., Lysell, E., 1987. Chronic compartment syndrome in the erector spinae muscle. Spine 12 (7), 680–682.

Testut, J.L., Jacob, O., 1905. Précis d'anatomie topographique avec applications medico-chirurgicales, vol. III. Gaston Doin et Cie, Paris, p. 302.

Yahia, H., Rhalmi, S., Newman, N., 1992. Sensory innervation of human thoracolumbar fascia, an immunohistochemical study. Acta Orthop. Scand. 63 (2), 195–197.

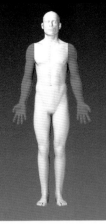

第七章
上肢筋膜

一、浅筋膜

上肢的肌筋膜十分薄（图7.1，图7.2），难与皮下脂肪组织分离，在上臂和前臂近端较厚，在远端较薄。然而，细致解剖后发现，该浅筋膜布满上肢，后层比前层厚。鉴于浅筋膜的弹性和适应性，深筋膜较浅筋膜有较易识别的力线。胸腔、上背部和上肢的浅筋膜构成腋窝。胸部浅筋膜远侧跨越胸大肌并延续至背阔肌，近端延续三角肌筋膜。值得注意的是，腋窝浅筋膜为连接上肢和躯干的重要组织。腋窝浅筋膜并非连续的筋膜层，而是由无数被纤维组织和脂肪（图7.3）填充的孔样结构组成，血管和神经从空隙走行，保障深筋膜、浅筋膜的物质运输。超重人群腋窝处的深层脂肪组织尤为明显，其内富含淋巴组织。

上肢的大部分皮下组织较少，但后层除外，其内含有浅层脂肪组织深层脂肪组织（图7.4，图7.5）。在薄组织中，深层脂肪组织主要由疏松结缔组织、脂肪细胞和皮支持带组成。因深层脂肪组织是分离深筋膜、浅筋膜的滑动组织，很容易将其与浅层皮下组织在不损害底层深筋膜的情况下分离。在活体，皮下组织提高了肢体活动度，帮助提拉皮肤和肌层。

在手腕附近，深层脂肪组织的纤维组织帮助表层组织附着于深层组织，如肘关节处。在鹰嘴，深、浅筋膜间形成一个假想的密闭空间，称为鹰嘴滑囊，周围由浅筋膜和深筋膜包绕形成。三角肌内侧深层脂肪组织消失，深、浅筋膜贴合（图7.6）。以同样的方式形成肩膀、手臂、前臂和手皮下囊。

手背浅筋膜可见而皮下脂肪少见（图7.7）。

临床精粹 7.1　　上臂皮下组织的衰老

在青年阶段，上臂后内侧皮下组织牢固嵌入坚硬但有弹性的筋膜系统。随着年龄增长和体重波动，上臂后内侧皮下组织与腋窝组织失去连续性，浅层脂肪组织的皮支持带和深层脂肪组织弹性降低。另外，浅筋膜也变得疏松化。上臂后内侧出现明显的下垂。Lockwood（1995年）的研究表明，上臂成形术能帮助臂浅筋膜和腋窝组织紧密联结，但因有潜在的不良预后，例如肥厚性瘢痕、神经病变和远端淋巴水肿，因而与其他部位类似手术相比其应用率较低，这也许还与手术对浅筋膜的破坏相关。

临床精粹 7.2　　乳腺癌手术后的腋网综合征

原发乳腺癌淋巴结切除术后的患者常出现手臂部位的症状如水肿、疼痛、肩关节活动度降低、感觉和运动失调，其发病率已有文献记载。患者经常可触及肩关节的牵拉而紧实或疼痛的腋窝索状物；出现水肿和腋窝疼痛时常感到疼痛从上臂向下辐射；而手术会导致该处深、浅筋膜的改变，影响腋窝淋巴结引流功能。对于健康的个体，疏松网状组织将腋窝的各种淋巴结联结，其延展性和弹性能够保证足够的运动幅度；脂肪组织能起到保护该区域的血管和神经组织的作用。在手术切除或采集淋巴结时必须仔细解剖，特别是腋窝淋巴结及其支撑脂肪和网状结缔组织。腋窝的保护性结构受损而形成的粘连和瘢痕会导致手臂和肩关节的活动度降低。新形成的淋巴管周围粘连可能会导致淋巴水肿。Fourie 与 Robb（2009年）提出了软组织松动技术以改善腋窝组织的滑动度，治疗师可利用软组织，通过改变活动范围和淋巴引流来减轻疼痛。

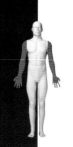

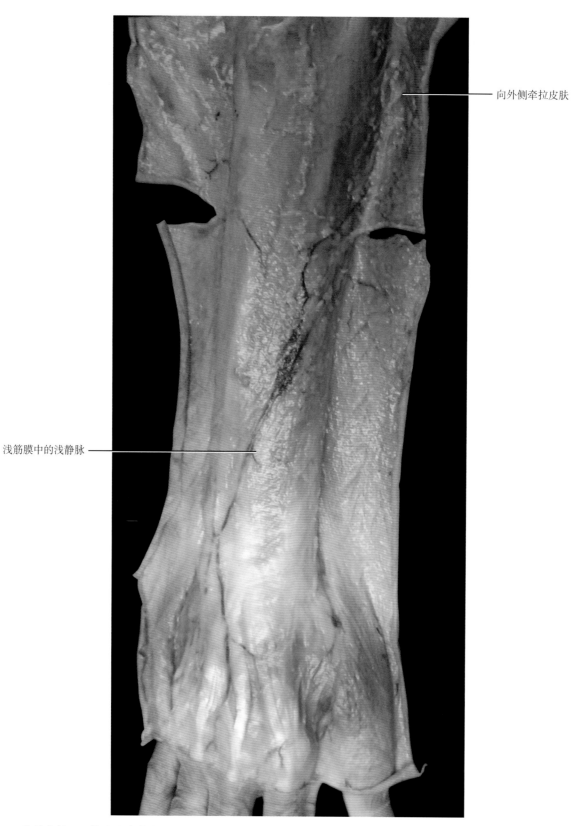

向外侧牵拉皮肤

浅筋膜中的浅静脉

图7.1　前臂背侧区。横向分离皮肤以显露浅筋膜中的浅静脉（注射了红色树脂）

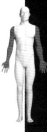

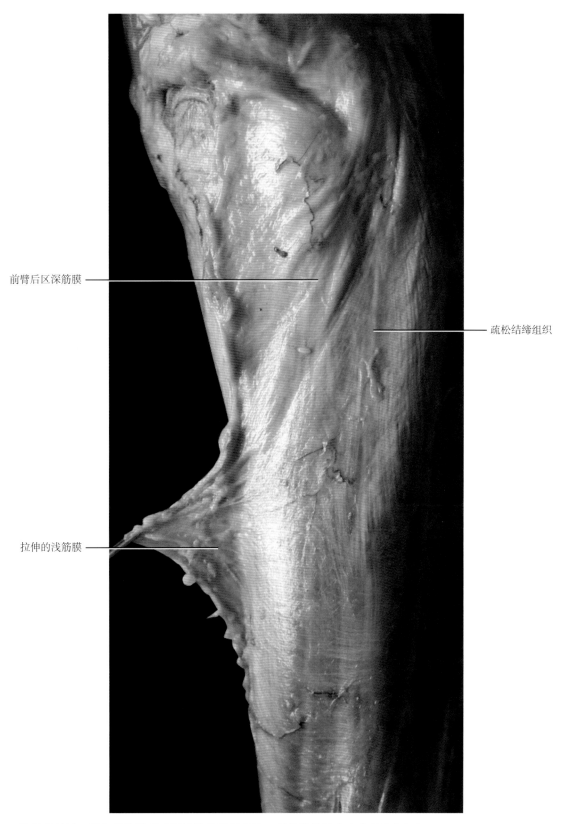

前臂后区深筋膜 ——

—— 疏松结缔组织

拉伸的浅筋膜 ——

图7.2　前臂背侧区。提起浅筋膜以示深层腱膜性深筋膜。两筋膜层间存在疏松结缔组织

219

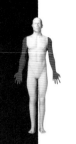

腋窝浅筋膜　　　　　　　　　　腋窝浅筋膜和臂筋膜间的联结

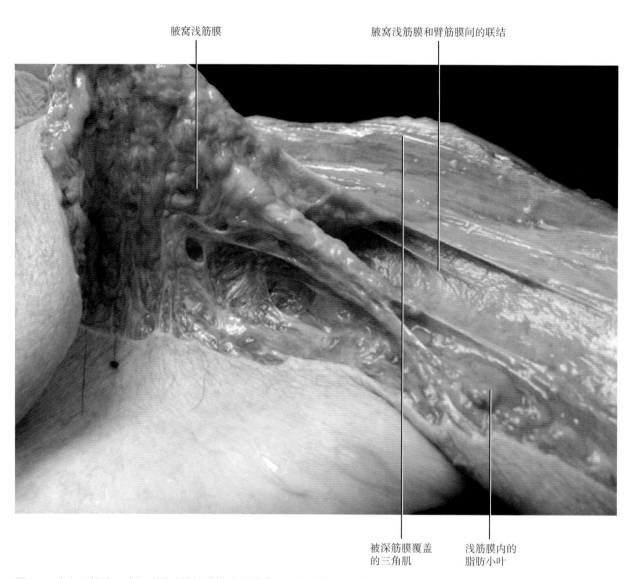

被深筋膜覆盖　　　浅筋膜内的
的三角肌　　　　　脂肪小叶

图7.3　腋窝浅筋膜。其与手臂腱膜性筋膜（臂筋膜）之间存在多种联系

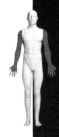

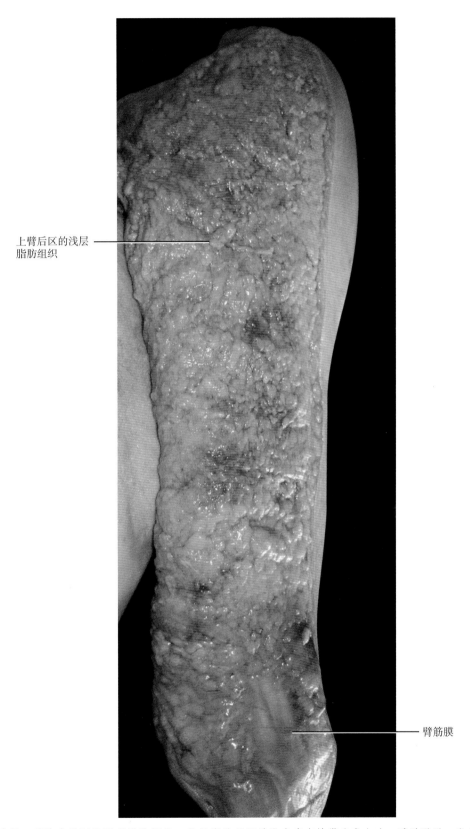

上臂后区的浅层
脂肪组织

臂筋膜

图7.4　上臂后区。移除皮肤以示浅层脂肪组织。浅层脂肪组织被浅表皮支持带分成小叶。手肘附近，浅筋膜脂肪组织
消失，深、浅筋膜相黏附

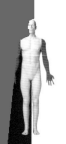

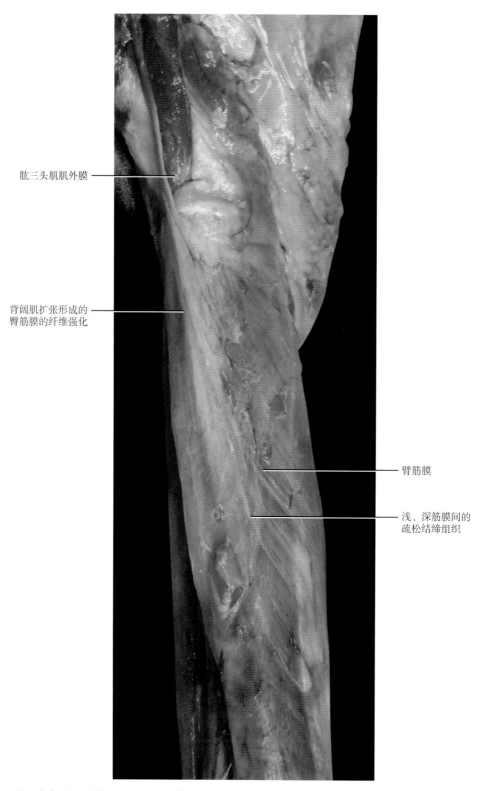

肱三头肌肌外膜

背阔肌扩张形成的
臂筋膜的纤维强化

臂筋膜

浅、深筋膜间的
疏松结缔组织

图7.5 上臂后区。去皮肤、浅层脂肪组织和浅筋膜以示手臂深筋膜。疏松结缔组织及少量脂肪细胞存在于深、浅筋膜间，为两筋膜层间滑动提供了条件。因为疏松结缔组织的存在，所以可能在不伤及深筋膜的同时去除浅筋膜

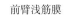

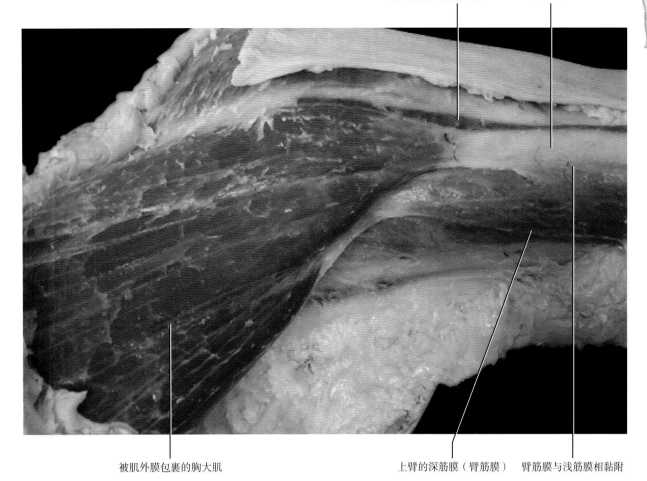

头静脉包埋于三角肌–胸肌肌间沟内的脂肪组织　　前臂浅筋膜

被肌外膜包裹的胸大肌　　　　上臂的深筋膜（臂筋膜）　　臂筋膜与浅筋膜相黏附

图7.6　肩前面观。去皮肤示浅筋膜与头静脉间关系，后者在肌间沟水平较深的层面流入腋静脉。注意头静脉走行沿线浅筋膜附着于臂筋膜

Bidic等（2010年）用组织学技术和超声显示在手背中层（对应于浅筋膜）的大静脉和感觉神经。手背特征组织的显影对手结构性重建有极大意义，能指导结构性脂肪移植或填充物的注射。注射能很好显影保护浅筋膜的脂肪层，提升各种再生技术应用效果。

手掌深层脂肪组织缺如，深、浅筋膜相黏附形成掌腱膜（图7.8）。浅筋膜与纵向掌腱膜的纤维束相连，延伸为掌长肌。浅层脂肪组织也很显见，许多强大和垂直的纤维隔将皮肤与掌腱膜紧密相连。

浅筋膜在皮下血管和神经周围分隔成特殊腔室（图7.9，图7.10）。Abu-Hijleh等（2006年）发现了浅筋膜的两组静脉，一组浅表支流静脉汇入

SAT，而主要静脉深入浅筋膜。解剖后发现主要静脉（贵要静脉和头静脉）由浅筋膜包裹，后者形成血管周腔隙，在超声信号下显示特征性的"埃及眼"。这种血管和周围浅筋膜的关系被 Shahnavaz 等（2010年）所证实。这些作者还证明了头静脉在双层脂肪组织的延续性。在分离头静脉的径向前臂游离皮瓣手术中，这种结构能起到较稳定可靠的指导作用。浅表筋膜和浅静脉的一致性关系提示前者能在上肢静脉的组建中起一定的作用，不会因运动和静脉穿刺而解离。动脉外膜与浅筋膜的纤维组织相延续，因此，浅筋膜能够保持静脉的开放状态。

浅筋膜还能为浅表神经提供支持，例如臂与前臂的内外后侧皮神经。这些神经的分布和皮下组织的结构显著相关。

浅筋膜下伸肌肌腱

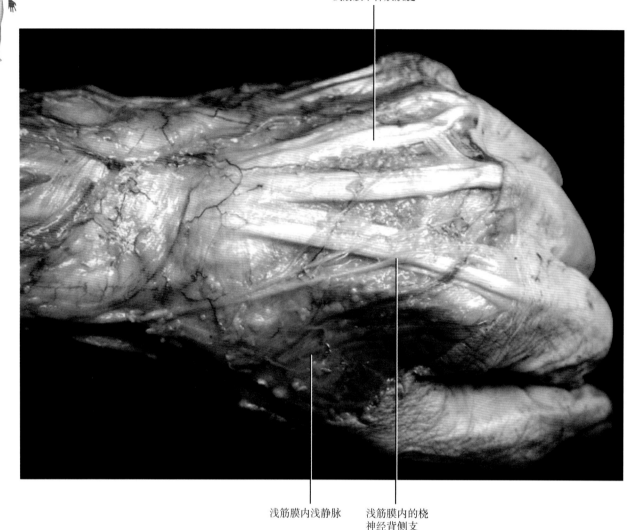

浅筋膜内浅静脉　　浅筋膜内的桡
神经背侧支

图7.7　手背区。去皮示指浅筋膜。浅筋膜内可见浅筋膜血管和神经

二、深筋膜

（一）肩部深筋膜

肩部深筋膜分为腱膜性筋膜和肌外膜性筋膜。例如，胸大肌、三角肌、斜方肌、背阔肌这些肌肉的筋膜是肌外膜性筋膜，而冈上肌和冈下肌的筋膜和所有的上肢筋膜都是腱膜性筋膜。

在肩胛带，有两个关于肌筋膜分层的明确定义，描述如下（图7.11）：

- 浅层是由斜方肌、背阔肌、大圆肌、三角肌、胸大肌组成，它们之间由肌筋膜联结。此筋膜继续走行在颈部深筋膜的浅层，包绕胸锁乳突肌和斜方肌。此筋膜层由紧密联结下面肌肉的肌外膜性筋膜形成，并且只有当它是联结肌肉之间的桥梁时，才表现为一个明确的筋膜层，比如腋区腋筋膜。

- 深层是由冈上肌和冈下肌组成，其为筋膜包绕。其筋膜继续移行于颈部的肩胛提肌和肩胛舌骨肌的筋膜以及内侧的菱形肌筋膜。在前方，它继续移行于锁骨胸部的筋膜，联结肱二头肌短头、喙肱肌的肌腱以及喙肩韧带。在外侧，它移行于躯干的前锯肌筋膜。所有这些筋膜都是腱膜性筋膜，但是各自的厚度不同。

深筋膜两个层次之间存在涉及肩关节前、外侧、上界的三角肌滑囊，出现变异时亦可能涉及肩关节后界。

224

深浅筋膜间的疏松结缔组织　　　　　　　　　掌腱膜

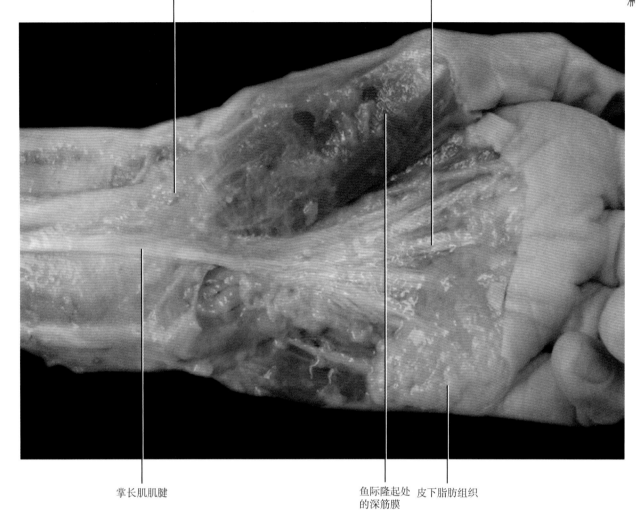

掌长肌肌腱　　　　　　　　　　　　　　鱼际隆起处　皮下脂肪组织
　　　　　　　　　　　　　　　　　　　的深筋膜

图7.8　掌区。无真性浅筋膜，但其参与掌腱膜的形成。肌腱穿过深筋膜，在前臂远端1/3进入皮下，后嵌于手掌筋膜

临床精粹 7.3　经行浅筋膜的浅表神经受压

肌皮神经可能于不同解剖水平被压迫。近端压迫主要缘于喙肱肌肥大导致的运动和感觉功能减退。在远端，肱二头肌侧向汇入二头肌腱形成前臂外侧皮神经，肌腱联结处易受到压迫（Davidson等，1998年）。在二头肌腱膜下也会发生类似的压迫情况，常发生在强力肘部延伸或前臂旋转时，但容易和上髁病变相混淆。少见的情况是：神经压迫可能发生在远侧，在前臂外侧皮神经穿过前臂浅筋膜时（Belzile与Cloutier，2001年）。前者的压迫导致运动和感觉障碍，后者导致在前臂远端掌侧径向出现纯感觉障碍。显然，深、浅筋膜都可能在受到改变后导致卡压综合征。浅筋膜受压只导致感觉障碍或出现区域性疼痛感或感觉过敏，不会出现虚弱及活动度受限。反射正常，运动与疼痛无关，常出现皮肤营养变化和由于浅筋膜内皮神经的自主纤维大量受压导致的反射性交感神经萎缩症。

浅层的所有肌肉都有肌筋膜沿特定方向扩展延伸到臂筋膜，在近端方向可以将其拉紧。凡接受了这些扩展移行的臂筋膜，纵向纤维束都很明显，肉眼可见。锁骨部的胸大肌的肌筋膜向臂筋膜的前部的方向扩展，而肋部的胸大肌肌筋膜则与腋筋膜延续，再与臂筋膜内侧部延续（图7.12，图7.13）。刺激胸大肌收缩，通过人工牵引，可以产生以下几个方向的力线：

- 如果锁骨部分的胸大肌被拉紧，力线则沿着臂筋膜的前部；
- 如果肋部的胸大肌被拉紧，力线则向腋下和臂丛的内侧肌间隔的筋膜延伸。

筋膜沿背阔肌向三头肌扩展形成的薄纤维层加厚了腋筋膜的后部，而且随后延伸入臂筋膜

225

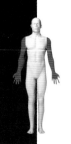

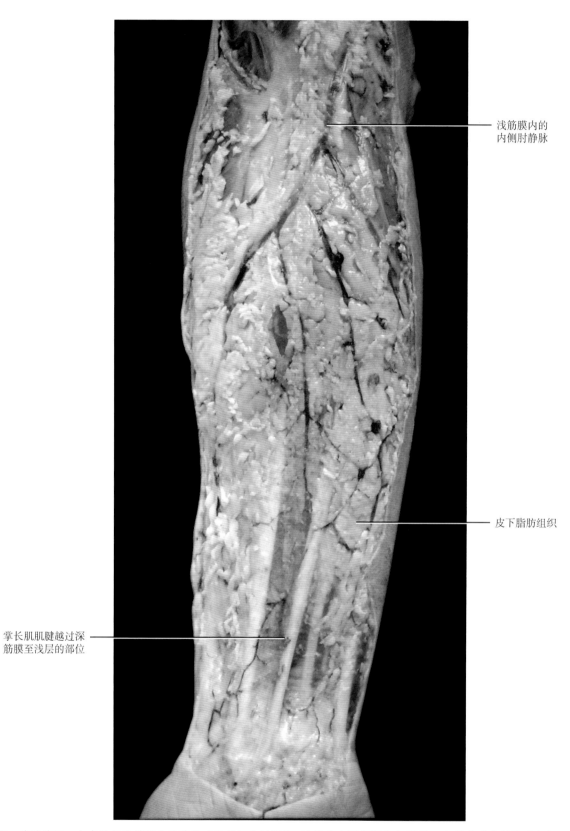

浅筋膜内的
内侧肘静脉

皮下脂肪组织

掌长肌肌腱越过深
筋膜至浅层的部位

图7.9 前臂前区。去皮以示浅筋膜内浅静脉（注射红色树脂）。该单位皮下脂肪组织显见，主要位于浅层脂肪组织

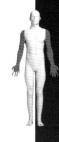

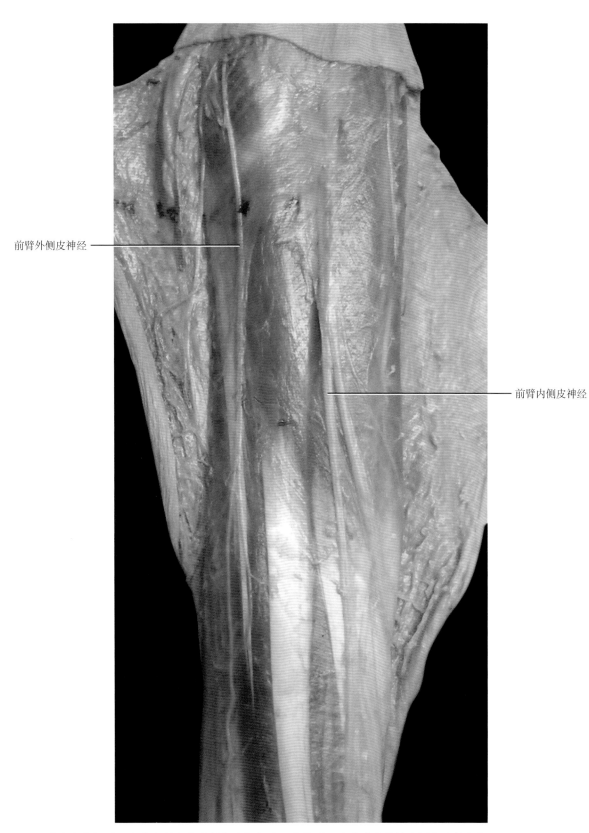

前臂外侧皮神经 ————

———— 前臂内侧皮神经

图7.10　前臂的前视图。去皮和稀少的浅层脂肪组织以示浅筋膜。浅筋膜内前臂内侧和外侧皮神经显见

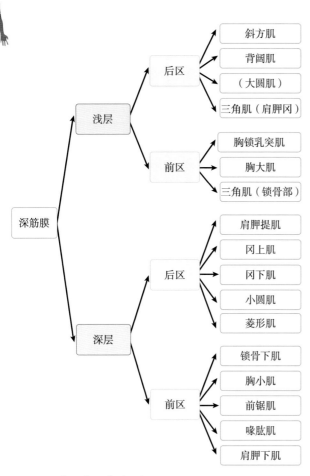

图7.11　肩胛带肌筋膜分层

（图7.14～7.16）。这个增厚如扇形的筋膜，顶部朝向腋区并在基底部朝向臂筋膜的后内侧。从肱三头肌筋膜到背阔肌肌腱的纤维状拱形延伸（图7.17），进一步增强了这两个筋膜之间的联结。通过牵拉背阔肌以模拟其收缩，可以清楚地看到力线始于腋区的后侧并通过以下的方式在臂筋膜上延续：

- 某些力线在手臂上朝着肘的中心向后；
- 某些力线指向内侧肌间隔的方向。

三角肌的一些肌纤维往外侧肌间隔以及相关联的臂筋膜延续。伸展三角肌时臂筋膜外侧会收缩。

1. 三角肌筋膜

受试者的三角肌筋膜在厚度上的变化与它覆盖的肌肉大小没有明显的相关性。它紧密黏附于肌肉并附着于三角肌的不同部分（图7.18，图7.19）。根据Rispoli等人（2009年）的研究结果，三角肌

可分为三个不同的部分，即前壁、侧壁和后壁，每个部分的筋膜都与臂筋膜延续。三角肌筋膜在近侧与覆盖斜方肌的筋膜延续。在肩峰、肩胛冈和锁骨，三角肌筋膜部分黏附于各骨的骨膜。

组织学检查发现三角肌筋膜由胶原纤维起伏排列形成。相对于所覆盖的横断面上的肌肉，胶原纤维多少不一。一些弹性纤维的增加是显而易见的（大约占所有纤维的15%），形成一个不规则网格。也存在罕见的游离的神经末梢在整个筋膜上以均匀的方式分布。

2. 腋筋膜

腋筋膜是一个强大的四边形的纤维组织。它在外侧与臂筋膜，内侧与前锯肌的筋膜，前方与胸大肌的筋膜以及向后与背阔肌的筋膜延续（图7.20～7.22）。

此筋膜的内侧联结悬韧带，反过来与锁骨胸部的筋膜和肩胛下的筋膜延续。因此，在腋区我们可以发现在肩胛带的深筋膜的两个层次之间有联结。在腋区，由于各种肌肉加入到此，因此在筋膜可以识别一些力线。

3. 肩胛下筋膜

肩胛下筋膜纤细的腱膜性筋膜附着到整个肩胛下窝（图7.23）。肩胛下肌的一些纤维从其深面产生。Singer（1935年）描述肩胛下筋膜是包绕肩胛骨周围各种肌肉的最薄的筋膜。这是一个对薄层的明确定义。在内侧，它与菱形肌筋膜相延续，在外侧则与肩关节相延续。

肩胛下筋膜是肩带的重要组成部分。它为肩胛下肌和前锯肌之间提供了完美的滑动的平面。此外，肩胛下筋膜牢固联结肩胛下囊和肩胛下肌，使肩胛下囊准确地跟随肩胛下肌。肩胛下囊形如紧贴肩胛颈和关节囊的相邻部分的筋膜。滑囊的顶部通过悬韧带的纤维附着于喙突。通过肩关节的运动，肩胛下肌维持巨大的变化方向，尤其是在喙突周围肌肉的上部。它发挥肩胛下筋膜、肩胛下囊和喙突下囊的功能，以减轻肩胛颈、肱骨头、喙突处肩胛下肌之间的浅纤维之间的摩擦。

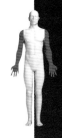

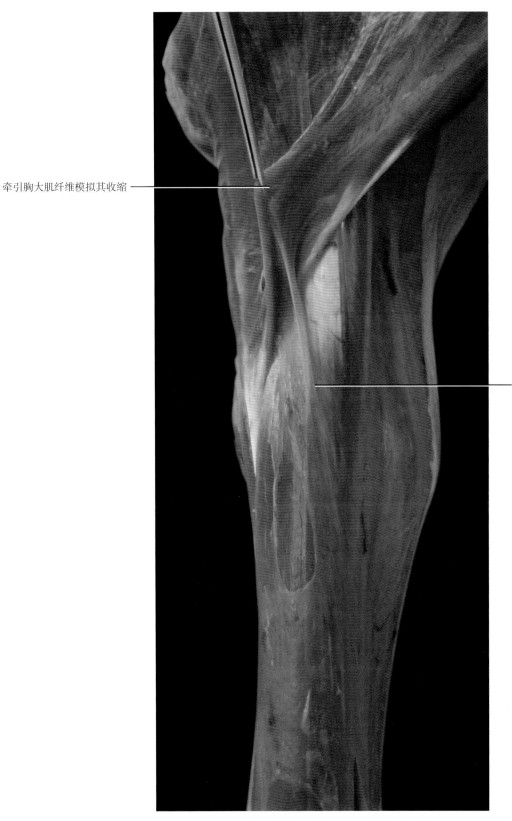

牵引胸大肌纤维模拟其收缩 —————

沿着臂筋膜产生力线
（近–远端方向）

图7.12　臂前区视图。用镊子牵拉胸大肌的锁骨纤维来模拟其收缩。沿臂筋膜的前部产生的力线是很明显的

229

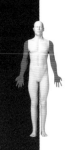

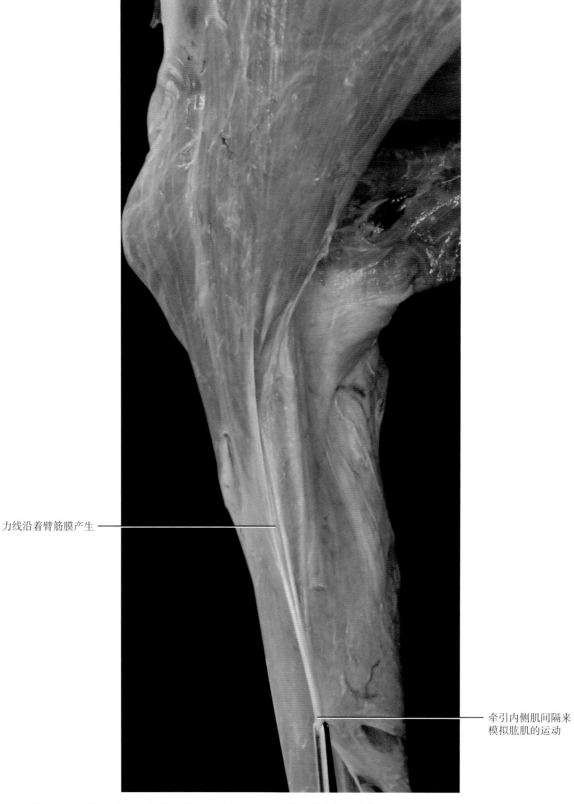

力线沿着臂筋膜产生 ————

牵引内侧肌间隔来
模拟肱肌的运动

图7.13 臂前内侧视图。用镊子沿着远端方向牵拉内侧肌间隔和臂筋膜来模拟肱肌的运动。如此一来，沿着胸大肌方向的力线也会出现

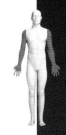

三角肌筋膜　　　　　　　　　　　　　　　　　　　　臂筋膜

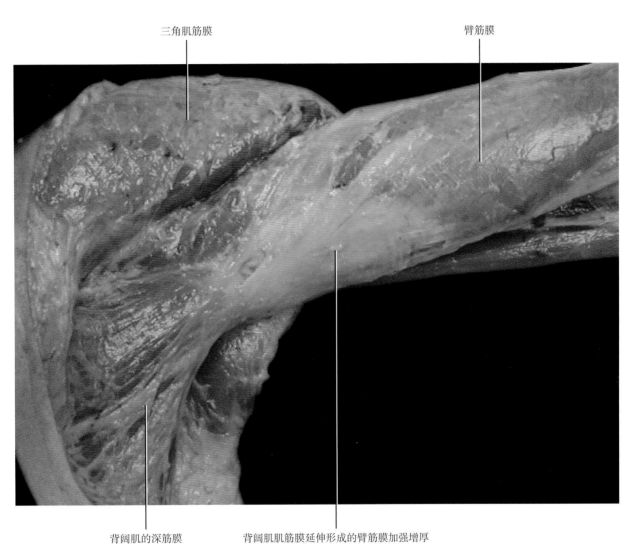

背阔肌的深筋膜　　　　背阔肌肌筋膜延伸形成的臂筋膜加强增厚

图7.14　肩胛区视图。可以很明显地看见臂筋膜由于背阔肌的肌筋膜延伸而加强增厚

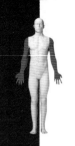

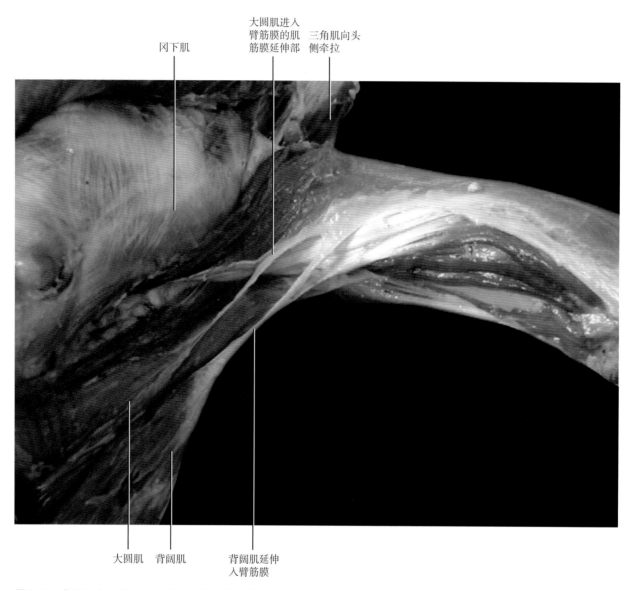

冈下肌　　　大圆肌进入　三角肌向头
　　　　　　臂筋膜的肌　侧牵拉
　　　　　　筋膜延伸部

大圆肌　背阔肌　　背阔肌延伸
　　　　　　　　　入臂筋膜

图7.15　肩胛区和三角肌区视图。自其肱骨附着点分离三角肌，向头侧提起以暴露冈下肌的筋膜。注意此处肌腱膜的层次。也可以明显地看见背阔肌和大圆肌的肌筋膜扩展延伸进入臂筋膜的后部

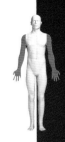
延伸入内侧肌间隔　斜行延展至臂筋膜前部

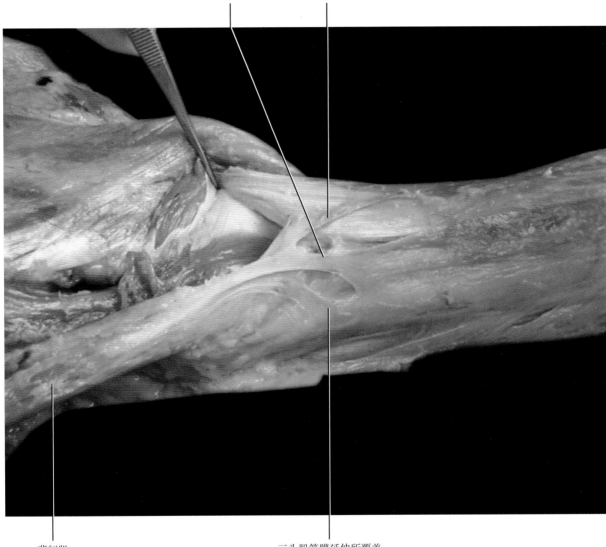

背阔肌　　　　　　　　　　　　　　　　三头肌筋膜延伸所覆盖

图7.16　上臂内侧视图。移除皮下组织以暴露背阔肌，背阔肌的肌筋膜扩展汇入臂筋膜。有三个主要的扩展，分别来延伸三头肌筋膜、内侧肌间隔以及往倾斜方向（前内侧）延伸。背阔肌需要三种不同的肌筋膜延伸方式：扩展延伸（移行为三头肌筋膜）、内收（移行为内侧肌间隔）和内旋（斜扩展）

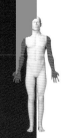

背阔肌附着在肱骨处的肌腱　　　　　臂筋膜覆盖肱三头肌

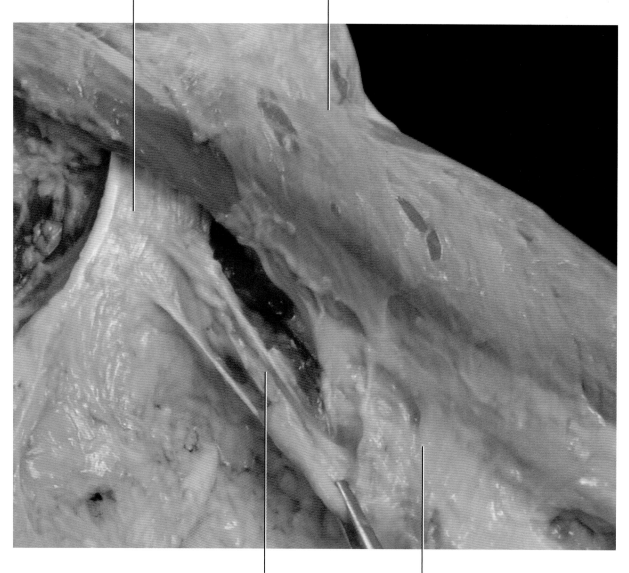

三头肌的肌腱延伸汇入背阔肌的肌腱　　臂筋膜覆盖肱三头肌

图7.17　臂后区近端视图。三头肌于背阔肌肌腱的附着点显见

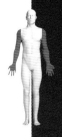

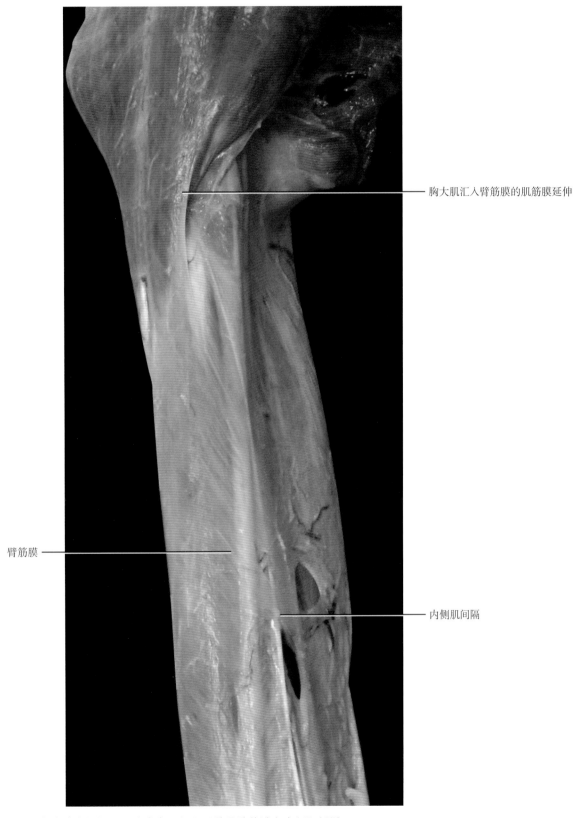

胸大肌汇入臂筋膜的肌筋膜延伸

臂筋膜

内侧肌间隔

图7.18 上臂前内侧视图。移除皮下组织以暴露臂筋膜和内侧肌间隔

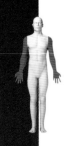

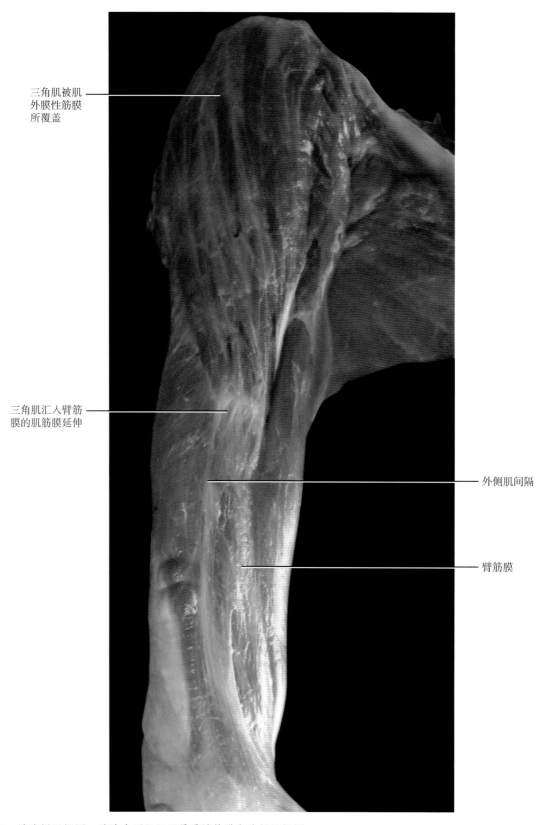

三角肌被肌外膜性筋膜所覆盖

三角肌汇入臂筋膜的肌筋膜延伸

外侧肌间隔

臂筋膜

图7.19 臂外侧区视图。移除皮下组织以暴露臂筋膜和外侧肌间隔

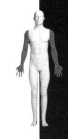

冈下肌筋膜　　三角肌的筋膜延伸
　　　　　　嵌入冈下肌筋膜　　　　为筋膜包绕的三角肌

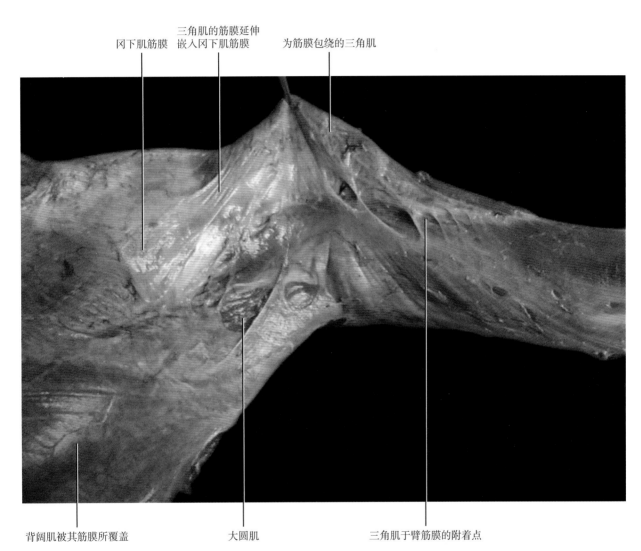

背阔肌被其筋膜所覆盖　　　　　　大圆肌　　　　　　三角肌于臂筋膜的附着点

图7.20　肩胛区视图。用镊子拉起三角肌的筋膜并拉伸，以暴露它于冈下肌筋膜和臂筋膜的附着点。显而易见的是，与臂筋膜和冈下肌筋膜相比，三角肌的位置更浅表

临床精粹 7.4 四边孔综合征

在四边孔（由上界为小圆肌、下界为大圆肌、外侧界为肱骨外科颈和内侧界为三头肌的长头组成的解剖间隙），如果发生肱骨骨折或关节脱位，会引起粘连和纤维化。四边孔包含旋肱后动脉和腋神经（负责支配三角肌、小圆肌以及肩和上臂的外侧区域的皮肤）。其损伤的结果是非典型的疼痛和感觉异常（在臂外侧区更常见）。在三角肌电生理测试中，通常存在三角肌的萎缩和无力。症状可以参考前臂和手的非皮区（推荐筋膜处）的损伤。四边孔处的肌肉和筋膜的压痛是定位精确的。在肩关节外展、外旋、前屈时症状会加重。三角肌比小圆肌更容易受到影响。这些症状也可能是继发于过度使用或者是典型的顶置投掷，从而导致的腋筋膜的致密化。对有条件的患者通常采取保守治疗和手术手段（Lester，1999年）。物理治疗和软组织松动术也值得尝试，如果病情未能在6个月内改善，则可能需要进行手术减压（Pecina，1997年）。

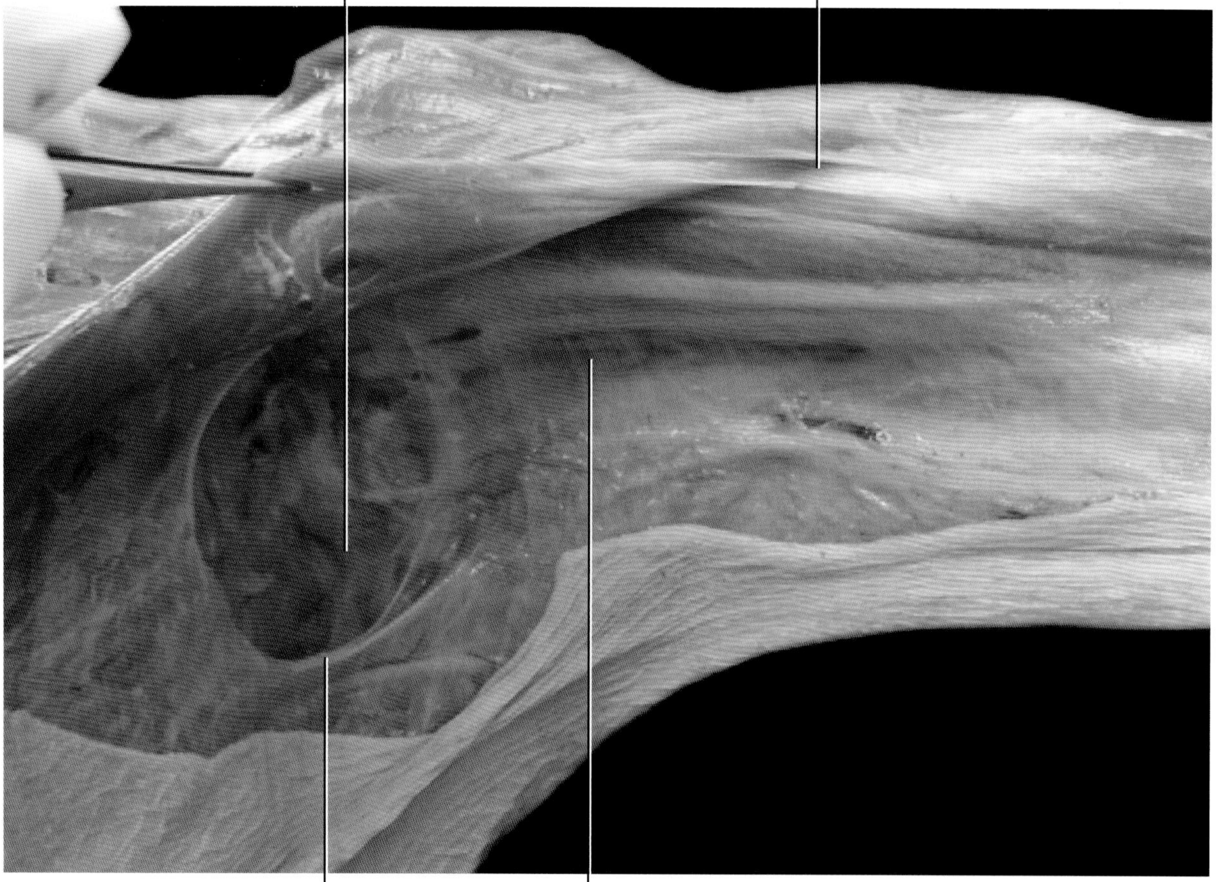
卵圆孔
胸大肌筋膜延伸入臂筋膜
腋筋膜
臂丛神经血管鞘

图7.21 腋区。移除浅筋膜和所有的皮下脂肪组织，暴露腋筋膜及其与臂筋膜和胸肌筋膜（由镊子抬起）的连续性。可以很明显地看见腋区的卵圆孔

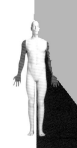

胸大肌及其肌外膜性筋膜　　　　　　　　　臂筋膜

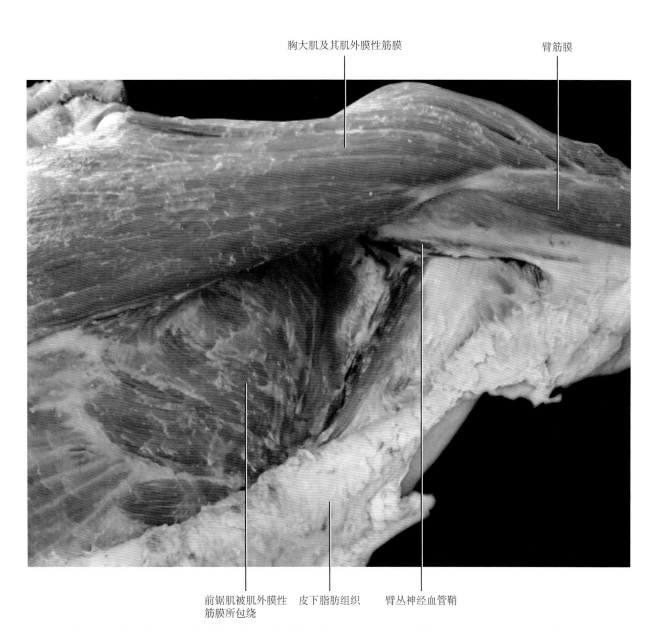

前锯肌被肌外膜性　　皮下脂肪组织　　臂丛神经血管鞘
筋膜所包绕

图7.22　腋区。移除腋筋膜以暴露神经血管鞘和前锯肌。这具尸体的肌肉非常发达。注意相比老年人和营养不良者，此处的肌筋膜更薄、更不明显

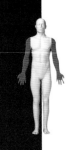

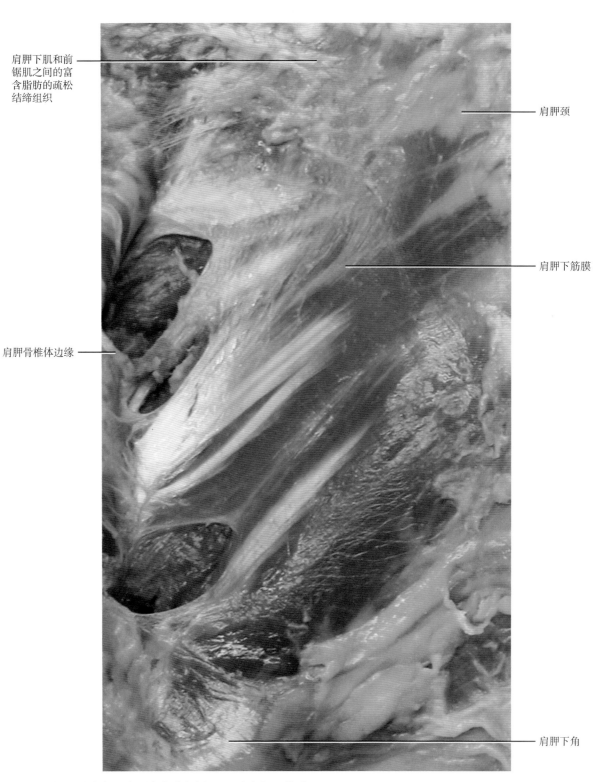

肩胛下肌和前锯肌之间的富含脂肪的疏松结缔组织

肩胛骨椎体边缘

肩胛颈

肩胛下筋膜

肩胛下角

图7.23　从躯干移除肩胛骨以暴露覆盖肩胛下肌的肩胛下筋膜

临床精粹 7.5　肱二头肌肌腱病变对肩胛下肌的可能影响

Gleason等人（2006年）证明不存在独立的、可分离出的横向肱韧带，覆盖结间沟的纤维由来自肩胛下肌与冈上肌肌腱的纤维构成。磁共振成像与大体解剖揭示了冈上肌肌腱浅层纤维自肌腱体延续至结节间沟并附着于大结节，而深层纤维则附着于小结节。冈上肌肌腱与喙肱韧带的纵行纤维也途经结节间沟全程，相比另一交叉纤维更深而浅于二头肌肌腱。既往研究证实了上述纤维的附着模式，还发现弹性纤维缺如，后者更多见于韧带结构而在肌腱结构中一般少见。

这些发现提示如果冈下肌过于僵硬，则所谓的"肱横韧带"可能受到过度牵拉。这将造成二头肌沟受压，进而影响肱二头肌长头肌腱滑行。这解释了肩前区疼痛可能起源于肩胛下区的原因。

4. 冈下筋膜

冈下筋膜为致密的纤维膜性结构（腱膜性筋膜），覆盖冈下肌与小圆肌，固定于冈下窝的边缘。上述肌肉的部分肌纤维附着于该筋膜的深面。三角肌、斜方肌与背阔肌覆盖部分冈下筋膜，但在这些肌肉和冈下筋膜之间存在疏松结缔组织，后者为两组肌筋膜平面的自由滑动提供了条件。这些肌肉仅在极少数特定位置与冈下筋膜相黏附，这些黏附位点形成一条清晰的力线（图7.24，图7.25）。

Chafik等（2012）描述了小圆肌周围筋膜的两种完全不同的、但同样常见的变异。其中一种表现为仅包饶小圆肌的坚实而没有弹性的筋膜室。另一种则包绕小圆肌和冈下肌。无论是哪种变异，小圆肌的主要支配神经延筋膜索带延伸入筋膜下层，距小圆肌附着点内侧距离平均44 mm（范围25~68 mm）。上述差异提示，坚实筋膜带的所在位置可能是承受较大压力的部位，也是小圆肌主要运动神经的附着点。这可以用来解释有症状的孤立性小圆肌萎缩。目前认为该综合征较为罕见，但Friend等（2010）发现其见于3%的有肩关节不适的患者。

5. 冈上筋膜

冈上筋膜为一强有力的纤维层，包绕位于骨纤维室内的冈上肌。冈上筋膜的深面为冈上肌的部分纤维提供附着点。冈上筋膜向颈部延伸，与肩胛提肌的筋膜相移行，向前与锁胸筋膜相移行，向内侧与菱形肌筋膜相移行。该筋膜的一部分在肩胛冈周围与冈下筋膜相黏附、移行（图7.26）。

冈上筋膜的厚度存在变异（平均厚度0.7 mm）。某些个体的冈上筋膜内含脂肪组织（Singer 1935）。根据Duparc等人（2010）的研究，该筋膜于冈盂切迹处的增厚有可能导致肩胛上神经卡压。Bektas等人（2003）的研究表明，虽然一般认为冈盂韧带与肩胛上神经的受压有关，但其仅见于15.6%的病例，而冈上筋膜远端三分之一的增厚则很常见。

（二）上臂深筋膜：臂筋膜

在上肢中，深筋膜为腱膜性筋膜，其围绕肌肉形成一层纤维袖。臂筋膜是一层强韧的近乎白色的覆于肌肉之上的结缔组织薄片。在这种筋膜中极易分辨按不同方向分布的胶原纤维束。（Stecco等，2008年）。上肢深筋膜通常被分为臂筋膜和前臂筋膜。臂筋膜包裹手臂肌肉，而前臂筋膜包裹前臂肌肉。臂筋膜和前臂筋膜形成独特的筋膜鞘，类似于过肘长手套，其近端张力源于肩胛带肌的多处肌筋膜止点。该"筋膜鞘手套"的一部分可以自由滑动于下方组织表面，但有时它会附着于骨或嵌入肌纤维中（图7.27，图7.28）。这些肌纤维收缩使深筋膜沿特定方向伸展。张力强且频繁的地方，深筋膜会更厚。可肉眼观察到深筋膜里的特殊纤维性增厚，这也是肌肉附着点的机械作用的宏观证据。

臂筋膜厚度为863 μm（SD ± 77 μm），前部薄于后部。臂筋膜通常容易与其下肌肉相分离（图7.29），但肘部除外，因为此处臂筋膜附着于内上髁。臂筋膜近端与腋筋膜相延续，同时也和胸大肌、三角肌、背阔肌的筋膜相延续；其远端则与前臂筋膜延续。臂筋膜形成的内侧肌间隔和外侧肌间隔将臂肌分隔出前部筋膜室和后部筋膜室。

内侧肌间隔（图7.30~7.32）的近端受喙肱肌的牵拉，其远端则受内上髁肌群（肱骨内上髁内侧的肌群）尤其是旋前圆肌的牵拉。某些情况下，旋前圆肌与喙肱肌的远端止点相结合。外侧肌间隔（图7.33，图7.34）的平均厚度为1 mm，其近端受三角肌（外侧部和后部）牵拉，远端则受肱桡肌和嵌入其内的桡侧腕长伸肌及桡侧腕短伸肌的牵拉。根据Tubbs等（2009年）的阐述，肌间隔的远端部分与肘关节囊以及包围桡骨头的环状韧带汇合。桡神经从上臂后筋膜室向前筋膜室走行，并在离肘关节近端约10 cm处穿经外侧肌间隔。内侧肌间隔和外侧肌间隔为上臂前部的肱肌和后部的肱三头肌的部分肌纤维提供止点。

臂筋膜在肘部由前部和后部支持带（图7.35～7.38）强化。肘部的支持带通常存在于机体中，但少有研究者重视它们。由于斜行肌筋膜延伸部的存在，肘部支持带表现为肘关节周围深筋膜的纤维性强化。肘关节前部支持带的主要组成部分是肱二头肌腱膜。肱二头肌腱膜是一层纤维膜，起自肱二头肌肌腱，并与前臂筋膜相融合。该肌筋膜延伸结构由两个部分构成：

- 其主要组成部分是一纤维束，斜行向下方及内侧走行。这些弓形纤维起初与前臂筋膜相分离，而后与其融合。将前臂筋膜与肱骨内上髁肌群分离开，可见很多肌纤维和肌间隔直接嵌入此区域的筋膜。

- 第二部分由纵行的胶原纤维束组成，与前臂的中线平行，比前一部分更为纤薄稀疏。这些纤维性扩张游离于肱二头肌肌腱主干肌群上方，而后并入桡侧腕屈肌和肱桡肌之间的前臂筋膜。同时，这些肌群的诸多肌纤维都以此纤维性延伸结构为起源。

牵拉肱二头肌肌腱靠近肱二头肌腱膜刺激肌肉收缩时，将出现两个方向的力：一个是朝内侧方向，与弓形纤维相一致的力；另一个为纵行方

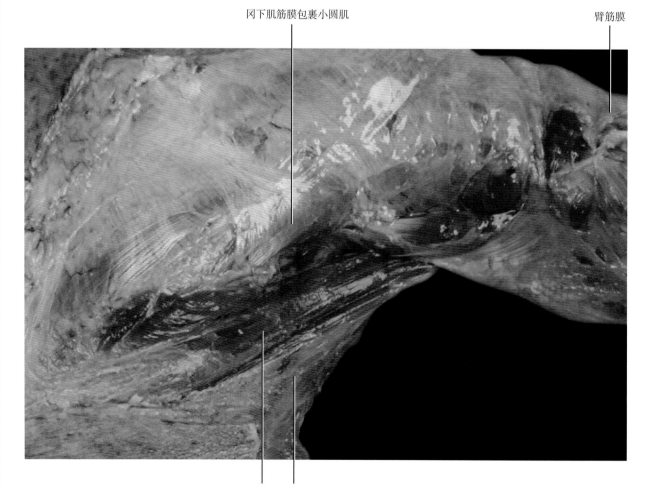

冈下肌筋膜包裹小圆肌　　　　　　　　　　　　　　　臂筋膜

大圆肌 背阔肌

图7.24 肩部后面观。移除斜方肌，可见冈下肌筋膜，该筋膜包裹冈下肌和小圆肌。大圆肌有单独的筋膜层

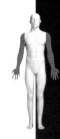

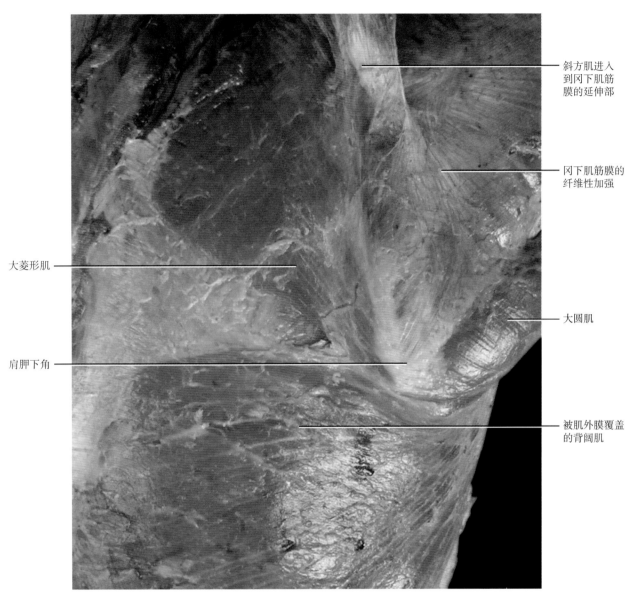

斜方肌进入到冈下肌筋膜的延伸部

冈下肌筋膜的纤维性加强

大菱形肌

大圆肌

肩胛下角

被肌外膜覆盖的背阔肌

图7.25 肩胛区后面观。冈下肌筋膜为以下肌肉提供止点：斜方肌、菱形肌、大圆肌。因此，可认为冈下肌筋膜是一种真性腱膜性筋膜，其作用是感受并分散这些肌肉作用在肩胛骨的张力

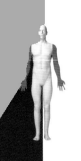

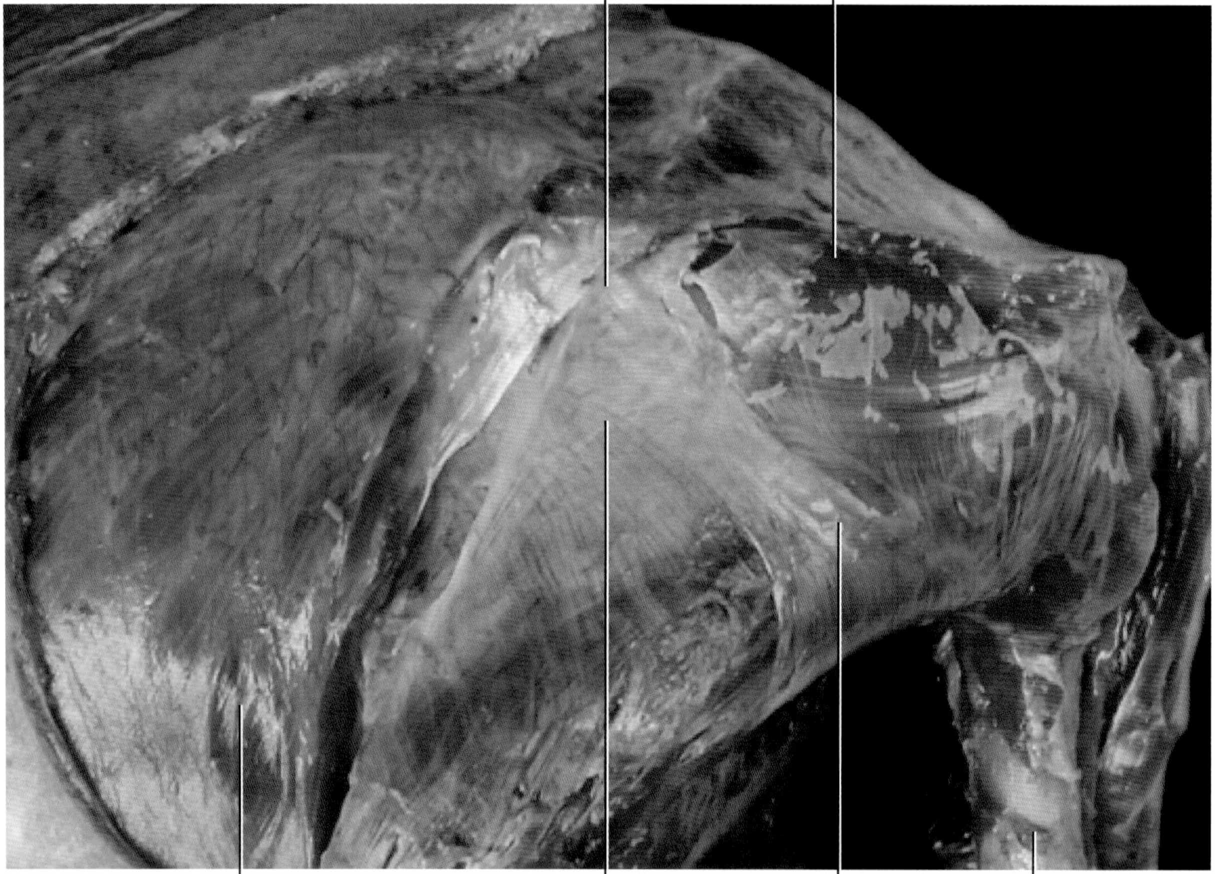

斜方肌筋膜肌与冈下肌
筋膜之间的黏附　　　　冈上肌筋膜

斜方肌与其肌外膜　　　　冈下肌筋膜　　　因斜方肌作用所致的冈　　　肱骨
　　　　　　　　　　　　　　　　　　　　下肌筋膜纤维性加固

图7.26　肩区后面观。部分斜方肌和三角肌被移除，以观察冈上肌筋膜和斜方肌与冈下肌筋膜之间黏附。一般情况下斜方肌很容易与其下层面分离，因为两者之间是疏松结缔组织。只有在附着区域，斜方肌与冈下肌筋膜相结合。借此，在斜方肌牵拉（挤压）作用下形成了冈下肌筋膜的纤维性加强

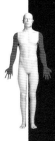

胸大肌肋骨头 —

— 胸大肌锁骨头

越过肱二头肌
进入臂筋膜的
胸大肌肌筋膜
延伸

内侧肌间隔 —

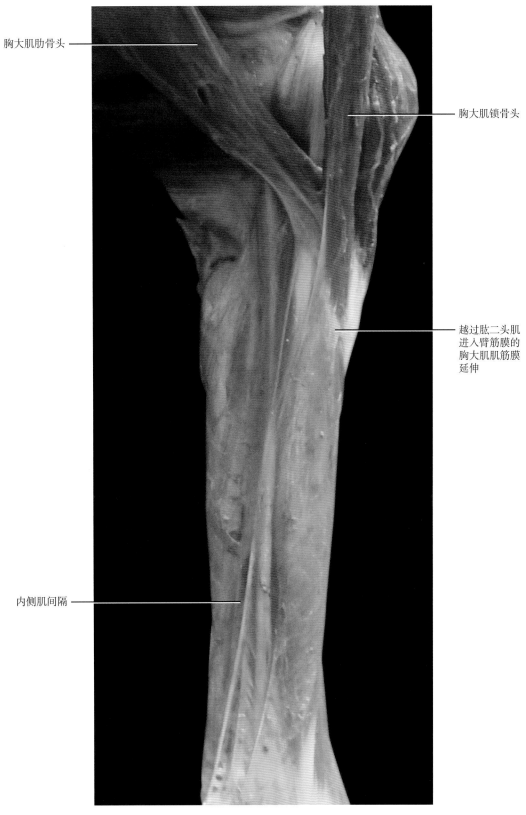

图7.27 上臂前面观。胸大肌的锁骨头和肋骨头从近端止点分离并牵拉，以突出其进入臂筋膜前部

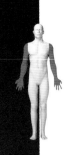

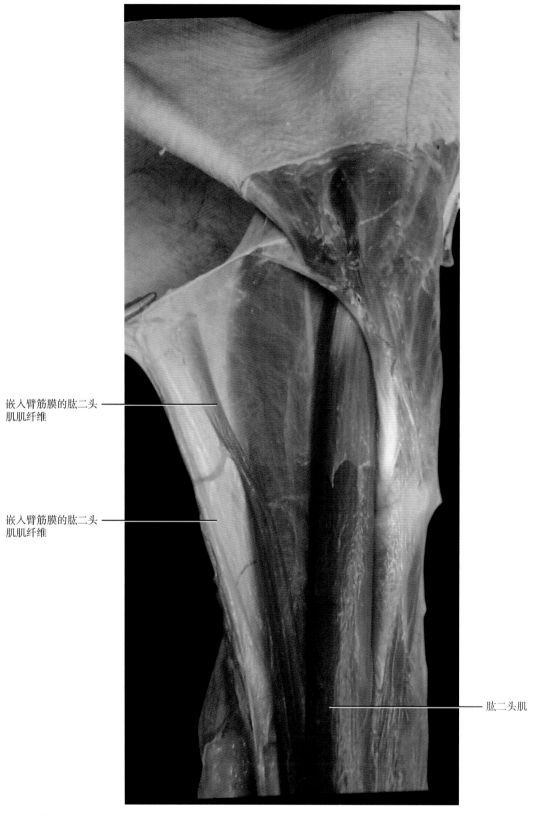

嵌入臂筋膜的肱二头
肌肌纤维

嵌入臂筋膜的肱二头
肌肌纤维

肱二头肌

图7.28 上臂前面观。将臂筋膜与其下肌肉分离并向内侧提起，以展示它与肱二头肌的关联。因肱二头肌有自身肌外
膜，通常情况下它是游离于臂筋膜之下的。它也有肌筋膜延伸进入臂筋膜，每次肱二头肌收缩，都会将臂筋膜前内侧
部分向尾端牵拉

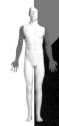

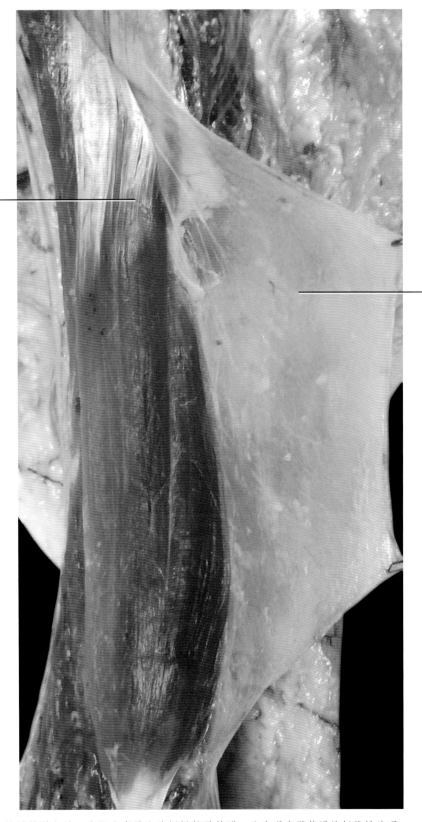

为肌外膜包裹的
肱二头肌

臂筋膜

图7.29 上臂前面观。将臂筋膜与肱二头肌分离并向外侧提拉臂筋膜，注意观察臂筋膜的纤维性外观

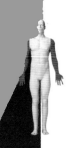

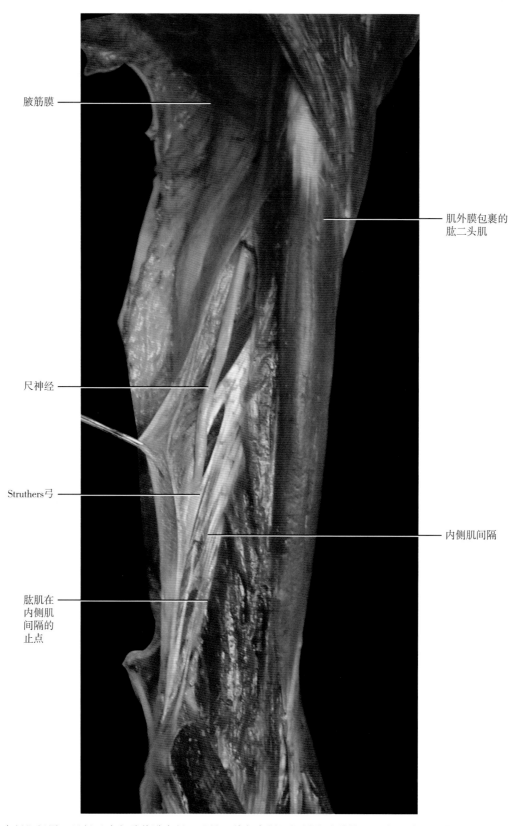

腋筋膜

肌外膜包裹的
肱二头肌

尺神经

Struthers弓

内侧肌间隔

肱肌在
内侧肌
间隔的
止点

图7.30　内侧肌间隔。用镊子夹起臂筋膜内侧，以展示其与内侧肌间隔的连续性。注意尺神经与内侧肌间隔之间的关系

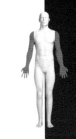
被筋膜覆盖的喙肱肌，
与胸锁筋膜相延续　　　　三角肌

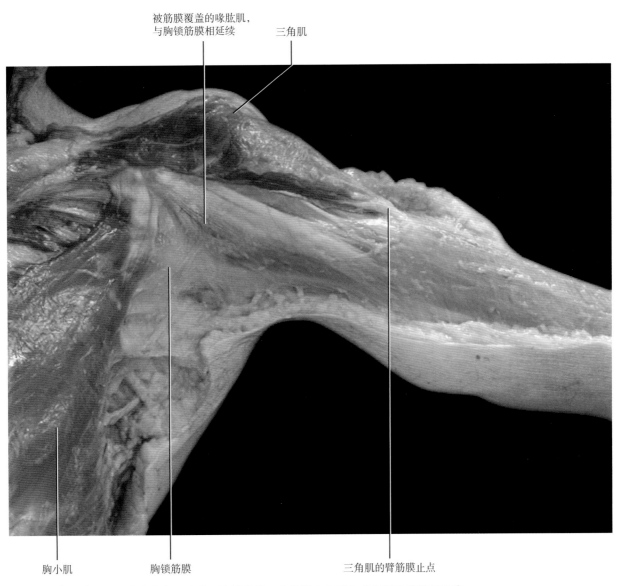

胸小肌　　　　　胸锁筋膜　　　　　　　　三角肌的臂筋膜止点

图7.31　肩区前面观。移除胸大肌以展示胸锁筋膜，此筋膜在前臂与喙肱肌的筋膜相延续

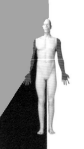

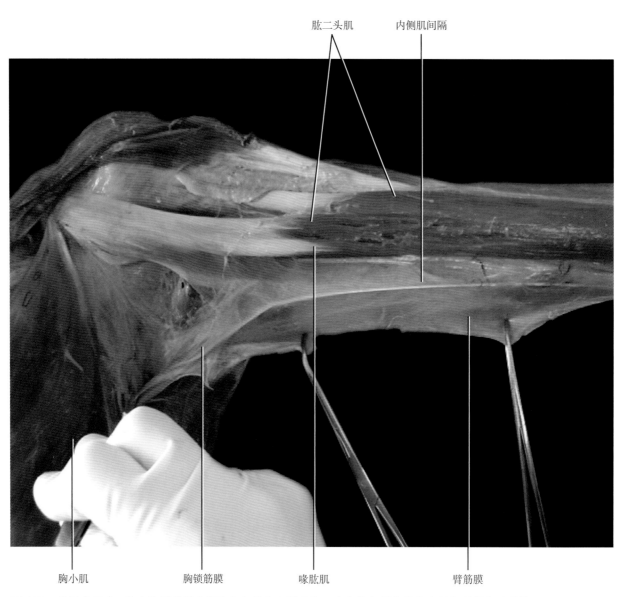

肱二头肌　　　内侧肌间隔

胸小肌　　　　　　　胸锁筋膜　　　　　喙肱肌　　　　　　　臂筋膜

图7.32　肩区前面观。除去胸锁筋膜的脂肪组织并向内侧牵拉，注意其与臂筋膜和内侧肌间隔的连续性

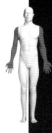

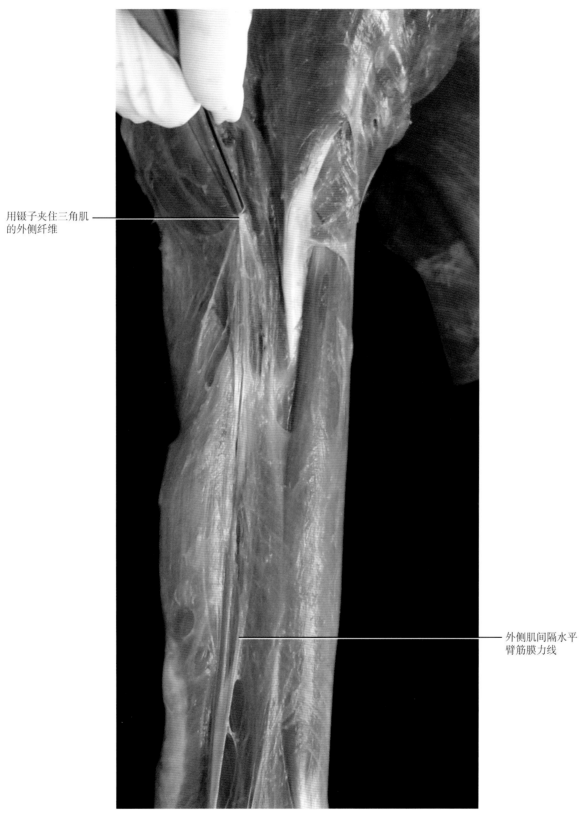

用镊子夹住三角肌
的外侧纤维

外侧肌间隔水平
臂筋膜力线

图7.33 前臂外侧观。用镊子夹住三角肌的外侧纤维以模拟肌肉收缩，外侧肌间隔处的臂筋膜的力线因此变得明显

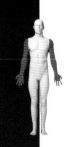

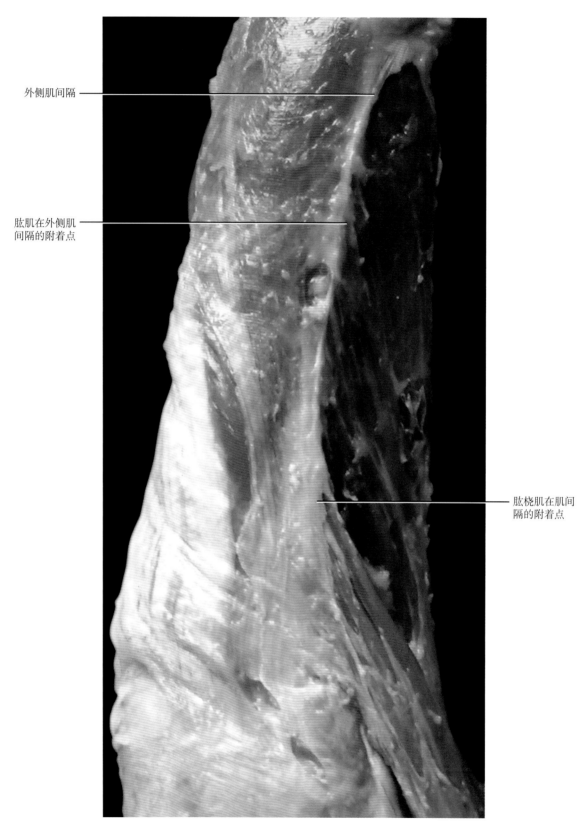

外侧肌间隔

肱肌在外侧肌间隔的附着点

肱桡肌在肌间隔的附着点

图7.34 前臂远端的外侧观。肱肌和肱桡肌在外侧肌间隔前部的附着点清晰可见。肌间隔可视作多组不同肌肉力的汇聚部位

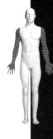

臂筋膜内的
纵行纤维束

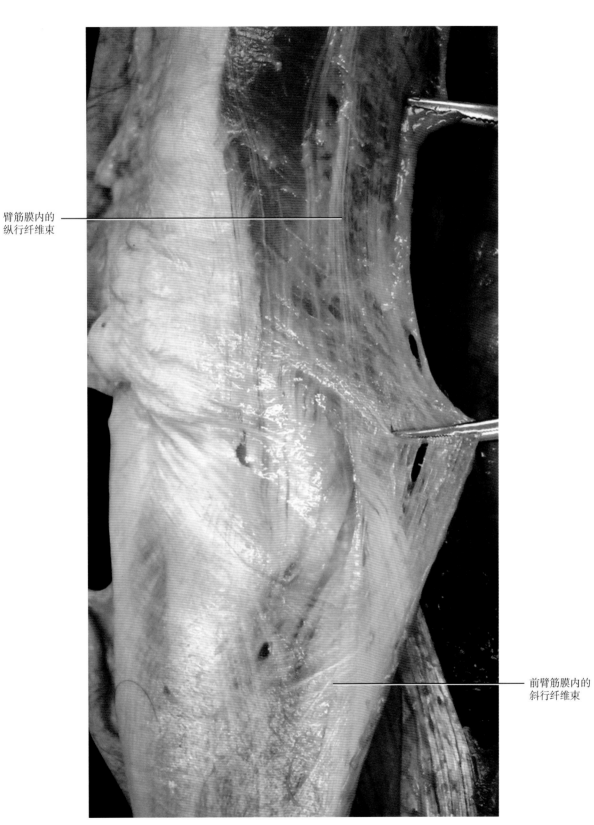

前臂筋膜内的
斜行纤维束

图7.35 肘部后面观。注意臂筋膜与前臂筋膜的连续性以及筋膜内所含各个方向的纤维束，这些纤维束形成了肘后支持带

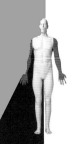

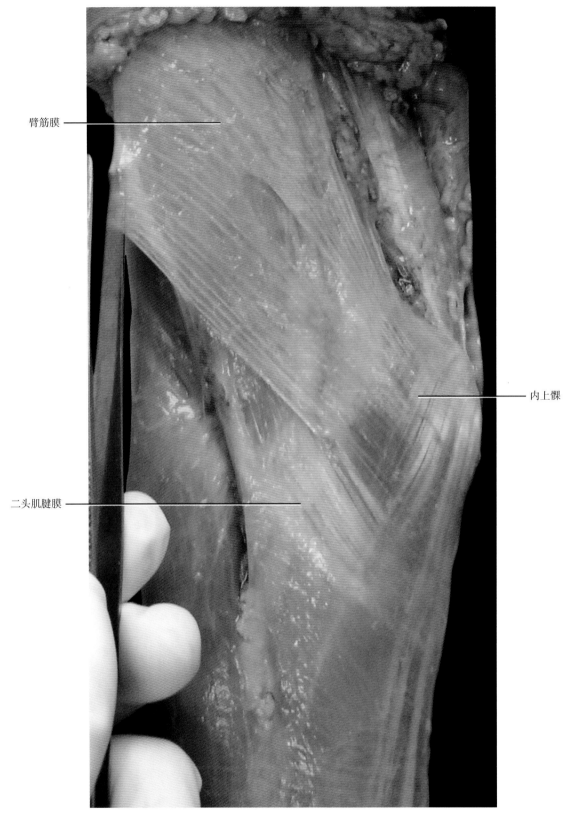

臂筋膜 ——————

———— 内上髁

二头肌腱膜 ——————

图7.36 肘部内前面观。用镊子夹起肱二头肌上的臂筋膜，从而更好地展示筋膜里的纤维束，这些纤维束是肘部支持带的一部分。内上髁明显是不同力的集合处

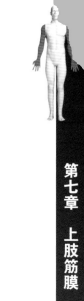

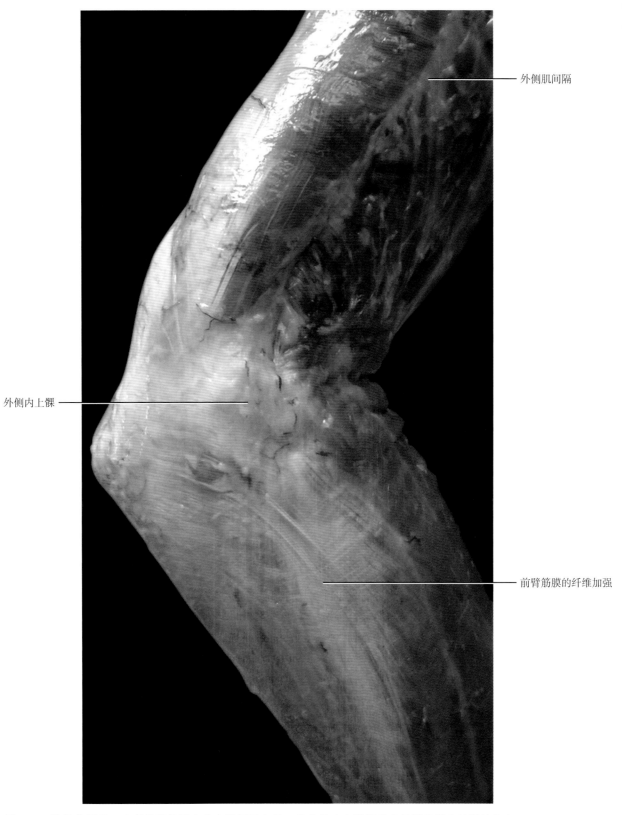

外侧肌间隔

外侧内上髁

前臂筋膜的纤维加强

图7.37 肘部外侧观。注意前臂筋膜在内上髁周围加厚，此处是内上髁肌群在前臂筋膜内的肌性止点

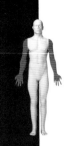

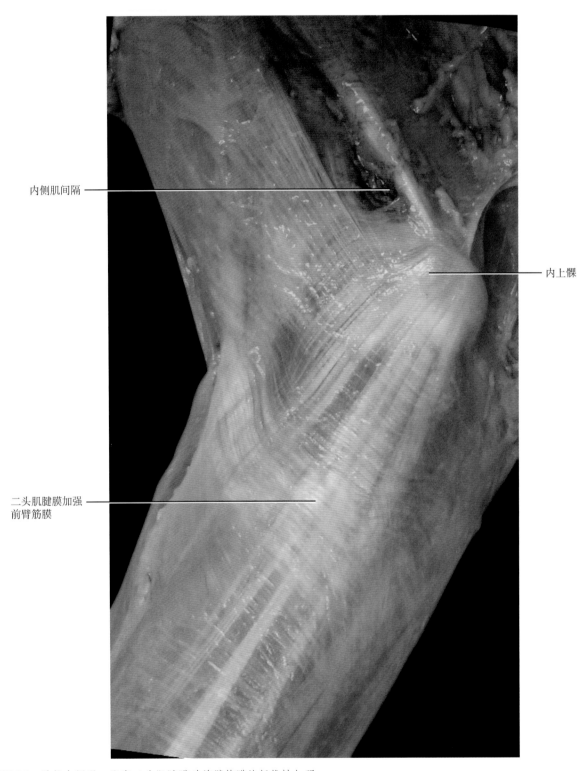

内侧肌间隔

内上髁

二头肌腱膜加强
前臂筋膜

图7.38　肘部内侧观。注意二头肌腱膜对前臂筋膜的纤维性加强

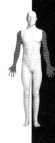

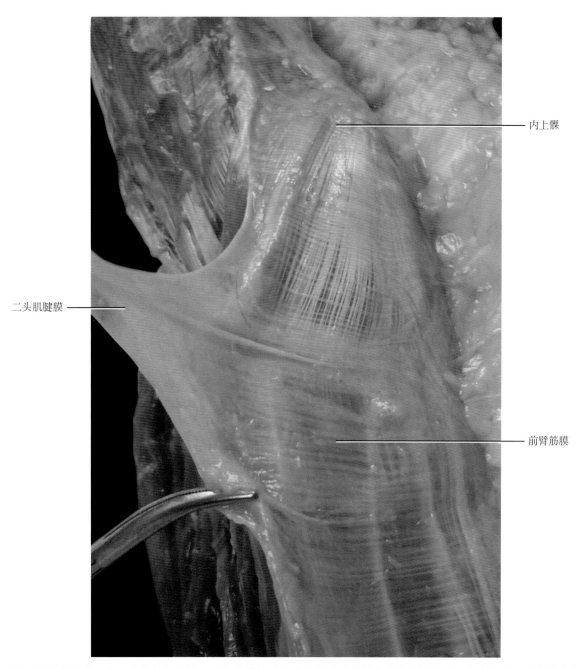

内上髁

二头肌腱膜

前臂筋膜

图7.39 肘部内侧观。将二头肌腱膜自肱二头肌游离并牵拉使其作用于前臂筋膜的内侧部分。从内部看,前臂筋膜为旋前圆肌的肌纤维提供了多个止点

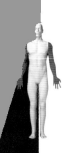

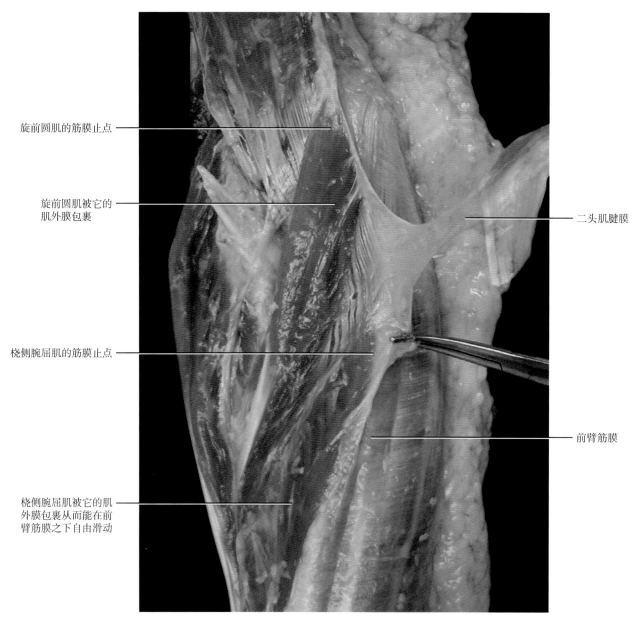

旋前圆肌的筋膜止点

旋前圆肌被它的肌外膜包裹

二头肌腱膜

桡侧腕屈肌的筋膜止点

前臂筋膜

桡侧腕屈肌被它的肌外膜包裹从而能在前臂筋膜之下自由滑动

图7.40　肘部内前侧观。从外侧提起前臂筋膜，从而展示其与旋前圆肌和桡侧腕屈肌的联系。这些肌肉的近端嵌入前臂筋膜的内部。由于肌外膜的存在，这些肌肉的远端则游离于前臂筋膜之下

向，沿着前臂中央部分的力。反之亦然，当桡侧腕屈肌受牵拉收缩时，产生的力通过肱二头肌腱膜传导到臂筋膜。

肘后支持带的主要结构是肱三头肌延伸进入前臂筋膜的组织（图7.41，图7.42）。Windisch（2006年）发现了一肌筋膜延伸结构，起于肱三头肌外侧头，穿过鹰嘴到达尺骨后界和前臂筋膜。此延伸长2.3～7.2 cm（平均4.04 cm）。Keener等（2010年）在所有样本中发现第二种独特的肱三头肌外侧头的肌筋膜延伸结构，此延伸结构与肘肌筋膜相延续。该纵向扩张的平均宽度为16.8 mm（约为中央腱宽度的70%）。Bolté和Martin（1935年）发现了另一种腱膜延伸结构，其起于三头肌的中央头，

远端走行到与前臂筋膜汇合处。从肱骨内上髁到鹰嘴走行的Osborne韧带，也同样参与组成肘后支持带。该支持带是深筋膜的广泛加强，而非真正的韧带，它出现在80%的大体标本里。

当在外侧三头肌扩张并入的地方切除并提起前臂筋膜时，即可见到肘肌、尺侧腕伸肌和小指伸肌。后两者有多处嵌入筋膜里；肘肌则嵌入肘关节囊，而非嵌入到覆盖其上的筋膜（图7.43，图7.44）。在伸展肘部时，这些嵌入结构能拉伸关节囊从而避免其受损。在位于一侧的尺侧腕伸肌、肘肌以及位于另一侧的小指伸肌之间，有一起于前臂筋膜后部内面的纤维隔，该纤维隔也是上述肌群的诸多肌纤维的起点所在。当三头肌腱

临床精粹7.6　皮肤或筋膜

浅筋膜受皮神经支配，而深筋膜则受运动神经支配。这意味着浅筋膜的支配神经随着皮肤走行，深筋膜的支配神经则是随外周运动神经走行。一些皮肤病变症状（例如皮疹或疼痛）可能累及浅筋膜。但上文提及的疼痛有时可能是由深层神经问题而非皮肤问题引起的。这种疼痛是典型的肌筋膜疼痛症，可能会从一个部位转移到另一个部位（例如从颈部到手臂），并且可以辐射到或远或近的地方。中医针灸疗法通过经络学说来解释此种现象，但从未得到生理学角度的严格论证（Lebarbier，1980年）。近年Langevin和Yandow（2002年）猜想中医针灸疗法的经络分布与肌肉和肌间结缔组织层面分布是一致的，并证实了中医针灸疗法中反复使用针刺刺激会引起皮下组织的"旋涡"，也就是大范围的成纤维细胞增生以及细胞板状伪足的形成。随后Langevin等（2006年）猜想结缔组织具有建立全身范围的敏感性信号网络及交流系统的作用。法国的学术界猜测肌群间的功能性联结有着同样的联动性运动，他们称之为"肌肉链"（Busquet，1995年）。肌筋膜触发点（Travell和Simons，1983年）的存在已有充分证据，也同样表明了疼痛出现处和距其往往相当远的源头间存在某种联系。Stecco（1996年）假设这些联动系统像肌肉的力量传递一样直接参与组织运动，提出了一种能阐明浅筋膜和肌肉联动系统的生物力学模型。Myers（2001年）提出观点认为肌筋膜的联系遍布全身，从头部到脚趾、身体中心到外围，都被联结起来（"肌筋膜列车"《解剖列车》）。这些学者虽基于各自的理论，却都不约而同地赞成这种组织的空间性联结。在解剖中我们可以从深层神经和肌筋膜扩张的组织找到这种联结的解剖学依据。肌筋膜联系形成了参与同一运动方向的肌肉的连续性，而筋膜中的力线则能解释疼痛的辐射路径，例如上肢（筋膜）。

临床精粹7.7　桡神经卡压综合征

沿着神经解剖全程，桡神经可因各种原因在多处受压。最常出现的受压点是前臂近端的旋后肌区域，包括后骨间分支。已有猜想称反复旋前和旋后运动可造成Frohse弓纤维化，从而导致受压迫的概率增大。然而，外侧肌间隔的神经也可能会出问题，其往往与肱骨骨折相关。同时，肘部的外侧区域近处也可能出现压迫，也就是在肱肌和肱桡肌之间，肱三头肌的外侧头里面的纤维弓（Cabrera与McCue，1986年），远端可到腕部的桡侧。上肢的一些运动可能会对神经施加一些压力，神经的压迫能限制它的运动。研究表明神经的运动一般与包围它们的结缔组织相关（Wilgis与Murphy，1986年）。如果这些结缔组织变得致密，神经的传递性就会改变。Butler（1991年）认为所谓的"神经松动术"能修复受到非纵向压迫的神经运动性。鉴于神经末梢和深筋膜之间的紧密联系（见第三章），我们建议对与神经末梢相关的筋膜进行治疗以修复一般的神经运动性，缓解患者的症状。

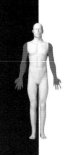

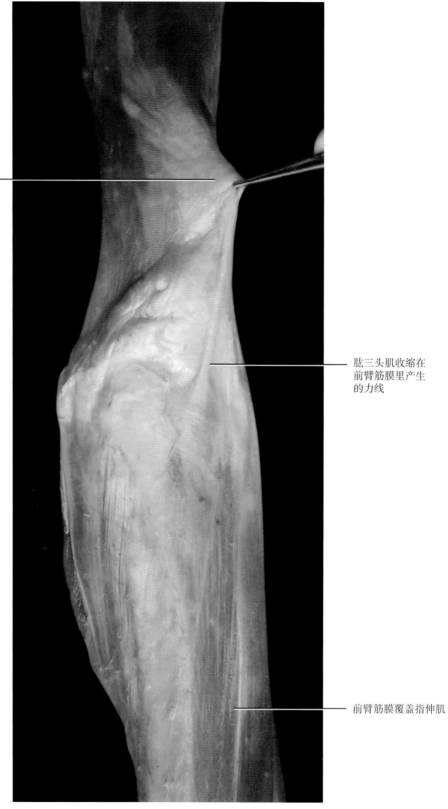

用镊子刺激使
肱三头肌收缩

肱三头肌收缩在
前臂筋膜里产生
的力线

前臂筋膜覆盖指伸肌

图7.41　肘部后面观。用镊子牵拉肱三头肌以引出肌肉收缩，前臂筋膜之上随之出现了力线

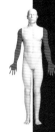

臂筋膜覆盖（并部分黏 ——
附）三头肌腱

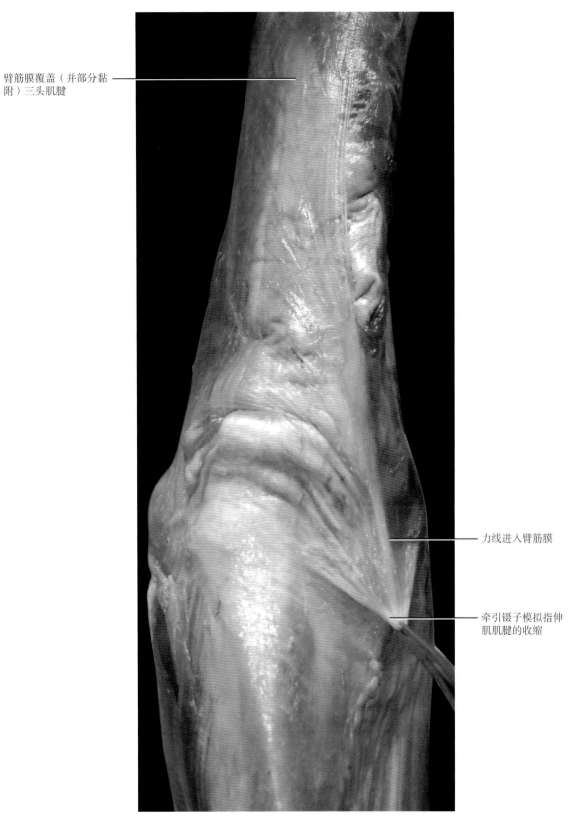

—— 力线进入臂筋膜

—— 牵引镊子模拟指伸
肌肌腱的收缩

图7.42 肘的后视图。用镊子向远端拉伸前臂筋膜以模拟指伸肌肌腱的收缩。该肌肉的许多肌肉纤维起自前臂筋膜的内
侧面。一条力线出现在臂筋膜上

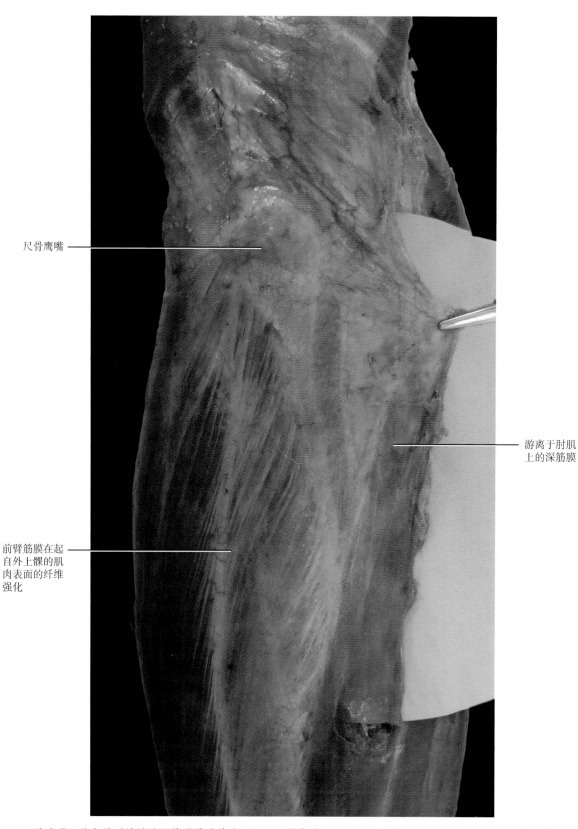

尺骨鹰嘴

游离于肘肌上的深筋膜

前臂筋膜在起自外上髁的肌肉表面的纤维强化

图7.43 肘后观。从上臂到前臂的深筋膜是连续的一层，但是在肘平面它和下覆结构的关系发生了变化：筋膜附着于鹰嘴和上髁。它游离于肘肌上并在上髁处为许多肌纤维提供附着点，并与肌平面黏附。当肌肉收缩时，这些肌肉附着会牵拉前臂筋膜从而使它的纤维强化在解剖上清晰可见

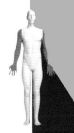

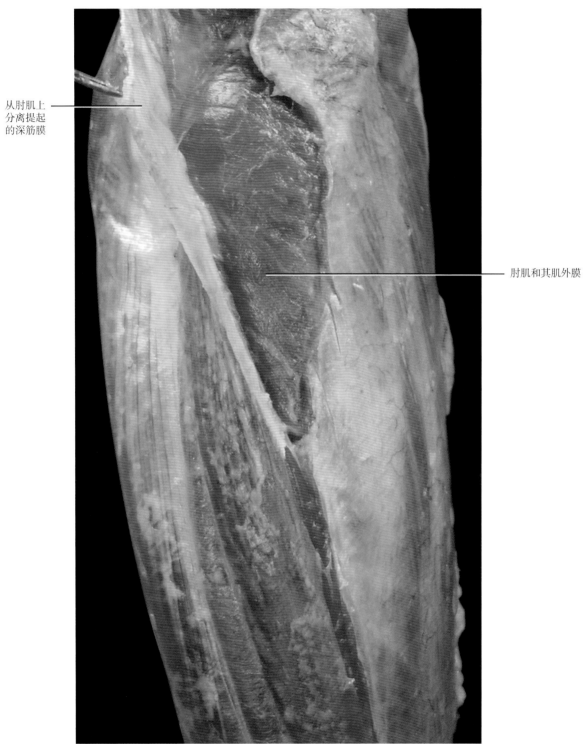

从肘肌上
分离提起
的深筋膜

肘肌和其肌外膜

图7.44 肘后观。从肘肌上很容易分离深筋膜,因为肘肌完全被它的肌外膜包裹,且该肌外膜游离于深筋膜之下。游离于肘肌上的深筋膜联结了臂筋膜和前臂筋膜

由于牵拉而收缩时，力线在前臂筋膜后部产生，与尺侧腕伸肌平行传导。当尺侧腕伸肌和小指伸肌的肌纤维被牵拉向远端时，力线则在臂筋膜后部产生。

无论是出于解剖结构的角度还是功能的角度，包绕在肘部的不同成分间都难以相互分离。Van der Wal（2009年）证实了肘部韧带仅仅存在于解剖学家的想象之中。例如，环状韧带或侧副韧带实际上是不存在的，因为所有组织都是结缔组织复杂结构的一个组成部分。很多解剖学书籍在讨论肌群的起点和止点时局限于骨性止点，而往往忽视了纤维联结。1985年，Briggs和Elliott为了找出外上髁区域的伸肌附着点，解剖了139个保存完好的四肢标本，只在29个标本中发现桡侧腕短伸肌直接附着于外上髁。而在其他所有的样本中，桡侧腕短伸肌则分别附着于桡侧腕长伸肌、

临床精粹 7.8　肱骨外上髁病

肱骨外上髁病常在有肘外侧疼痛的患者中发现，因重复或过度的腕部运动而恶化或加重，尤其是伸肘。患者通常会保护其外上髁，并拒绝伸腕以免加重疼痛。它被认为是一种与频繁旋后运动相关的过度使用性损伤。其在普通人群中的患病率为1.0%~1.5%，更多影响优势臂。这种情况在职业人群中的发生率可高达23%（Papa，2012年）。

该病通常被称作网球肘或肱骨外上髁炎。Nirschl和Ashman（2003年）更倾向于称之为肘外侧肌腱变性，而不是肌腱炎，因为超过600个慢性肱骨外上髁疾病病例的组织病理学检查显示了退行性变，包括成纤维细胞组织、增生血管、紊乱组织、非结构化胶原蛋白，以及炎性细胞缺失。关节内的病变有肱桡关节的软骨软化和滑膜边缘侵犯，参与形成环状韧带的组织也受到影响。另外，还可能发生桡神经或前皮神经受压或卡压、桡侧腕短伸肌的创伤性滑膜炎以及肱桡骨滑囊炎。这些情况既可以单独发生，也可并发于肱骨外上髁病。如果我们参考Van der Wal（2009年）的理论，那么就能更好地理解它与所有这些其他病理结果的联系。事实上肌肉、关节囊、筋膜、韧带等必须联动才能确保完成一个正确的肘部动作。如果其中一者发生改变，余者都会随之改变。因此，如果能考虑到所有这些因素，尤其是深筋膜（将它们联结在一起的解剖结构），那么肱骨外上髁病的治疗可能会更加有效。

指总伸肌、旋后肌、桡骨副韧带、圆韧带（如果肘部韧带存在）、肘关节囊以及深筋膜上，因此，只能认为结缔组织和肌肉组织是一体的。肌腱端将骨连接于各关节的相应部位就显示了这种一体性。Van der Wal 判定结缔组织和肌肉不是平行分布，而是连续的，从功能上发挥出所谓的韧带的作用。就结构而言，肌肉、结缔组织串联为动态的整体而完成力的传导，这个理论比传统"被动"力学传导结构更为恰当。在后者的理论中，韧带平行于肌腱排列，而肌腱中的结缔组织只能在关节特定部位传导力。

Van der Wal 也研究了肘部的本体感受器，他发现，考虑到功能，所谓的关节感受器和肌肉感受器的区别完全是人为划分的。机械感受器（所谓肌肉感受器）分布于传导力的各结构中，即肌肉结缔组织结构如肌肉、关节囊、韧带中，而不是经典的解剖结构。在大鼠的侧前臂区，有一系列机械感受元件出现在深筋膜及其肌神经束之间（它们串联成整体）的传导区域中。本体感觉的感受器集中出现于肘关节承受张力的部位。当肌肉和结缔组织形成一个功能整体以维持关节的完整性和稳定性时，则不能将其机械地区分为关节感受器或肌肉感受器。

（三）前臂的深筋膜：前臂筋膜

前臂筋膜为一层较厚（平均厚度0.75 mm）、稍白的结缔组织，由许多不同走向（图7.45和图7.46）的纤维束构成。它像套子一样覆盖屈肌和伸肌肌群，并在它们之间形成一些间隔。这样前臂筋膜就形成了三个筋膜室：前筋膜室、外侧筋膜室和后筋膜室。两个间隔将前臂肌前、后群的深层和浅层分开（图7.47，图7.48）。

在前臂近端，有许多肌纤维插入到前臂筋膜的深面（图7.49，图7.50）。在前臂远端，前臂筋膜很容易与下方的肌肉分离，但是与桡骨茎突、尺骨茎突附着紧密。

前臂深筋膜血管丰富。Tao等（2000年）发现深筋膜的血管数目比浅筋膜的更多。在前臂，深筋膜血管是筋膜皮瓣的主要血供途径。

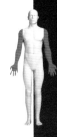

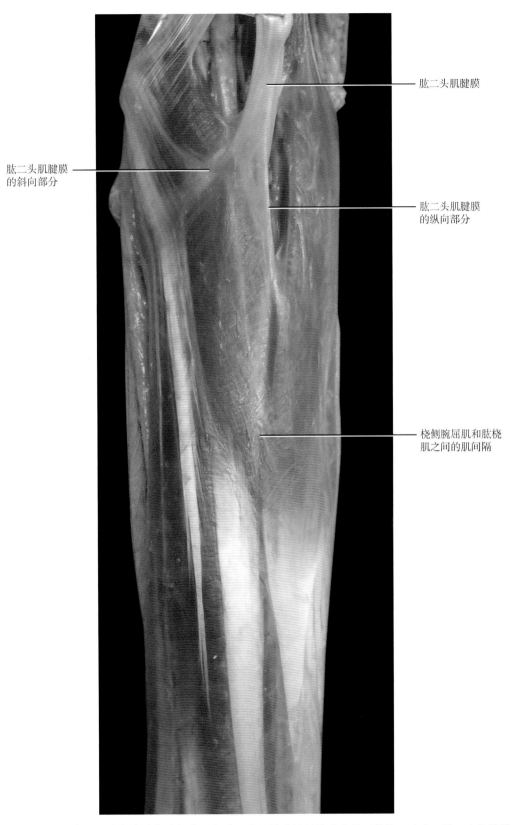

肱二头肌腱膜

肱二头肌腱膜
的斜向部分

肱二头肌腱膜
的纵向部分

桡侧腕屈肌和肱桡
肌之间的肌间隔

图7.45　前臂前面观。在此尸体中前臂筋膜较薄，但肱二头肌腱膜的纤维强化显而易见。注意，肱二头肌腱膜不仅发出了一条斜向纤维束，还发出了一条纵向纤维束。该纵向纤维束牵拉位于桡侧腕屈肌和肱桡肌之间的肌间隔上的前臂筋膜

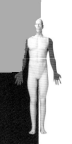

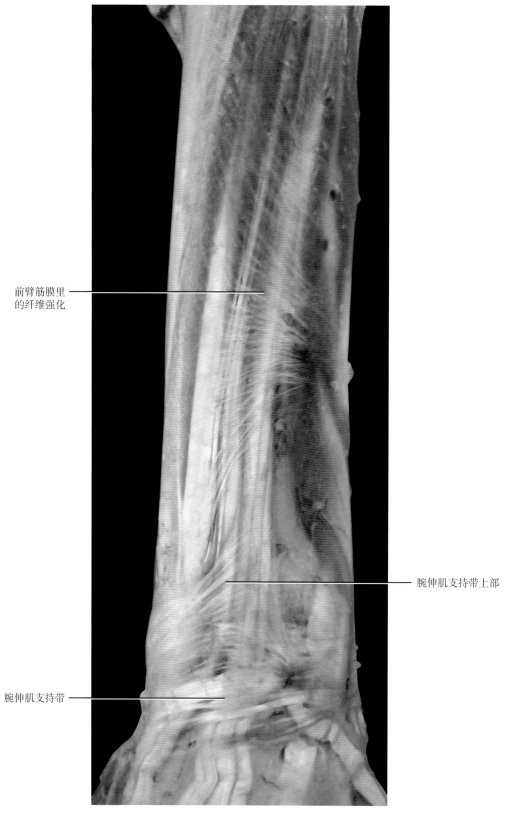

前臂筋膜里
的纤维强化

腕伸肌支持带上部

腕伸肌支持带

图7.46 前臂后面观。注意前臂筋膜里的纤维强化。腕伸肌支持带可视为一种筋膜强化，既有横向的，也有斜向的。后者与前臂筋膜中部的斜向纤维束相延续

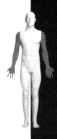

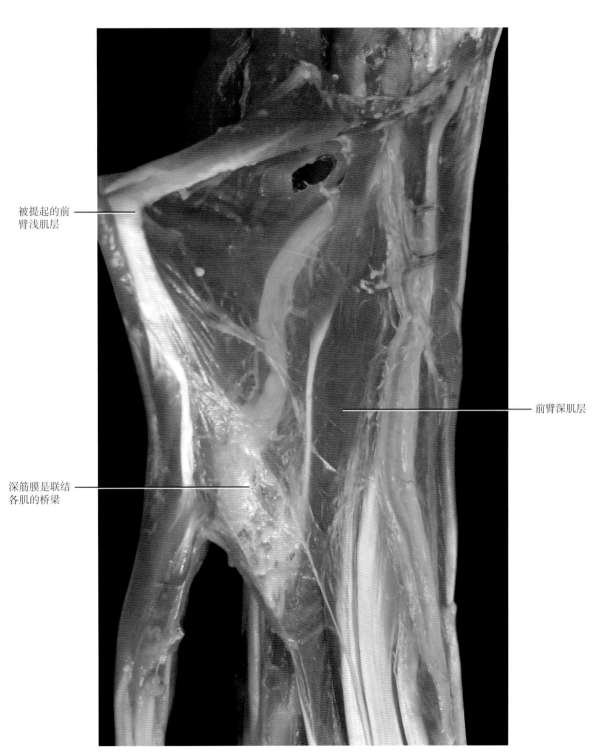

被提起的前
臂浅肌层

前臂深肌层

深筋膜是联结
各肌的桥梁

图7.47　视图显示了联结前臂前部浅、深肌层的深筋膜

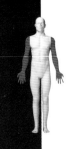

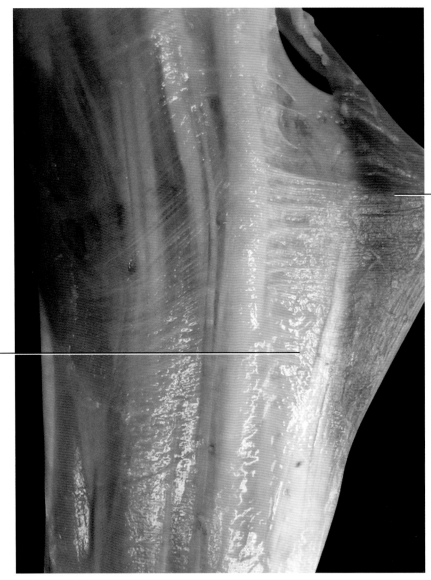

向外拉伸肱桡肌

深筋膜是联结
各肌的桥梁

图7.48　视图显示深筋膜是联结前臂外侧和前部肌群的桥梁

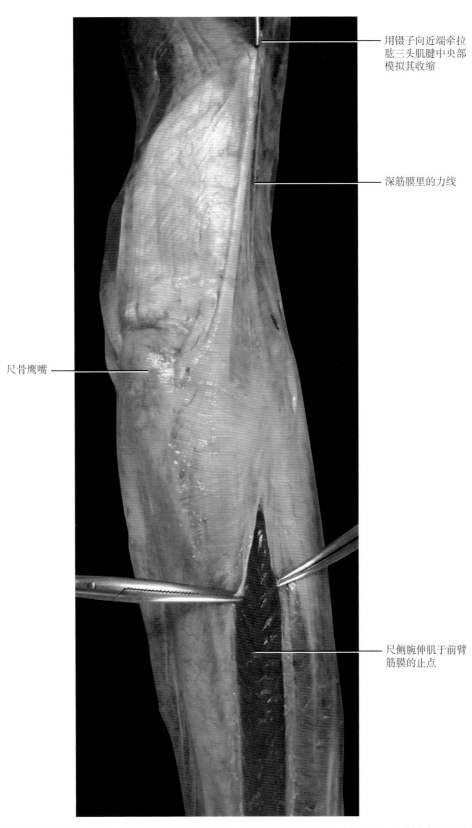

用镊子向近端牵拉
肱三头肌腱中央部
模拟其收缩

深筋膜里的力线

尺骨鹰嘴

尺侧腕伸肌于前臂
筋膜的止点

图7.49 前臂后面观。肱三头肌有一肌筋膜汇入前臂筋膜。它止于尺侧腕伸肌，并插入前臂筋膜内侧之处

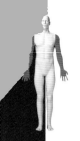

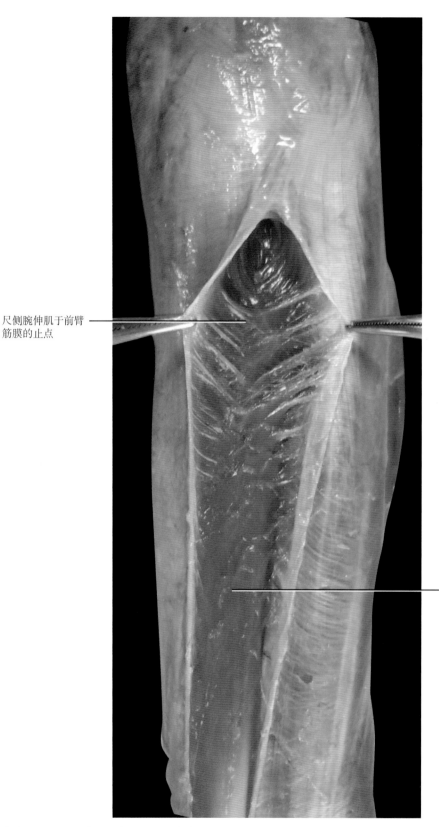

尺侧腕伸肌于前臂
筋膜的止点

尺侧腕伸肌游
离于前臂筋膜
之下（因为有
肌外膜）

图7.50 前臂后面观。沿着尺侧腕伸肌切开前臂筋膜，可以看到该肌与深筋膜的关系。此区的肌肉很典型，有很多肌纤维向近端插入前臂筋膜的内侧面。因此每当尺侧腕伸肌收缩时都会牵拉筋膜。在远端，由于出现了包裹远端肌肉的肌外膜，此处肌肉游离于前臂筋膜之下

在掌侧面，前臂的下1/3处，掌长肌腱突破前臂筋膜。该肌腱向远端和浅层行至前臂筋膜，然后与掌腱膜相延续。在远端，前臂筋膜与手背筋膜相联结，在掌侧面则分别与外侧和内侧的大小鱼际筋膜相联结。在中央，它构成了掌腱膜的深层。

临床精粹 7.9　尺神经卡压

尺神经在其走行中可于很多出口处受压。最常见受压处为肘部，该处尺神经可沿尺神经沟段受压（肘管综合征）。肘管综合征是第二常见的周围神经压迫综合征。患者通常表现为尺侧的运动无力、肌萎缩和感觉改变。神经传导研究可确诊。肘管顶部由覆盖尺侧腕屈肌两头的深筋膜和Osborne韧带（应当认为它更像一个筋膜加固而不是一个独立结构）构成（Macchi等，2014年）；底部由肘关节囊和内侧副韧带的后部、横部构成；周边由内上髁和尺骨鹰嘴构成。显然，在此水平的深筋膜张力过大会减小肘管的直径并导致肘管综合征。

第二个尺神经常见受压点就是所谓的"Struthers弓"（Nakajima等，2009年）。对于该弓的存在和这个结构是否在一些病例中参与了近端尺神经卡压存在很大争议。Struthers弓是一个通道，内侧界由臂筋膜和臂内侧韧带构成。臂内侧韧带是喙肱肌腱向臂筋膜的一个筋膜扩张，前界由内侧肌间隔构成，外侧界由肱三头肌内侧头的肌纤维和筋膜构成。该弓出现于肱骨内上髁近端8cm处。Tubbs等（2011年）曾解剖了15具尸体（30侧）来分析尺神经的走行和它与这一区域软组织间的关系。他们证实在下臂内侧有一处增厚筋膜穿过尺神经并在86.7%的侧边中与所谓的Struthers弓并存。在57.7%的侧边中，该弓被发现是臂筋膜的增厚导致的，被归类为Ⅰ型弓。在19.2%的侧边中，该弓是臂内侧韧带导致的，这些被归类为Ⅱ型弓。在23.1%的侧边中，该弓是一个增厚的内侧肌间隔导致的，这些被归类为Ⅲ型弓。基于这项研究，我们可以肯定，臂筋膜可以局部增厚并产生尺神经压迫。

最后，尺神经可能在Guyon管（腕尺管）处被压迫（尺管综合征）。该管由豌豆骨、钩骨钩、腕横韧带（构成底部）和腕屈肌支持带（构成顶部）构成。尺管综合征比较重要的临床体征是小指尖和尺侧一个半手指的感觉缺失，和（或）运动体征例如骨间肌和拇收肌测试时的肌无力。这种综合征可由小鱼际长时间受压（骑车）、腱鞘囊肿、钩骨骨折、尺动脉血栓形成或动脉瘤导致。腕屈肌支持带过度紧张也能引起该综合征。大小鱼际的很多肌纤维起自腕屈肌支持带，它们收缩时会牵拉支持带。该支持带充当前臂筋膜的强化部，也是前臂筋膜的致密部，可以导致尺管综合征。

桡侧腕屈肌、尺侧腕屈肌位于前臂筋膜的下方，但在远端，它们的腱周组织与前臂筋膜相融合，以致前臂筋膜在腕部看似将其包裹。在大约85%的研究案例中，尺侧腕伸肌向远端小鱼际筋膜发出了一个腱性扩张（图7.51，图7.52）。这个扩张在第5掌骨的侧面增强并加固了覆盖于小指对掌肌的筋膜。该扩张呈一条狭窄的纤维带，沿第5掌骨的远端1/3分布，扩展成扇形，插入到掌指关节的上覆筋膜里。如果尺侧腕伸肌肌腱被牵拉，那么牵引力一定会传导到该纤维带。

在腕部，前臂筋膜被屈肌支持带和伸肌支持带加固，有些作者称之为环状韧带（图7.53，图7.54）。该筋膜由众多交叉走向的强韧纤维束构成（中间外侧部和外侧中央部）并呈多层排列。它们的平均厚度为1.19 mm。屈肌支持带为很多大小鱼际肌纤维提供了附着点，它们会拉伸支持带，因此每当它们收缩时前臂筋膜就是尾端受力点。腕部支持带有丰富的神经分布，在周围运动调节和本体感觉方面有重要作用（Stecco等，2010年）。

腕屈肌支持带应当区别于腕横韧带（图7.55，

临床精粹 7.10　De Quervain 症候群

这是一种位于环绕拇短伸肌肌腱和拇长展肌肌腱的鞘或管道处的腱鞘炎。对组织学标本的评估证明了存在增厚、黏液样变性，同时有慢性退行性变。其症状有腕拇侧疼痛、压痛和肿胀以及握紧困难。Finkelstein试验可用于临床诊断。做该试验时，检查者抓住受试者拇指，然后突然尺偏。如果桡骨远端发生剧痛，那么就可能是De Quervain症候群（狄魁文症候群）。De Quervain症候群是特发性的，但它通常被认为是一种过度使用性损伤，多见于反复运动拇指的人群。糖皮质激素注射对此病的疗效证据有限。没有其他疗法显示有效或已经过临床安慰剂对照试验的评定。De Quervain症候群的处理更多取决于经验而非科学数据。

据Alvarez-Nemegyei（2004年）称，De Quervain症候群是一种由支持带增厚引起的腱冲击。由于支持带增厚，肌腱无法自由滑动，它的血管结构会随继发的肌腱变性而发生改变。腕支持带是前臂筋膜的加固，因此，前臂筋膜的任何改变都会影响腕支持带并导致腱冲击。

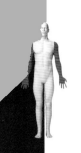

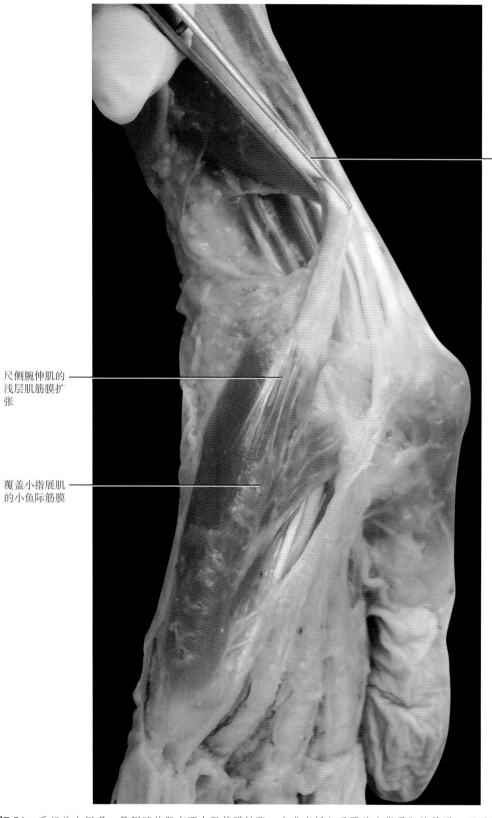

尺侧腕伸肌肌腱
（被镊子拉起）

尺侧腕伸肌的
浅层肌筋膜扩
张

覆盖小指展肌
的小鱼际筋膜

图7.51 手部前内侧观。尺侧腕伸肌有两个肌筋膜扩张：表浅者插入了覆盖小指展肌的筋膜，而深层者插入了覆盖小指
对掌肌（图7.52）的筋膜。这样使得尺侧腕伸肌的收缩可以拉伸所有小鱼际隆起的筋膜

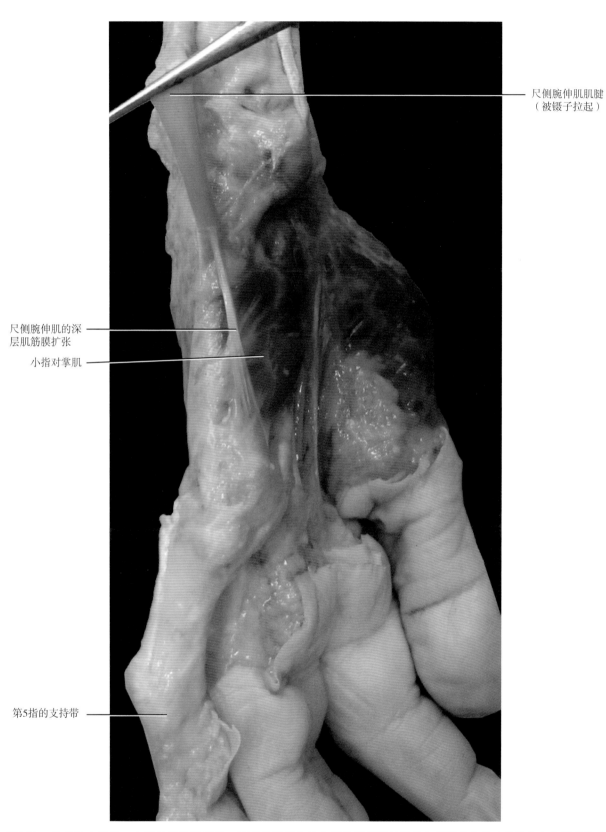

尺侧腕伸肌肌腱
（被镊子拉起）

尺侧腕伸肌的深
层肌筋膜扩张

小指对掌肌

第5指的支持带

图7.52 手部前内侧观。小指展肌已被移除，可见尺侧腕伸肌的深层肌筋膜扩张插入到覆盖小指对掌肌的小鱼际筋膜中

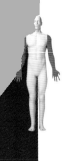

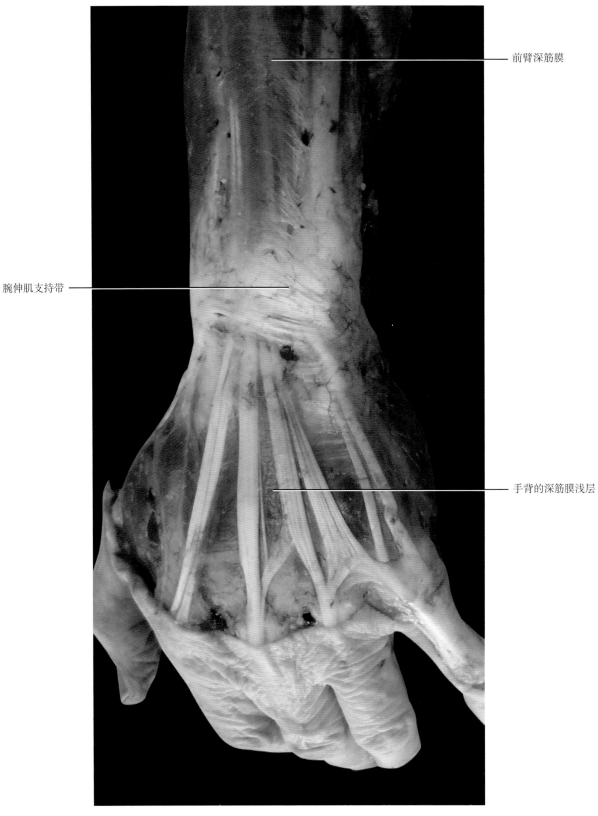

前臂深筋膜

腕伸肌支持带

手背的深筋膜浅层

图7.53 手后背面观。皮下组织已被移除，可见包裹了指长伸肌肌腱的深筋膜（深筋膜浅层）。注意腕伸肌支持带不仅联结了前臂筋膜还联结了手部深筋膜

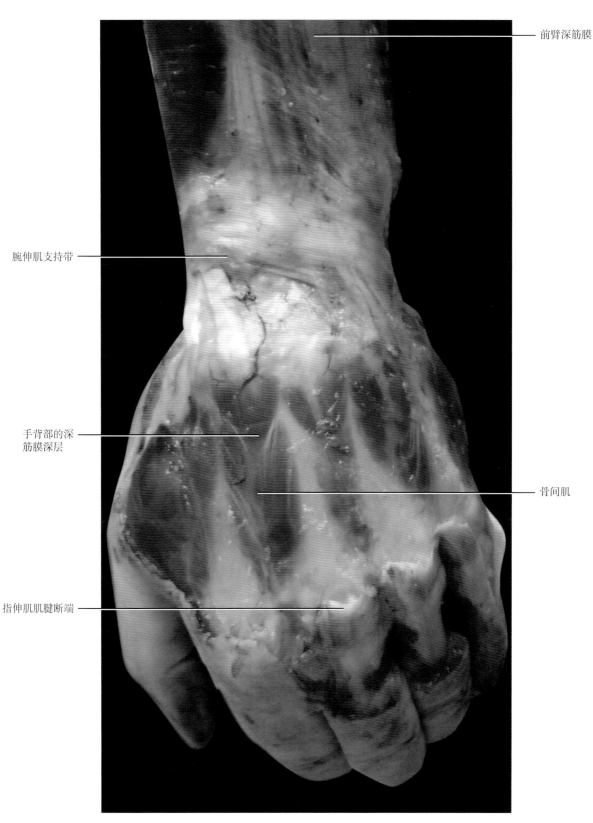

前臂深筋膜

腕伸肌支持带

手背部的深
筋膜深层

骨间肌

指伸肌肌腱断端

图7.54　手背面观。深筋膜浅层和指伸肌肌腱已被移除，可见覆盖骨间肌的深筋膜深层

图7.56）。屈肌支持带是深筋膜的加强，而腕横韧带则是宽度为22～26 mm、平均厚度约为2 mm的韧带。它连接了钩骨、豌豆骨和舟骨、大多角骨，覆盖了腕骨前方的深槽，从而形成了一个纤维-骨通道，即腕管。腕管内包含指屈肌腱和正中神经。腕横韧带也构成了Guyon管的底，其中有尺动脉和尺神经通过，该管顶部由腕屈肌支持带构成。明确这一点对临床实践来说很重要，因为腕管综合征与腕横韧带有关，而非屈肌支持带。如果一个微创手术只切开韧带并保留支持带，那么腕管松解术后的患者所发生的本体感受器损伤和乏力就会最小化。

（四）手掌的深筋膜：掌筋膜复合体

掌筋膜复合体有五个组成部分：掌腱膜、掌深筋膜、内收肌筋膜、大小鱼际筋膜以及联结它们的隔膜。

掌腱膜[1]由两个亚层构成，两者可通过组织学区分。浅层由全为纵向的胶原纤维形成。深层由横向的胶原纤维形成。浅层可视作浅筋膜的一个局部特化，而深层可视为掌深筋膜的局部特化，等同于前臂筋膜远端。掌长肌是掌腱膜的固有张肌，还有许多大小鱼际肌的肌纤维也附着于掌腱膜。掌短肌完全起自掌腱膜。在15%的人群中，掌长肌是缺如的（图7.57，图7.58）。在这些人中，肉眼可见掌腱膜纤维存在明显的不规则排列。这表明，掌长肌的机械张力在决定掌腱膜浅层纤维的纵向排列中起到积极作用。纵向纤维分成4束伸向第2到第5指。在掌远端，大量纤维束插入皮肤，而其余部分转向一侧延续到掌指间韧带，有一小部分继续向远端进入手指终止于皮肤和近端指骨上的屈肌纤维鞘。横向纤维较薄且在近端较稀疏，但在远端它们的数量和厚度增加，最终形成一条牢固的横韧带。

在掌腱膜下，可见屈肌腱纤维鞘和另一深筋膜层——掌深筋膜（或称骨间筋膜）。掌深筋膜位

于蚓状肌之下骨间肌之上。它向腕部变薄进入腕关节囊韧带，向指端变薄进入掌指关节囊。在远端，横向胶原纤维加固掌深筋膜，形成了掌深横韧带。该韧带在手的功能中占据中心位置。它横跨手部并附着于掌骨。它还通过许多间隔与掌腱膜的纵向、横向纤维相联结。特别是通过两个纵向间隔（掌腱膜边缘隔）和远端的7个垂直间隔联结到掌腱膜，Legueu和Juvara（1892年）首次对其进行了描述。中央的间隔呈长方形，每个间隔都有一个附着于掌腱膜的浅缘，深缘附着于掌深筋膜或内收肌筋膜，近端是游离镰状缘，远端联结指部深筋膜。这些间隔将手的中央区划分为8个小区。其中4个容纳了第2到第5指的屈肌腱，另外4个则容纳了蚓状肌和伴行的指血管、神经。

由于排列紧密的厚、短、垂直的皮肤支持带的作用，掌腱膜牢固地附着于皮肤。从任何方向作用于皮肤的力均能通过皮肤支持带传递至掌腱膜，且通过间隔传递至骨。当掌腱膜因掌长肌的收缩或（和）掌指关节的伸展而紧张时，该系统就会被激活。当掌腱膜松弛时，皮肤会向远端的方向移动，并从一侧移向另一侧。

大、小鱼际筋膜是肌外膜性筋膜，牢固地附着于其下方的肌肉。在此区无法分离出一个特定的筋膜层。Ling和Kumar（2009年）发现大、小鱼际肌上没有界限清楚且坚韧的筋膜。个别人的大、小鱼际肌之间存在疏松结缔组织。这些筋膜向近端延续到腕部屈肌支持带。大、小鱼际肌的很多纤维插入到屈肌支持带中，并向斜—尾方向牵拉它。可以肯定的是，形成该支持带的许多纤维束都朝向与这些插入纤维相同的方向。大、小鱼际筋膜向外、向内与手背筋膜相延续（图7.59，图7.60）。Platzer（1978年）和Kanaya等（2002年）指出，小指展肌向第5指背筋膜发出了一个腱性扩张。该扩张起于小指展肌的背侧大部，并在掌指关节处拱形并入第5指背筋膜，有的甚至向远端伸向指骨。作用于小指展肌的张力会传递到该纤维带，并从那传递至第5指背筋膜。

拇收肌被其菲薄的筋膜即内收肌筋膜覆盖。内收肌筋膜自第3掌骨呈放射状伸展并插入第1掌

1　这是通用名称，但它实际上是一个有腱膜特点的筋膜，并非单纯的肌腱。事实上，它有沿不同方向排列的纤维，且有肌肉附着。

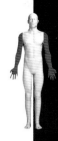

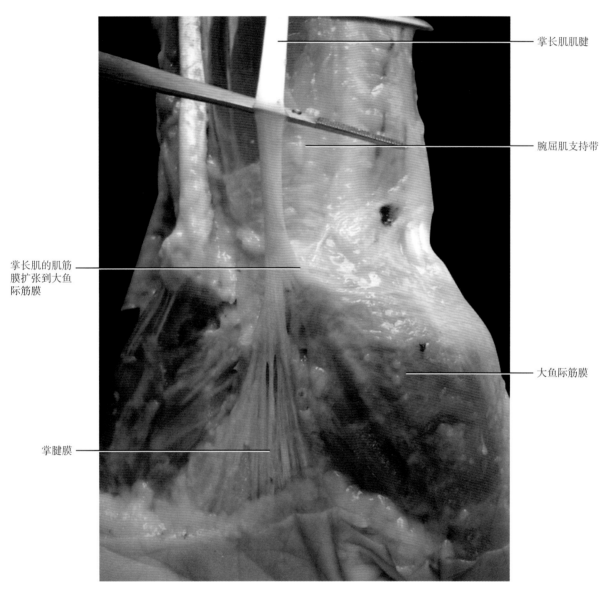

掌长肌肌腱

腕屈肌支持带

掌长肌的肌筋
膜扩张到大鱼
际筋膜

大鱼际筋膜

掌腱膜

图7.55 腕部前面观。掌长肌的肌腱被提起，可见其肌筋膜扩张到大鱼际筋膜，其张力作用于掌腱膜的纵向纤维

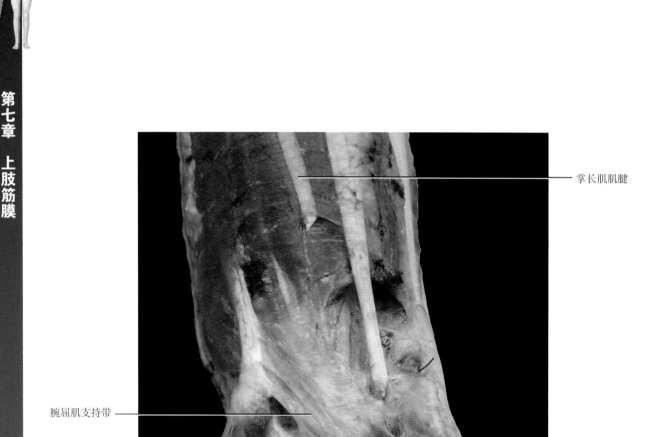

掌长肌肌腱

腕屈肌支持带

腕横韧带

掌部肌肉附着于腕屈肌支持带

图7.56 掌腱膜和掌长肌肌腱已被移除，可见掌部肌肉附着于腕屈肌支持带。注意腕屈肌支持带和腕横韧带的区别：前者由斜向纤维束构成，后者由横向纤维束构成

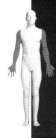

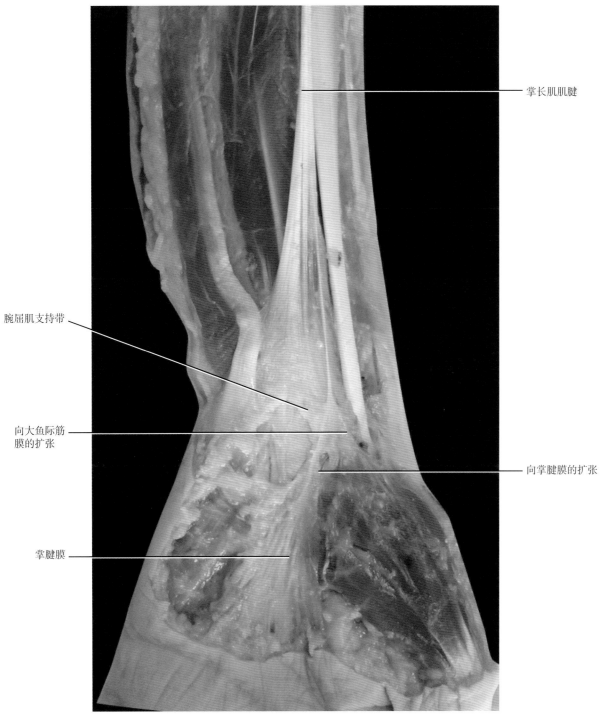

掌长肌肌腱

腕屈肌支持带

向大鱼际筋膜的扩张

向掌腱膜的扩张

掌腱膜

图7.57　腕前面观。在此尸体中掌长肌肌腱呈扇形张开，它有很薄的一层附着于掌腱膜，而大部分附着于腕屈肌支持带

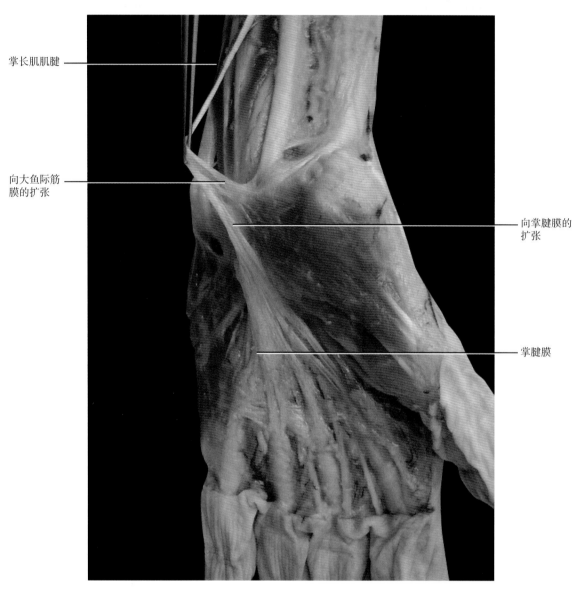

掌长肌肌腱

向大鱼际筋膜的扩张

向掌腱膜的扩张

掌腱膜

图7.58 手部前外侧观。掌长肌肌腱被提起，可见其肌筋膜扩张到大鱼际筋膜

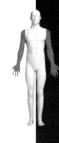

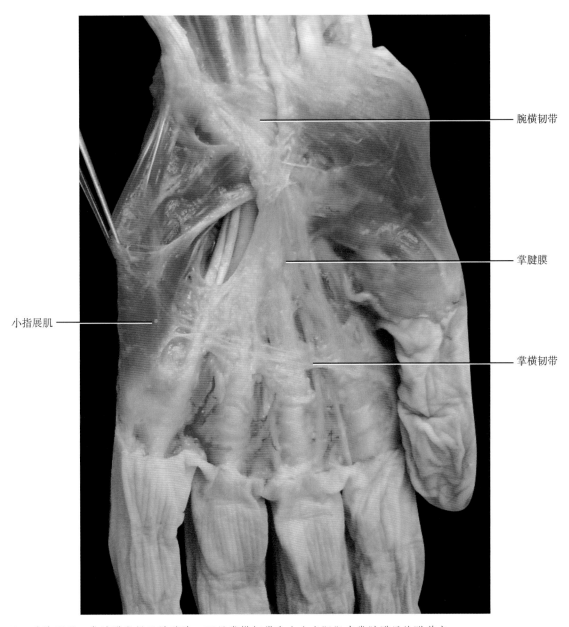

腕横韧带

掌腱膜

掌横韧带

小指展肌

图7.59　手前面观。掌腱膜浅层已被移除，可见掌横韧带和大小鱼际肌在掌腱膜里的附着点

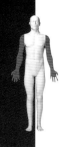

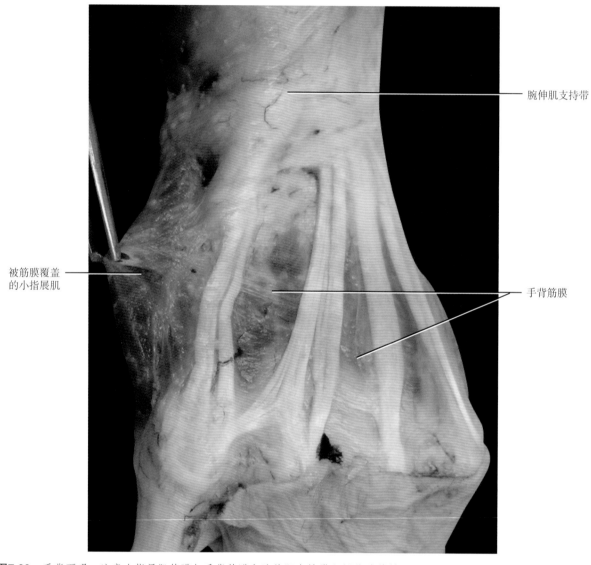

腕伸肌支持带

被筋膜覆盖
的小指展肌

手背筋膜

图7.60 手背面观。注意小指展肌筋膜与手背筋膜和腕伸肌支持带之间的连续性

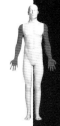

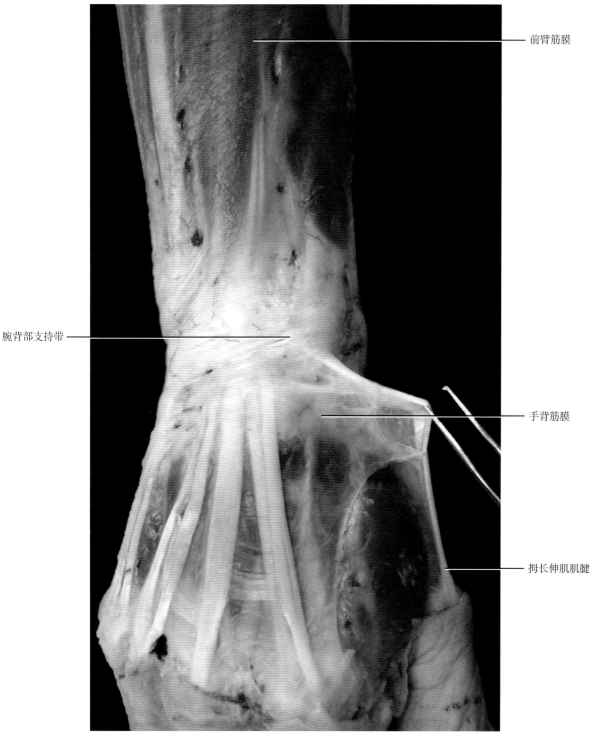

前臂筋膜

腕背部支持带

手背筋膜

拇长伸肌肌腱

图7.61 手背面观。拇长伸肌肌腱被提起，可见它被手背筋膜包裹

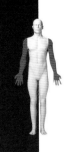

桡侧腕长伸肌腱
的肌筋膜扩张 ———

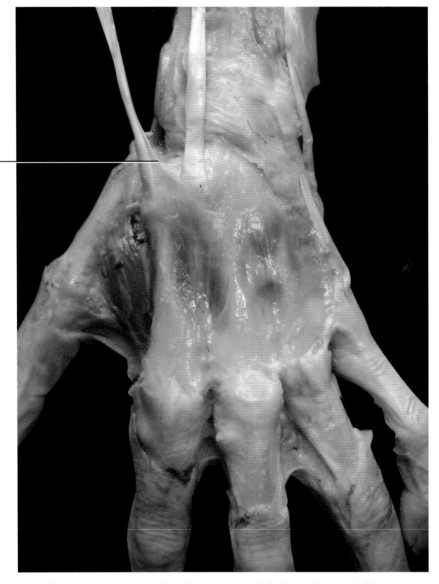

图7.62 手背面观。指伸肌腱被移除。桡侧腕长伸肌肌腱被拉起，可见它向手背筋膜深层的肌筋膜扩张

骨，正好在拇长屈肌腱尺侧。在拇收肌远端缘，它与第1骨间背侧肌的上覆筋膜相延续。部分拇收肌的肌纤维起于该筋膜。

（五）手背的深筋膜

手背部有两层深筋膜（图7.61，图7.62）。浅层覆盖了所有伸肌腱，近端联结伸肌支持带，远端联结指背筋膜。深层位于骨间背侧肌上，且与各掌骨的骨膜融合。这两个筋膜较薄但是具有腱膜特性。两者之间的疏松结缔组织使伸肌腱可以相对底面滑动。浅层筋膜和腱间联结物之间的粘连保证了浅层筋膜和伸肌腱之间较强的功能相关性。Landsmeer（1949年）认为，手背筋膜为伸肌的整合与协调提供了形态学基础。

（六）手指的深筋膜

手指没有浅筋膜。指部皮肤通过纤维固定于深筋膜，从而使手指弯曲时不会发生皮肤位移。在明显的褶皱（皮肤皱襞）处，皮肤对深层的附着较疏松。这与邻近的具有多处强力附着的皮肤形成了对比。

在指部，深筋膜通过支持带在每个关节周围进行加固。Rayan等（1997年）描述过由外来和固有的肌腱结构整合而成的伸肌支持带系统。它有横向、径向和斜向纤维。横向、径向纤维与掌板一同构成一个包围掌骨头的闭合的圆柱形管道。径向纤维包裹了指伸肌腱和两侧的浅骨间肌腱。斜向纤维在径向纤维远端形成三角形薄板。任何对于这些支持带结构作用的讨论都必须认识到，它们仅仅是实现各种功能的组织复合体的一部分。该三维复合体可视为一个纤维支架，旨在协助实现手的机械功能。Landsmeer（Bendz，1985年）证明斜向纤维在使末端两指节同步运动中起重要作用，其还发出弯曲度极高的远端指骨延伸。

参考文献

Abu-Hijleh, M.F., Roshier, A.L., Al-Shboul, Q., Dharap, A.S., Harris, P.F., 2006. The membranous layer of superficial fascia: Evidence for its widespread distribution in the body. Surg. Radiol. Anat. 28 (6), 606–619.

Alvarez-Nemegyei, J., Canoso, J.J., 2004. Evidence-based soft tissue rheumatology: Epicondylitis and hand stenosing tendinopathy. J. Clin. Rheumatol. 10 (1), 33–40.

Bektas, U., Ay, S., Yilmaz, C., Tekdemir, I., Elhan, A., 2003. Spinoglenoid septum: A new anatomic finding. J. Shoulder Elbow Surg. 12 (5), 491–492.

Belzile, E., Cloutier, D., 2001. Entrapment of the lateral antebrachial cutaneous nerve exiting through the forearm fascia. J. Hand Surg. Am 26 (1), 64–67.

Bendz, P., 1985. The functional significance of the oblique retinacular ligament of Landsmeer. A review and new proposals. J. Hand Surg. Br 10 (1), 25–29.

Bidic, S.M., Hatef, D.A., Rohrich, R.J., 2010. Dorsal hand anatomy relevant to volumetric rejuvenation. Plast. Reconstr. Surg. 126 (1), 163–168.

Bolté, R., Martin, C.R., 1935. Sur quelques faisceaux tenseurs des aponévroses. Ann. Anat. Pathol. 12, 1–8.

Busquet, L., 1995. Les Chaînes Musculaires, Tome II, Frison Roche, Paris.

Butler, D.S., 1991. Mobilisation of the Nervous System, first edition. Churchill Livingstone, Melbourne, Australia.

Cabrera, J.M., McCue, F.C., 1986. Nonosseous athletic injuries of the elbow, forearm and hand. Clin. Sports Med. 5 (4), 681–700.

Chafik, D., Galatz, L.M., Keener, J.D., Kim, H.M., Yamaguchi, K., 2012. Teres minor muscle and related anatomy. J. Shoulder Elbow Surg. 22 (1), 108–114.

Davidson, J.J., Bassett, F.H., 3rd., Nunley, J.A., 1998. Musculocutaneous nerve entrapment revisited. J. Shoulder Elbow Surg. 7 (3), 250–255.

Duparc, F., Coquerel, D., Ozeel, J., Noyon, M., Gerometta, A., Michot, C., 2010. Anatomical basis of the suprascapular nerve entrapment, and clinical relevance of the supraspinatus fascia. Surg. Radiol. Anat. 32 (2), 277–284.

Fourie, W.J., Robb, K.A., 2009. Physiotherapy management of axillary web syndrome following breast cancer treatment: Discussing the use of soft tissue techniques. Physiotherapy 95 (4), 314–320.

Friend, J., Francis, S., McCulloch, J., Ecker, J., Breidahl, W., McMenamin, P., 2010. Teres minor innervation in the context of isolated muscle atrophy. Surg. Radiol. Anat. 32 (3), 243–249.

Gleason, P.D., Beall, D.P., Sanders, T.G., et al., 2006. The transverse humeral ligament: A separate anatomical structure or a continuation of the osseous attachment of the rotator cuff? Am. J. Sports Med. 34 (4), 72–77.

Kanaya, K., Wada, T., Isogai, S., 2002. Variations in insertion of the abductor digiti minimi: An anatomic study. J. Hand Surg. Am 27 (2), 325–328.

Keener, J.D., Chafik, D., Kim, H.M., Galatz, L.M., Yamaguchi, K., 2010. Insertional anatomy of the triceps brachii tendon. J. Shoulder Elbow Surg. 19 (3), 399–405.

Langevin, H.M., 2006. Connective tissue: a body-wide signalling network? Med. Hypotheses 66 (6), 1074–1077.

Langevin, H.M., Yandow, J.A., 2002. Relationship of acupuncture points and meridians to connective tissue planes. Anat. Rec. 269 (6), 257–265.

Lebarbier, A., 1980. Principes élémentaires d'acupuncture, Maisonneuve éd.

Legueu, F., Juvara, E., 1892. Des aponévroses de la paume de la main. Bull Soc. Anat. Paris. 67 (5), 383–400.

Lester, B., Jeong, G.K., Weiland, A.J., Wickiewicz, T.L., 1999. Quadrilateral space syndrome: diagnosis, pathology, and treatment. Am. J. Orthop. 28 (12), 718–725.

Ling, M.Z., Kumar, V.P., 2009. Myofascial compartments of the hand in relation to compartment syndrome: A cadaveric study. Plast. Reconstr. Surg. 123 (2), 613–616.

Lockwood, T., 1995. Brachioplasty with superficial fascial system suspension – variation of the subcutaneous tissue with aging. Plast. Reconstr. Surg. 96 (4), 912–920.

Macchi, V., Tiengo, C., Porzionato, A., et al., 2014. The cubital tunnel: a radiologic and histotopographic study. J. Anat. 225 (2), 262–269.

Myers, T.W., 2001. Anatomy Trains. Churchill Livingstone, Oxford, pp. 171–194.

Nakajima, M., Ono, N., Kojima, T., Kusunose, K., 2009. Ulnar entrapment neuropathy along the medial intermuscular septum in the midarm. Muscle Nerve 39 (5), 707–710.

Nirschl, R.P., Ashman, E.S., 2003. Elbow tendinopathy: tennis elbow. Clin. Sports Med. 22 (4), 813–836.

Papa, J.A., 2012. Two cases of work-related lateral epicondylopathy treated with Graston Technique® and conservative rehabilitation. J. Can. Chiropr. Assoc. 56 (3), 192–200.

Pecina, M.M., Krmpotic-Nemanic, J., Markiewitz, A.D., 1997. Tunnel Syndromes, second ed. CRC Press, Boca Raton, pp. 57–59.

Platzer, W., 1978. Locomotor system. In: Kahle, W., Leonhardt, H., Platzer, W. (Eds.), Color Atlas and Textbook of Human Anatomy, first ed. Georg Thieme

Publishers, Stuttgart, pp. 148–164.

Rayan, G.M., Murray, D., Chung, K.W., Rohrer, M., 1997. The extensor retinacular system at the metacarpophalangeal joint: Anatomical and histological study. J. Hand Surg. Br 22 (5), 585–590.

Rispoli, D.M., Athwal, G.S., Sperling, J.W., Cofield, R.H., 2009. The anatomy of the deltoid insertion. J. Shoulder Elbow Surg. 18 (3), 386–390.

Shahnavaz, A., Sader, C., Henry, E., et al., 2010. Double fat plane of the radial forearm free flap and its implications for the microvascular surgeon. J. Otolaryngol. Head. Neck. Surg. 39 (3), 288–291.

Singer, E., 1935. Fasciae of the human body and their relations to the organs they envelop. Williams & Wilkinns Company, Baltimore, pp. 19–21.

Stecco, C., Macchi, V., Lancerotto, L., Tiengo, C., Porzionato, A., De Caro, R., 2010. Comparison of transverse carpal ligament and flexor retinaculum terminology for the wrist. J. Hand Surg. Am 35 (5), 746–753.

Stecco, C., Porzionato, A., Macchi, V., et al., 2008. The expansions of the pectoral girdle muscles onto the brachial fascia: morphological aspects and spatial disposition. Cells Tissues Organs 188 (3), 320–329.

Stecco, L., 1996. La Manipolazione Neuroconnettivale. Marrapese, Roma, pp. 45–62.

Tao, K.Z., Chen, E.Y., Ji, R.M., Dang, R.S., 2000. Anatomical study on arteries of fasciae in the forearm fasciocutaneous flap. Clin. Anat. 13 (1), 1–5.

Travell, J., Simons, D.G., 1983. Myofascial pain and dysfunction. The trigger point manual. Williams & Wilkins, Baltimore, pp. 195–505.

Tubbs, R.S., Apaydin, N., Uz, A., et al., 2009. Anatomy of the lateral intermuscular septum of the arm and its relationships to the radial nerve and its proximal branches. J. Neurosurg. 111 (2), 336–339.

Tubbs, R.S., Deep, A., Shoja, M.M., Mortazavi, M.M., Loukas, M., Cohen-Gadol, A.A., 2011. The arcade of Struthers: An anatomical study with potential neurosurgical significance. Surg. Neurol. Int. 184 (2), 1–10.

Van der Wall, J., 2009. The architecture of the connective tissue in the musculoskeletal system – an often overlooked functional parameter as to proprioception in the locomotor apparatus. In: Huijing, P.A., et al. (Eds.), Fascia Research II. Second International Fascia Research Congress, Elsevier Munich, pp. 21–35.

Wilgis, E.F., Murphy, R., 1986. The significance of longitudinal excursion in peripheral nerves. Hand Clin. 2

(4), 761–766.

Windisch, G., Tesch, N.P., Grechenig, W., Peicha, G., 2006. The triceps brachii muscle and its insertion on the olecranon. Med. Sci. Monit. 12 (8), BR290–BR294.

书目

Assmus, H., Antoniadis, G., Bischoff, C., et al., 2011. Cubital tunnel syndrome: A review and management guidelines. Cent. Eur. Neurosurg. 72 (2), 90–98.

Ay, S., Akinci, M., Sayin, M., Bektas, U., Tekdemir, I., Elhan, A., 2007. The axillary sheath and single-injection axillary block. Clin. Anat. 20 (1), 57–63.

Benninghoff, A., Goerttler, K., 1978. Lehrbuch der Anatomie des Menschen, second ed. Urban & Schwarzenberg, München-Berlin-Wien, pp. 475–477.

Bojsen Moller, F., Schmidt, L., 1974. The palmar aponeurosis and the central spaces of the hand. J. Anat. 117 (1), 55–68.

Briggs, C.A., Elliott, B.G., 1985. Lateral epicondylitis. A review of structures associated with tennis elbow. Anat. Clin. 7 (3), 149–153.

Chiarugi, G., Bucciante, L., 1975. Istituzioni di Anatomia del l'uomo, eleventh ed. Vallardi-Piccin, Padova, pp. 596–599.

Colas, F., Nevoux, J., Gagey, O., 2004. The subscapular and subcoracoid bursae: Descriptive and functional anatomy. J. Shoulder Elbow Surg. 13 (4), 454–458.

Hammer, W.I., 2007. Functional Soft-Tissue Examination and Treatment by Manual Methods, third ed. Jones & Bartlett, Sudbury, MA, pp. 163–211.

Holland, A.J., McGrouther, D.A., 1997. Dupuytren's disease and the relationship between the transverse and longitudinal fibers of the palmar fascia: A dissection study. Clin. Anat. 10 (2), 97–103.

Jelev, L., Surchev, L., 2007. Study of variant anatomical structures (bony canals, fibrous bands, and muscles) in relation to potential supraclavicular nerve entrapment. Clin. Anat. 20 (3), 278–285.

Johson, R.K., Spinner, M., Shrewsbury, M.M., 1979. Median nerve entrapment syndrome in th proximal forearm. J. Hand Surg. Am 4 (1), 48–51.

Landsmeer, J.M., 1949. The anatomy of the dorsal aponeurosis of the human finger and its functional significance. Anat. Rec. 104 (1), 31–44.

Marshall, R., 2001. Living Anatomy: Structure as a Mirror of Function. Melbourne University Press, Melbourne, pp. 274–275.

Martin, S.D., Warren, R.F., Martin, T.L., Kennedy, K., O'Brien, S.J., Wickiewicz, T.L., 1997. Suprascapular neuropathy. Results of non-operative treatment. J. Bone Joint Surg. Am. 79 (8), 1159–1165.

Millesi, H., Schmidhammer, R., 2006. Fascial spaces and recurrent surgery for thoracic outlet syndrome. Handchir. Mikrochir. Plast. Chir. 38 (1), 14–19.

Palmieri, G., Panu, R., Asole, A., Farina, V., Sanna, L., Gabbi, C., 1986. Macroscopic organization and sensitive innervation of the tendinous intersection and the lacertus fibrosus of the biceps brachii muscle in the ass and horse. Arch. Anat. Histol. Embryol. 69, 73–82.

Poirier, P., Charpy, A., 1911. Traité d'Anatomie Humaine. Masson, Paris, pp. 730–733.

Rouvière, H., Delmas, A., 2002. Anatomie humaine, vol. 3, fifteenth ed. Masson, Paris, pp. 92–103.

Sappey, P.C., 1863. Traité d'Anatomie Descriptive. Masson, Paris, p. 62.

Seitz, W.H. Jr., Matsuoka, H., McAdoo, J., Sherman, G., Stickney, D.P., 2007. Acute compression of the median nerve at the elbow by the lacertus fibrosus. J. Shoulder Elbow Surg. 16 (1), 91–94.

Spinner, M., Spinner, R.J., 1998. Management of nerve compression lesions of the upper extremity. In: Omer, G.E., Spinner, M., Van Beek, A.L. (Eds.), Managemen of Peripheral Nerve Problems, second ed. WB Saunders, Philadelphia, pp. 501–533.

Standring, S., Ellis, H., Healy, J., Johnson, D., Williams, A., 2005. Gray's Anatomy, thirty-ninth ed. Churchill Livingstone, London, pp. 851–852.

Stecco, A., Macchi, V., Stecco, C., et al., 2009. Anatomical study of myofascial continuity in the anterior region of the upper limb. J. Bodyw. Mov. Ther. 13 (1), 53–62.

Stecco, C., Gagey, O., Belloni, A., et al., 2007. Anatomy of the deep fascia of the upper limb. Second part : study of innervation. Morphologie 91 (292), 38–43.

Stecco, C., Gagey, O., Macchi, V., et al., 2007. Tendinous muscular insertions onto the deep fascia of the upper limb. First part: anatomical study. Morphologie 91 (292), 29–37.

Stecco, C., Lancerotto, L., Porzionato, A., et al., 2009. The palmaris longus muscle and its relations with the antebrachial fascia and the palmar aponeurosis. Clin. Anat. 22 (2), 221–229.

Stecco, C., Porzionato, A., Macchi, V., et al., 2006. Histological characteristics of the deep fascia of the upper limb. Ital. J. Anat. Embryol. 111 (2), 105–110.

Testut, J.L., Jacob, O., 1905. Précis d'anatomie topographique avec applications medico-chirurgicales, vol. 3. Gaston Doin et Cie, Paris, p. 302.

Tetro, A.M., Evanoff, B.A., Hollstien, S.B., Gelberman, R.H., 1998. A new provocative test for carpal tunnel syndrome: assessment of wrist flexion and nerve compression. J. Bone Joint Surg. Br. 80 (3), 493–498.

Thompson, G.E., Rorie, D.K., 1983. Functional anatomy of the brachial plexus sheaths. Anesthesiology 59 (2), 117–122.

Williams, G.R., Jr., Shakil, M., Klimkiewicz, J., Iannotti, J.P., 1999. Anatomy of the scapulothoracic articulation. Clin. Orthop. Relat. Res. (359), 237–246.

Yazar, F., Kirici, Y., Oran, H., 1998. Accessory insertions of the pectoralis major muscle to the brachial fascia: A case report. Kaibogeku. Zassli. 73 (6), 637–639.

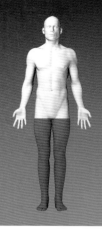

第八章
下肢筋膜

一、下肢浅筋膜

下肢浅筋膜是贯穿整个下肢的一层薄的具有弹性的纤维组织（图8.1，图8.2）。臀部浅筋膜充满了大量的脂肪，在女性中尤为明显。在坐骨结节附近，浅筋膜变得坚韧而有弹性（图8.3）。在肛周，浅筋膜中含有少量构成肛门外括约肌的肌纤维。浅筋膜在下肢的其他区域中也含有肌纤维，但这些肌纤维不具有肛周肌纤维那样的特殊功能。例如Cichowitz等（2009年）发现足底皮下组织中存在少量肌纤维。

在关节附近，浅筋膜沿胫骨嵴、股前区中线和腓肠肌间隔等结构与深筋膜相结合。在膝关节前方，浅筋膜和深筋膜结合在一起所形成的囊腔即髌前囊（图8.4）。Dye等（2003年）分析了髌前囊与筋膜层之间的特殊关系，并且发现髌前囊呈三层结构。其包含髌前皮下囊（位于浅筋膜与皮肤之间）、髌前筋膜下囊（位于浅筋膜与深筋膜之间）以及髌前腱膜下囊（位于深筋膜和股四头肌肌腱之间）。此外，Canoso等（1983年）发现在髌前囊内没有游离液体，因而尚未确认其是否为滑囊结构。实际上，可以将髌前囊看作是特化的筋膜而非具有滑膜的实体解剖结构，其内透明质酸（HA）的生成来源于筋膜细胞。这与跟骨后囊（皮下黏液囊）及骶骨上囊相似（图8.5）。虽然正常情况下这些囊内的液体量很少，但发生炎症时有充满液体的可能。

主要的表浅血管和神经均在浅筋膜内穿行（图8.6，图8.7）。Caggiati（2000年）首次描述了包裹大隐静脉的筋膜层有助于保持其管腔张开并具有保护作用。但他并没有确认所谓的"大隐静脉筋膜"为浅筋膜组织。我们在解剖中发现所有主要的浅部血管和神经均包裹在浅筋膜内。这些血管和神经在皮下组织中全程走行于浅筋膜所构成的特殊筋膜室内。包裹大隐静脉的浅筋膜经由皮肤深层支持带与深筋膜相连接，这有助于大隐静脉筋膜室自深筋膜分离。大隐静脉分支的走行平面更为浅表，穿行于浅层脂肪组织间隔，但缺乏筋膜的保护。

Caggiati（2000年）描述了筋膜室内大隐静脉的相关特殊结构：

"切片标本立体显微镜观察显示有两股厚线样结构起于大隐静脉外膜并且固定在筋膜室的另一侧。其高回声性使其易为超声识别。此外，它们由相互交织的直接发于大隐静脉外膜的结缔组织纤维构成。对连续切片样本进行观察发现上述线样结构组成了两个连续的薄层。该双层韧带在解剖或者手术中也被证实，尤其在真皮下结缔组织网络平面结构得以保留的情况下。"

Schweighofer等（2010年）同样描述了小隐静脉的相似结构。我们发现下肢主要浅表血管（全程）为浅筋膜所包裹，这一发现为上述研究结果所证实。

浅层脂肪组织存在于整个下肢并且较厚，但是在胫骨嵴和踝关节的远端比较薄。在足底有很多脂肪垫（图8.8）。这些脂肪垫起减震的作用。跟骨正下方的足跟脂肪垫是足部最大的脂肪垫。该脂肪垫是由脂肪组织和疏松结缔组织构成的复杂结构。足跟和足底的皮肤与筋膜之间通过强有力的垂直纤维组织隔膜相互连接。Snow和Bohne

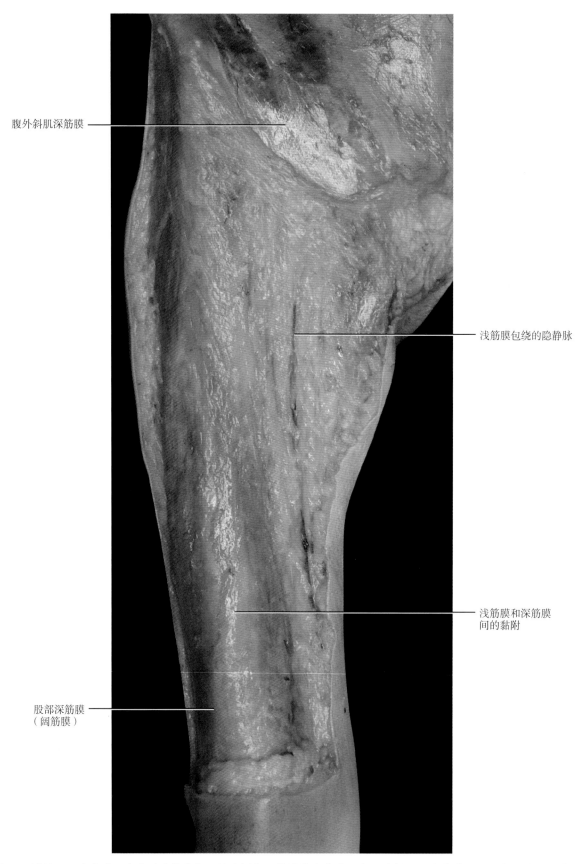

腹外斜肌深筋膜————

————浅筋膜包绕的隐静脉

————浅筋膜和深筋膜
间的黏附

股部深筋膜————
（阔筋膜）

图8.1 股前区。浅筋膜沿中线及在股中部、股内侧与深筋膜紧密黏附，在股外侧区，浅筋膜可以很容易地从深筋膜上分离出来

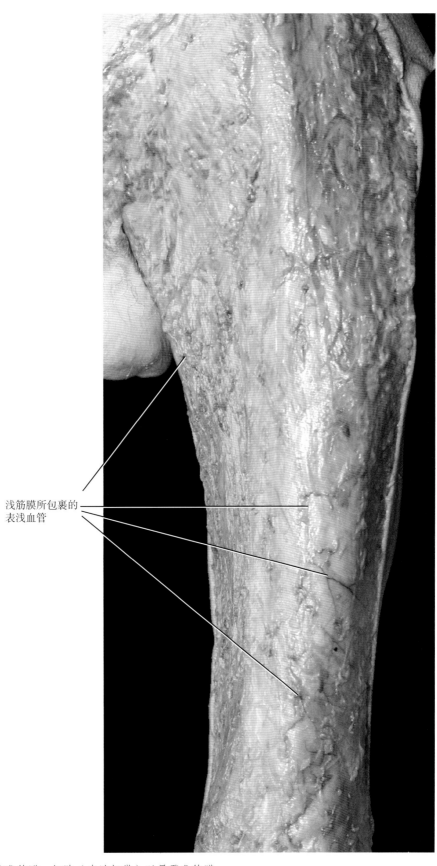

浅筋膜所包裹的
表浅血管

图8.2 股前区的浅筋膜，切除（皮肤韧带）以暴露浅筋膜

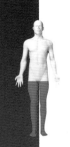

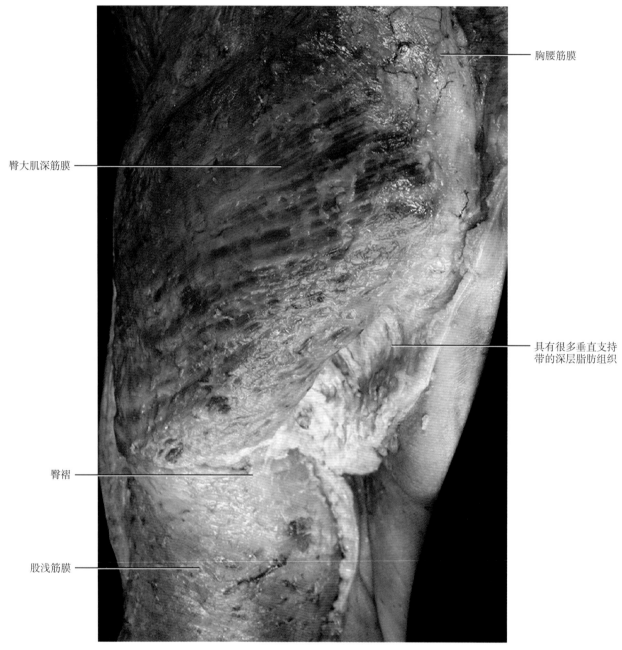

胸腰筋膜

臀大肌深筋膜

具有很多垂直支持带的深层脂肪组织

臀褶

股浅筋膜

图8.3 臀区。从骶骨到股骨转子，有很多表浅和深层的皮支持带。它们与深筋膜、浅筋膜和皮肤紧密相连，该联结勾勒出臀筋膜室的远端边界（臀褶）

髂胫束的远端
附着点

膝关节前支持带

髌前囊

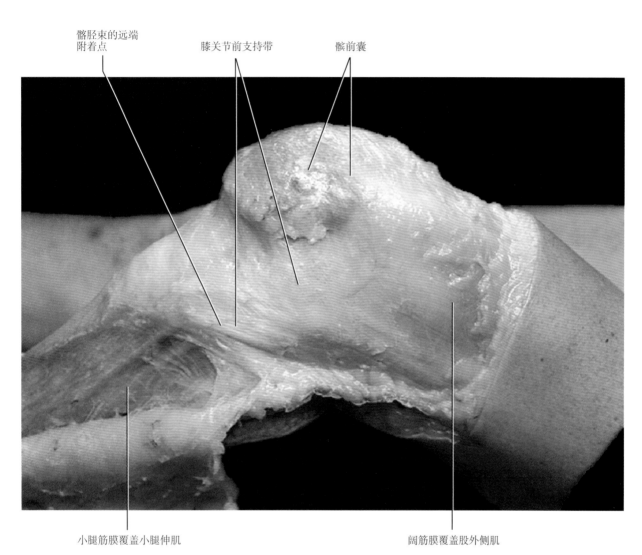

小腿筋膜覆盖小腿伸肌

阔筋膜覆盖股外侧肌

图8.4　位于浅筋膜与深筋膜间的髌前囊，为了更清楚地显示髌前黏液囊，在解剖前向其内注射了蓝色的树脂

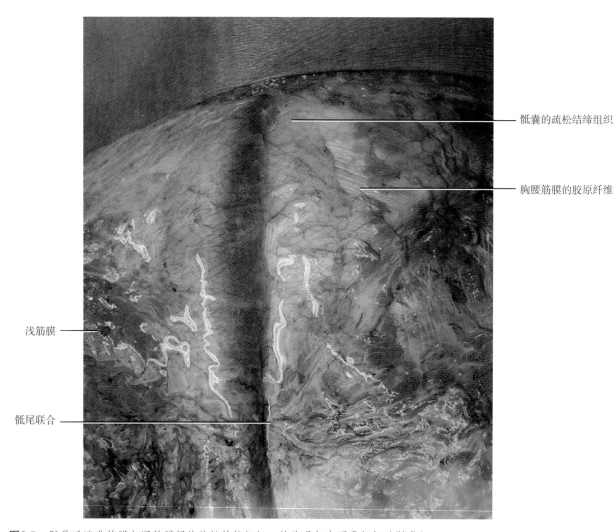

骶囊的疏松结缔组织

胸腰筋膜的胶原纤维

浅筋膜

骶尾联合

图8.5 骶骨近端浅筋膜与深筋膜间的疏松结缔组织，其外观与皮下囊相似（骶囊）

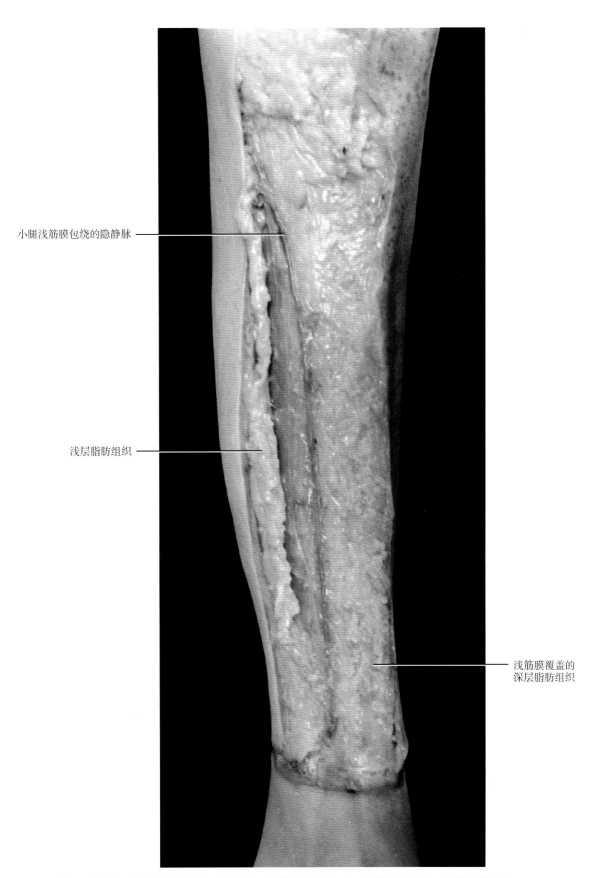

小腿浅筋膜包绕的隐静脉 ——

浅层脂肪组织 ——

—— 浅筋膜覆盖的
深层脂肪组织

图8.6　小腿内侧浅筋膜，浅筋膜将浅层脂肪组织与深层脂肪组织分开。向隐静脉内注入树脂以便观察

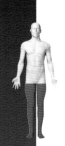
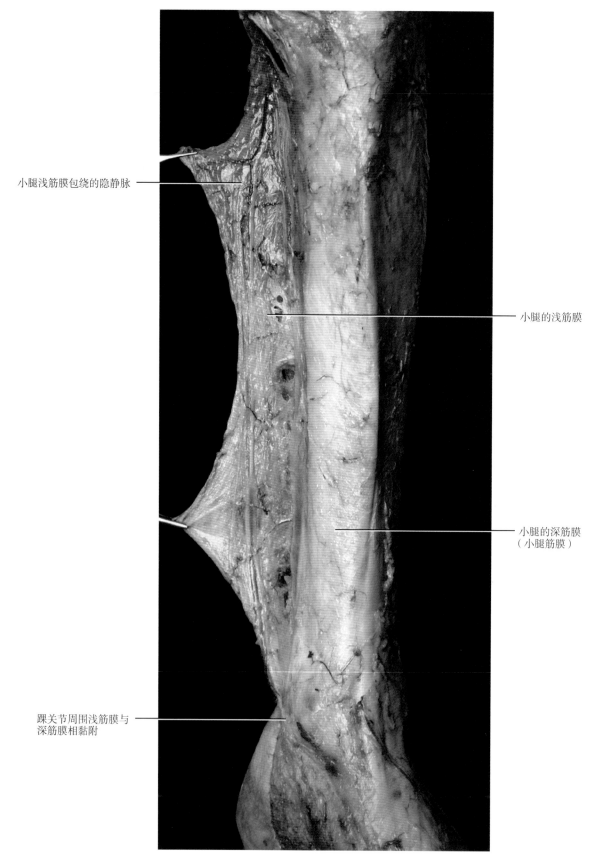

小腿浅筋膜包绕的隐静脉 ——

小腿的浅筋膜

小腿的深筋膜
（小腿筋膜）

踝关节周围浅筋膜与
深筋膜相黏附

图8.7 小腿内侧的浅筋膜和深筋膜，将浅筋膜自深筋膜分离并向内侧牵引，在这个区域内深层脂肪组织比较少，但足以保证两层筋膜间可滑。隐静脉包裹于浅筋膜中

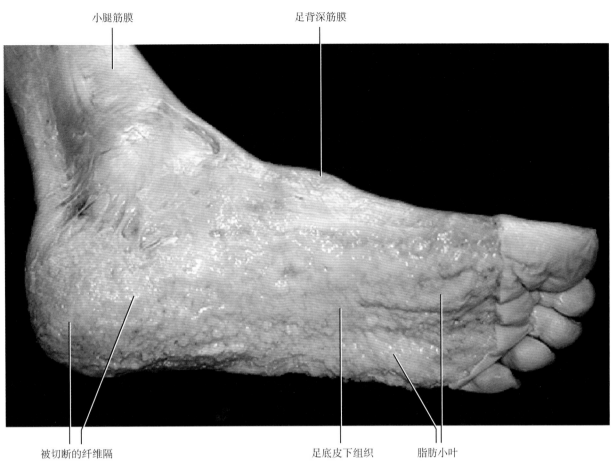

小腿筋膜　　　　　足背深筋膜

被切断的纤维隔　　　　足底皮下组织　　脂肪小叶

图8.8　足底皮下脂肪组织。构成足底筋膜的浅筋膜与深筋膜相黏附，因此足底面仅有浅层脂肪组织，其内包含很多垂直走行的强健皮支持带，后者紧密联结皮肤和足底筋膜。脂肪组织（黄色成分）在这些隔膜之间（白色成分）形成了蜂巢样的结构。上述结构使这一区域具有特殊的力学特性

临床精粹 8.1　大隐静脉周围浅筋膜的潜在功能

　　大隐静脉与浅筋膜之间的解剖关系在日常的临床实践和静脉曲张的病理生理中均有重要的意义。首先，浅筋膜的张力在很大程度上影响大隐静脉的口径，进而调节大隐静脉中的血流量。其次，作为一种机械性屏障，浅筋膜的存在可以防止大隐静脉出现病理性过度扩张。这些解剖所见也可以解释为何原发性静脉曲张患者的大隐静脉分支扩张和扭曲较重。最后，浅筋膜可以看作是确认和剥离大隐静脉的重要标志物。

（2006年）发现足部SAT中有两种类型的支持带：一种数量多、较小，起自跖筋膜和跟骨结节；另一种数量少、较大，起自跟骨。Kimani（1984年）研究表明在这些支持带中存在大量的弹性纤维，说明这些纤维可能参与了皮下组织舒张功能的调

节，如受压及随后回到正常放松位的调节过程。胶原纤维隔膜严格限制皮下组织和真皮的舒张程度，将皮肤与足底腱膜相固定。这些隔膜将皮下脂肪组织分隔为孤立的脂肪小室。由弹性纤维组织和脂肪构成的三维网络结构将皮肤紧密地固定于下方组织平面，并有助于其在受到负荷时反应良好。例如，这种结构可以在步行和跑步时起到减震的作用并且使压力得以均匀分布。研究发现脂肪垫中神经和血供丰富，尤其富含环层小体和游离的神经末梢。男性足跟的脂肪垫要比女性的更厚一些。

　　下肢深层脂肪组织的厚度在不同部位存在差异。其在骶骨、膝关节、胫骨嵴和踝关节（图8.9，图8.10）等部位几乎缺如，导致这些部位的浅筋膜与深筋膜相黏附。正因为如此，即便是在

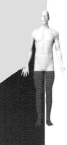
肥胖个体也能很好地触及上述骨性标志。

二、下肢深筋膜

下肢深筋膜是一强大的白色薄层结缔组织，平均厚度为1 mm。其于股前内侧覆盖内收肌群处略薄（图8.11，图8.12）。其在膝关节、踝关节附近韧带加固处以及股外侧区阔筋膜和髂胫束（iliotibial tract，ITT，一组纵行纤维束）汇合处较厚（图8.13）。下肢深筋膜如长袜样覆盖了整个足部、小腿和股部，其近端与骨盆肌群（例如臀大肌和阔筋膜张肌）、腹内斜肌、腹外斜肌、腹横肌相连，这些肌肉均有肌筋膜组织汇入到下肢深筋膜中。

表述下肢深筋膜的专业术语因解剖位置的变化而变化，在股部者命名为阔筋膜，在小腿者命名为小腿筋膜，在足部者命名为跖筋膜和足背筋膜。虽然上述术语依据解剖部位而得名，但这些术语所指的不同部位的深筋膜间并无明确的分界线。

深筋膜很容易与其下方肌肉相分离，原因在于下方肌肉由肌外膜性筋膜（或肌外膜）覆盖，且肌外膜与深筋膜间有一富含透明质酸的薄层疏松结缔组织将两者分开。该疏松结缔组织是一种柔软的凝胶样物质，为深筋膜下肌肉的滑动创造了条件。在某些区域，例如股远端部分以及小腿近端部分，肌肉与腱膜经纤维扩张或肌间隔相联结。肌间隔起自腱膜深面并插入骨中。它们将不同的肌肉分隔于不同的肌室中，并为肌束提供附着点。

膝关节与踝关节处的深筋膜在胫骨嵴与足跟周围均与其深部结构存在特殊联结。在这些区域，筋膜与骨膜相移行。这些位置是应力集中区域，同时也是硬组织和软组织的交汇点。因此，在这些区域的深筋膜往往发挥着类似于肌腱或韧带的功能。有时它也可能有纤维软骨化生的能力，如附着点在足跟的跖筋膜。

深部滑囊存在于一些摩擦较多的部位，比如髂胫束与股骨外髁之间，股骨大转子附近（图8.14），以及足跟与跟腱之间（跟骨后滑囊）。Dunn等人（2003年）和Woodley等人（2008年）证明这些滑膜囊存在许多解剖变异，其数量、位置和组织学表现都可变异。这些研究结果表明，此类囊样结构可能是特化的深筋膜而非真正意义上的滑膜结构。不同部位机械应力的大小可能在很大程度上影响深部滑囊的数量及存在形式。正如前文所述，当受到的摩擦增加时，筋膜细胞可产生更多的透明质酸。透明质酸被公认为一种对机体有益的润滑剂，因此，透明质酸的增加有可能通过减少摩擦而降低疼痛发生的风险。

此外，深筋膜通过形成大血管和神经的鞘膜而保护其免受周围组织的摩擦（图8.15，图8.16）。上述鞘膜由多层纤维和疏松结缔组织构成，并产生一种伸缩机制。该机制如遭破坏可引发挤压综合征。

（一）臀筋膜

臀筋膜包裹臀大肌和阔筋膜张肌（图8.17A～8.21）。臀大肌筋膜很薄，通过许多肌间隔附着于臀大肌上。也有许多臀大肌的肌纤维从臀大肌筋膜内侧发出。上述特征是典型的肌外膜特征，与阔筋膜（腱膜性筋膜）的特征有很大的不同。位于臀大肌和臀中肌间的筋膜创造了一个绝佳的滑行平面，为臀大肌与臀中肌肌纤维的自由活动创造了条件，但其运动方向有所不同。包裹臀大肌的两层筋膜于侧面汇合后绕过臀中肌，之后再次分开并包裹阔筋膜张肌。该筋膜于臀大肌未覆盖臀中肌的部位大幅增厚、纤维增多并附着有许多发自臀中肌的肌纤维。阔筋膜张肌与筋膜之间存在疏松结缔组织，因此，阔筋膜张肌可以在其筋膜室内自由伸缩。

臀筋膜浅层近端移行于胸腰筋膜后部浅层，其深层则在近端移行于髂嵴骨膜。臀筋膜的两层均在远端与阔筋膜及髂胫束相移行，与臀大肌一并构成阔筋膜的近端张肌之一（图8.19）。其在内侧则附着于骶骨和尾骨骨膜。因此，臀筋膜和臀大肌是联结胸腰筋膜和阔筋膜的纽带，对躯干和下肢的协调具有重要意义。臀部深筋膜与上方的

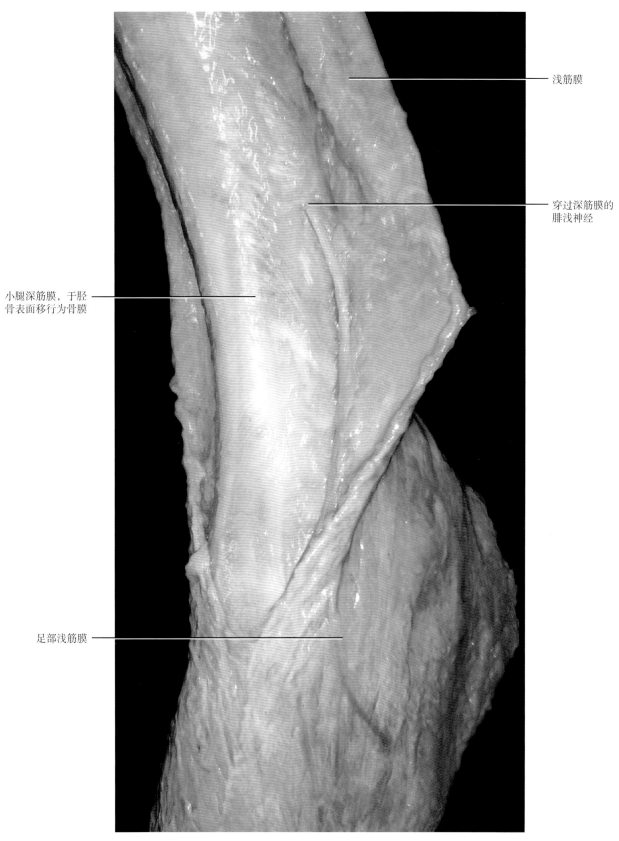

浅筋膜

穿过深筋膜的
腓浅神经

小腿深筋膜，于胫
骨表面移行为骨膜

足部浅筋膜

图8.9 小腿及踝关节前外侧观。浅筋膜与深筋膜已经分离。疏松结缔组织和一些脂肪小叶存在于两层筋膜之间。在这
一视角上，深筋膜上纤维丰富

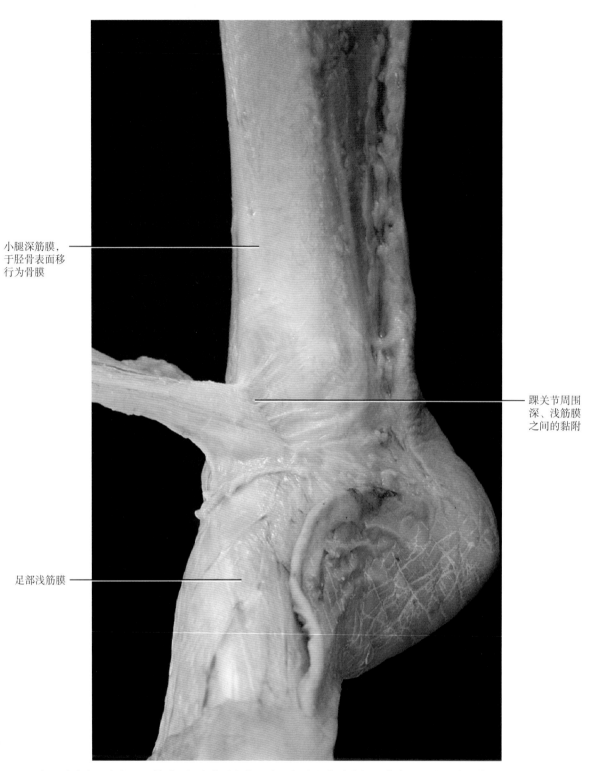

小腿深筋膜，于胫骨表面移行为骨膜

踝关节周围深、浅筋膜之间的黏附

足部浅筋膜

图8.10 在踝关节水平上浅、深筋膜之间的黏附部位。在足部的浅筋膜内侧，存在明显的浅表血管（被注射成红色）

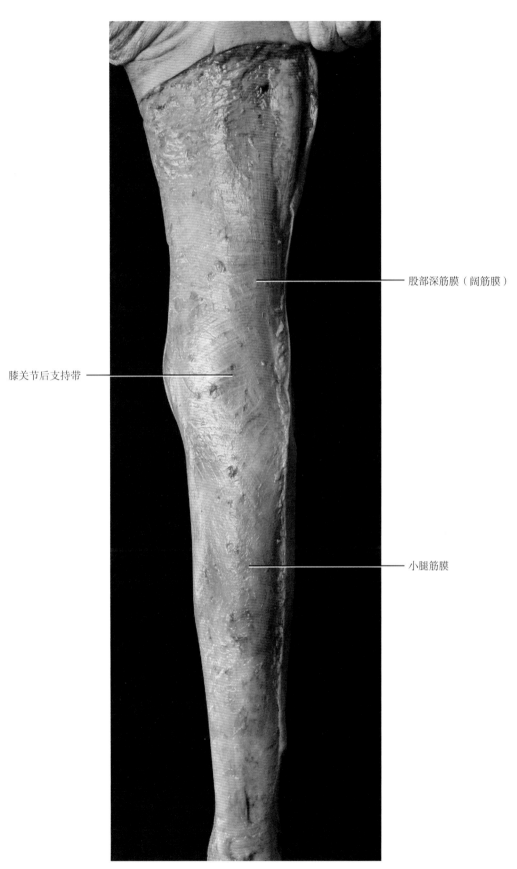

股部深筋膜（阔筋膜）

膝关节后支持带

小腿筋膜

图8.11 下肢深筋膜，后视图。注意阔筋膜和小腿筋膜之间的连续性。深筋膜并非均匀的结构。它是由众多不同方向的纤维束形成，在腘窝区尤其明显（膝关节后支持带）

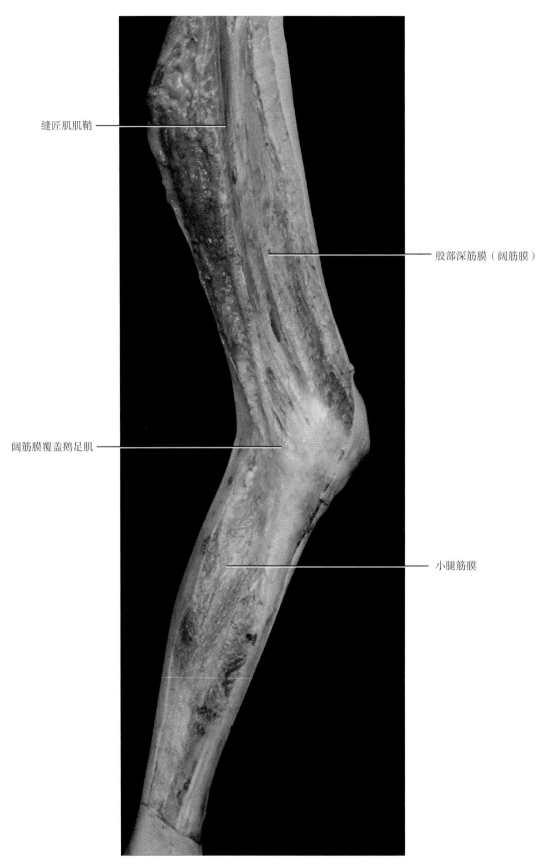

缝匠肌肌鞘

股部深筋膜（阔筋膜）

阔筋膜覆盖鹅足肌

小腿筋膜

图8.12　下肢深筋膜，内侧面观。缝匠肌鞘与阔筋膜相延续，同时也为缝匠肌构成了一个特殊的筋膜室。小腿肌筋膜近端为鹅足肌筋膜延伸部延伸牵拉

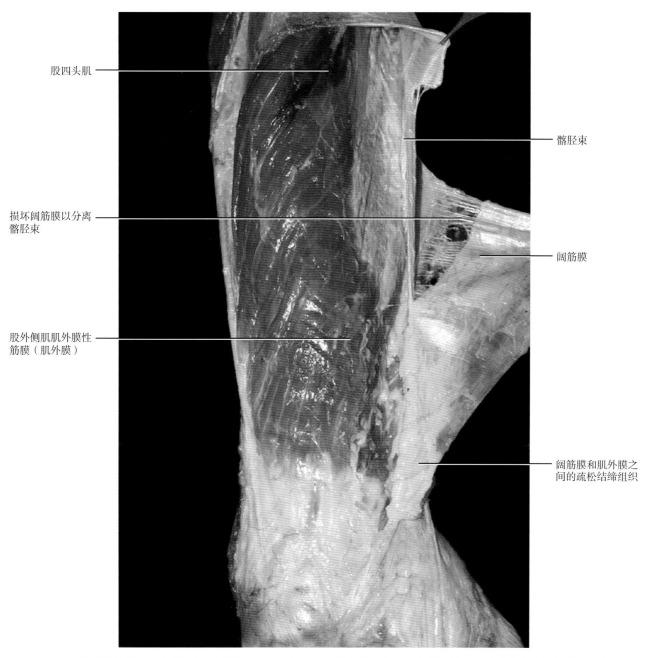

股四头肌

髂胫束

损坏阔筋膜以分离
髂胫束

阔筋膜

股外侧肌肌外膜性
筋膜（肌外膜）

阔筋膜和肌外膜之
间的疏松结缔组织

图8.13 左股前外侧观。将股部腱膜（阔筋膜）拉向侧面以展示股四头肌肌外膜。阔筋膜外观为白色纤维层，抗牵拉性极好。由于阔筋膜与股四头肌肌外膜之间存在疏松结缔组织，因此很容易将阔筋膜与其下肌肉分离。该疏松结缔组织为柔软的凝胶状物质。为了分离髂胫束，阔筋膜已经被破坏。髂胫束可以看作是阔筋膜的强化

臀大肌深筋膜　　　　　　　　　转子前囊

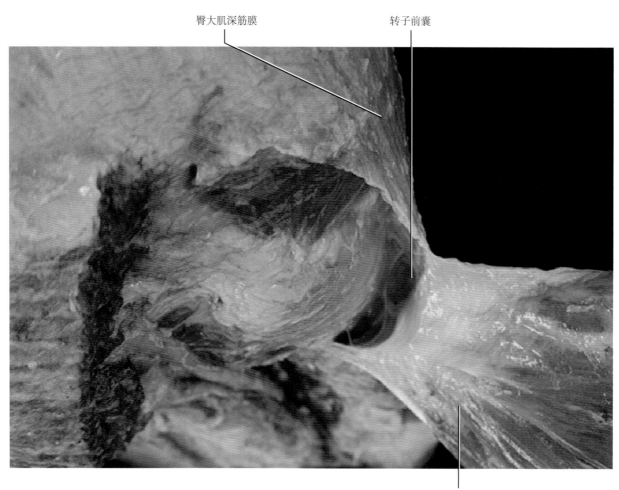

向外侧拉开的部分臀大肌

图8.14　转子囊。该滑囊紧邻股骨，位于臀大肌、臀中肌与股骨大转子、股骨干的附着点之间，起到邻近肌肉运动减震装置和润滑装置的作用

浅筋膜间有强大的联结，并进一步经垂直于皮肤的间隔与皮肤相联结。在臀褶部位的间隔非常强劲（图8.3）。

（二）臀中肌筋膜

臀中肌筋膜为一层黏附力极强的薄层结缔组织。该筋膜为臀大肌和臀中肌之间的滑动创造了绝佳条件。此外，脂肪组织存在这于两组肌筋膜平面之间。臀中肌筋膜在远端一部分与臀大肌筋膜融合形成髂胫束，一部分与股骨骨膜相移行。臀中肌筋膜近端止于髂骨，内侧止于尾骨。臀中肌筋膜在无臀大肌遮盖的臀中肌部分增厚、纤维化程度增加。臀中肌筋膜的内侧面有许多臀中肌纤维附着。

（三）梨状肌筋膜

梨状肌筋膜为极度纤细的纤维层，与其下肌肉紧密黏附。在内侧附着在骶骨前面。在外侧延伸覆盖臀小肌并最终与耻骨骨膜相融合。梨状肌筋膜参与构成包绕骶骨神经和坐骨神经的鞘膜。关于坐骨神经鞘的结构与超声特征的资料极为有限。Anderson等（2012年）通过大体解剖、超声和组织学检查对其进行研究。他们发现有一薄层、透明、易碎的纤维层包绕其神经外膜。超声显示该层为独立于坐骨神经表面的高回声层。组织学观察显示该鞘为多层环形筋膜。我们的解剖研究发现坐骨神经为延续自梨状肌筋膜的独立筋膜层所覆盖（图8.22）。该鞘膜通常延续至腘窝，少数情况下延续至大腿近端。

（四）闭孔筋膜

闭孔内肌和孖肌由同一筋膜覆盖。该筋膜通过两个肌间隔分离不同的肌肉。闭孔筋膜起于骨盆内，是髂筋膜的延续。其远端与闭孔内肌伴行，逐渐与髂筋膜分离并通过坐骨小孔出盆腔。继续于臀区走行，覆盖孖肌并附着于骶结节韧带。接着该筋膜延伸至股方肌。在该层筋膜上方有富含脂肪细胞的疏松结缔组织。这层结缔组织为该处肌肉及上覆结构（如坐骨神经）提供了一个完美的活动平面。

在骨盆处，闭孔筋膜形成阴部管（Alcock管）。该管内包括阴部内血管与阴部神经。该筋膜管位于闭孔内肌处骨盆表面。该筋膜纤维化可能会压迫阴部神经，引起一种罕见的受压性神经病

临床精粹 8.2　股骨大转子疼痛综合征

股骨大转子疼痛综合征（greater trochanteric pain syndrome，GTPS）是一个用于描述髋关节外侧面慢性疼痛的专业术语。多见于妇女及并发腰痛、骨关节炎、髂胫束压痛和肥胖的患者。患有股骨大转子疼痛综合征的患者通常有股后外侧放射痛，小腿感觉异常以及髂胫束压痛。过去认为转子疼痛综合征的病因在于臀大肌转子囊的炎症，即滑囊炎。最近，磁共振成像和超声研究表明，大多数股骨大转子疼痛综合征病例的病因在于附近肌肉或筋膜损伤，而滑囊炎致病者少见（Silva等，2008年）。需要特别指出的是，很多股骨大转子疼痛综合征病例的病因在于臀大肌过度紧张而将滑囊压向骨面进而导致其摩擦增加。由于胸腰筋膜、臀大肌和髂胫束之间存在筋膜联结，因此股骨大转子疼痛综合征的放射痛症状很容易解释。

临床精粹 8.3　臀大肌在膝关节疼痛中的作用

解剖结构清楚地表明臀大肌不仅将它的力量传送至股骨粗线，而且传送至由阔筋膜、髂胫束和外侧肌间隔组成的一个更宽的平面。髂胫束有维持膝关节外侧稳定的作用。臀大肌的收缩经常会影响ITT及整个阔筋膜，这可以解释为什么臀大肌高张力可能是导致髂胫束综合征（iliotibial band syndrome，ITBS），或广义上讲的膝关节疼痛的原因。因此，我们建议，当一个医师遇到髂胫束综合征或者膝关节疼痛患者时检查一下臀大肌和阔筋膜张肌，因其为髂胫束的主要张力来源。Chen等（2006年）用MRI证明臀肌挛缩症可以导致髂胫束向后内侧移位，并且想要解决髂胫束综合征就必须对臀部肌群生物力学进行适当纠正。Vleeming（1995年）证实，臀大肌在胸腰筋膜上也有一个重要的附着位点。他发现臀大肌经由胸腰筋膜与腰椎椎旁肌群有解剖上的联系，从而保证脊柱骨盆区的负荷可以转移至下肢。我们的研究发现支持这些结论，并且证实，由于臀大肌在髂胫束和胸腰筋膜上有附着点，该肌肉对于腰椎、骨盆和下肢区域的机械协调具有重要意义。因此，臀大肌的筋膜附着点可以解释力量是如何从胸腰筋膜传递到膝关节，所以也就可以解释为什么会导致股、小腿外侧区某些类型的牵涉痛。

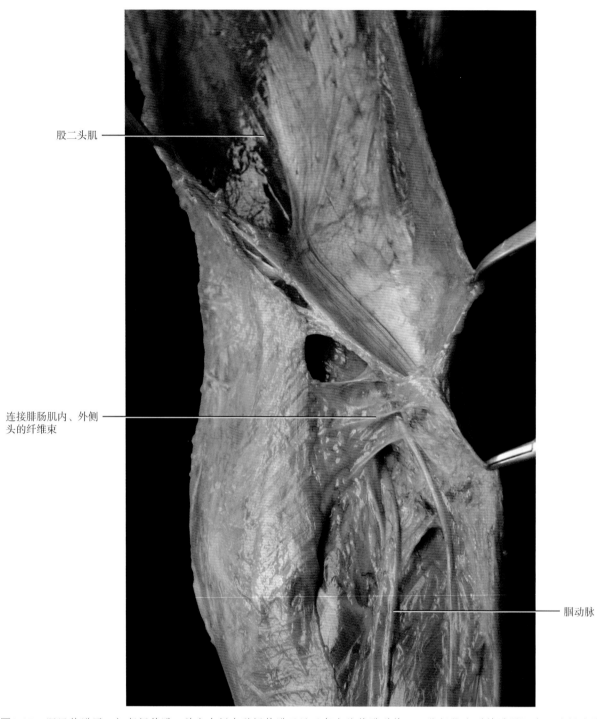

股二头肌

连接腓肠肌内、外侧
头的纤维束

腘动脉

图8.15 腘区筋膜网。切断阔筋膜，并向内侧牵引阔筋膜以显示复杂的筋膜联结。一些纤维束联结腓肠肌内、外侧头的筋膜，并封闭腘窝血管所在间隙。这些纤维束可能会导致压迫综合征

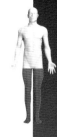

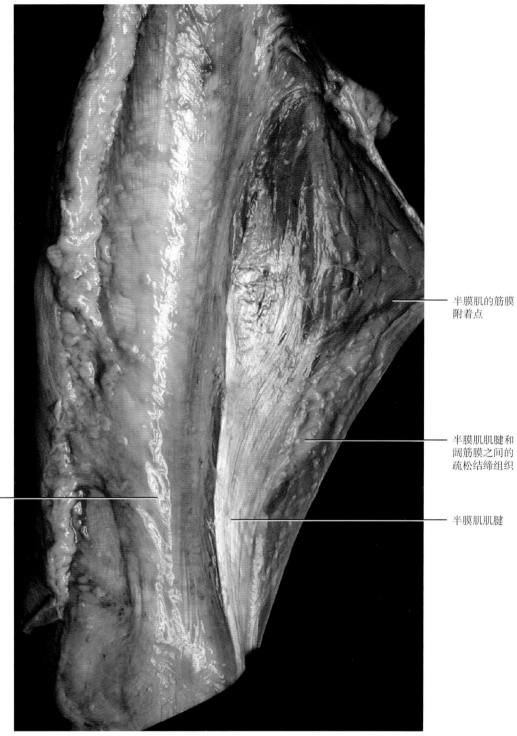

半膜肌的筋膜
附着点

半膜肌肌腱和
阔筋膜之间的
疏松结缔组织

半膜肌肌腱

阔筋膜覆盖在股
后侧肌群之上

图8.16 股部后视图。阔筋膜被切断并向内侧抬起以展示半膜肌的筋膜附着点。由于肌腱表面存在疏松结缔组织，阔筋膜可以自由滑动

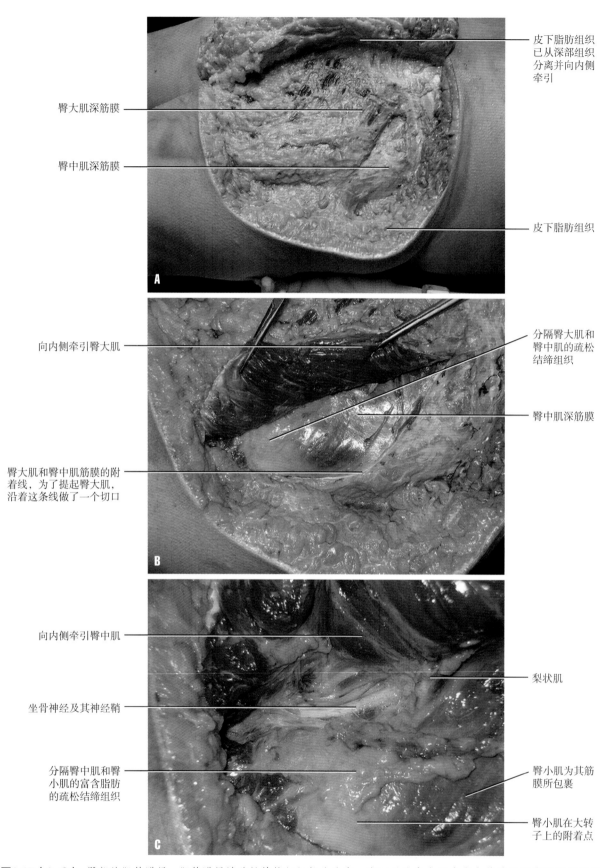

臀大肌深筋膜

臀中肌深筋膜

皮下脂肪组织已从深部组织分离并向内侧牵引

皮下脂肪组织

向内侧牵引臀大肌

分隔臀大肌和臀中肌的疏松结缔组织

臀中肌深筋膜

臀大肌和臀中肌筋膜的附着线，为了提起臀大肌，沿着这条线做了一个切口

向内侧牵引臀中肌

坐骨神经及其神经鞘

梨状肌

分隔臀中肌和臀小肌的富含脂肪的疏松结缔组织

臀小肌为其筋膜所包裹

臀小肌在大转子上的附着点

图8.17（A~C） 臀部的肌筋膜层。肌筋膜层被疏松结缔组织部分分离。这可以让各个肌肉自由伸缩以及牵引它们所附着的筋膜，提供正确的肌肉紧张本体感觉

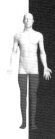

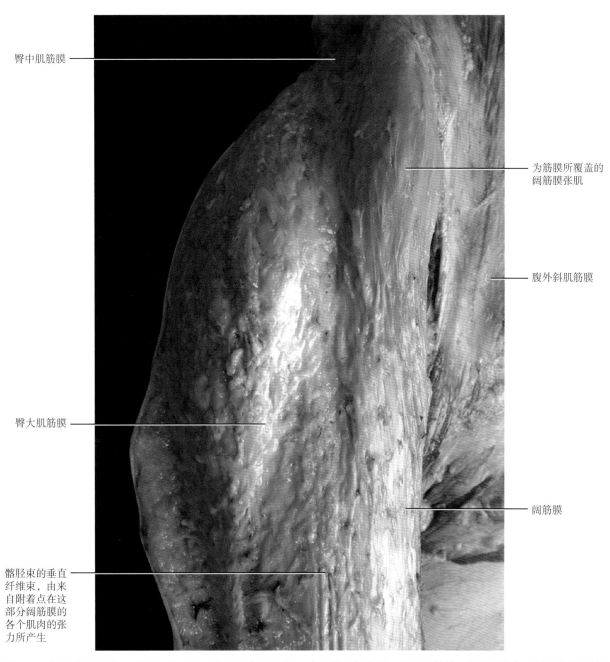

臀中肌筋膜

为筋膜所覆盖的阔筋膜张肌

腹外斜肌筋膜

臀大肌筋膜

阔筋膜

髂胫束的垂直纤维束，由来自附着点在这部分阔筋膜的各个肌肉的张力所产生

图8.18　髋关节侧面观，下肢内收以展示髂胫束内的力线。注意臀大肌筋膜、臀中肌筋膜、阔筋膜张肌筋膜与阔筋膜间的连续性。髂胫束是阔筋膜侧方强化，产生自作用于这部分阔筋膜的不同的肌肉

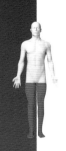

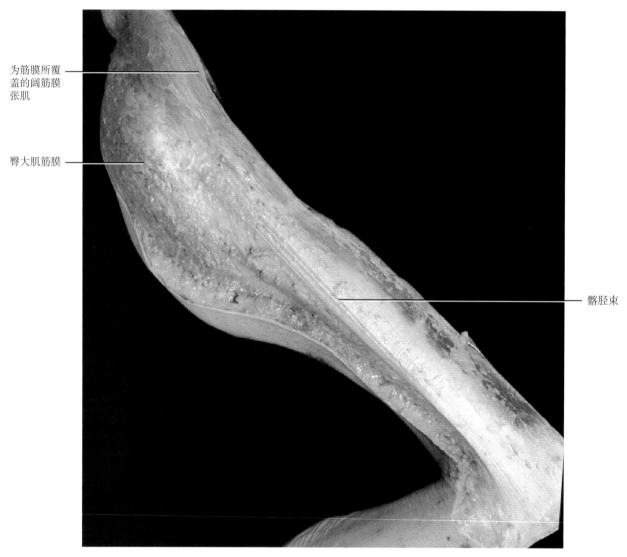

为筋膜所覆盖的阔筋膜张肌

臀大肌筋膜

髂胫束

图8.19　股部外侧观。股部外侧髂胫束清晰可见，但是无法区分它的内侧缘和外侧缘，其与阔筋膜相移行，为其纵向强化

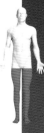

腹外斜肌
及其筋膜

臀中肌筋膜

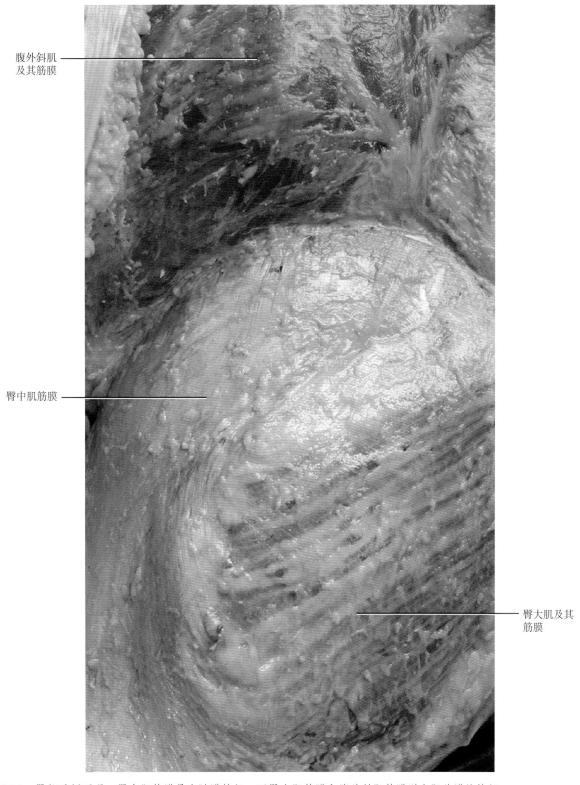

臀大肌及其
筋膜

图8.20　臀部后侧面观。臀中肌筋膜具有腱膜特征，而臀大肌筋膜和腹外斜肌筋膜则有肌外膜的特征

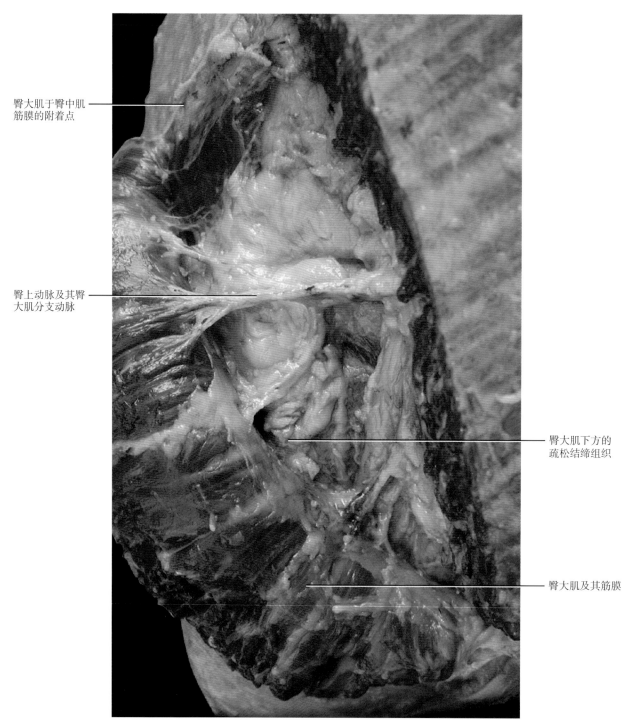

臀大肌于臀中肌筋膜的附着点

臀上动脉及其臀大肌分支动脉

臀大肌下方的疏松结缔组织

臀大肌及其筋膜

图8.21　臀部的后面观。臀大肌被切断并向外侧牵引以显示臀上动脉。注意富含脂肪的疏松结缔组织在动脉周围形成一个软垫，在肌肉收缩时保护动脉

变——Alcock管综合征。

（五）髂耻筋膜

关于髂肌、腰部和腹部筋膜的描述见第五章和第六章。在大腿处，髂肌筋膜和腰大肌筋膜融合成一个完整的筋膜，称为髂耻筋膜（图8.23）。该筋膜覆盖了髂腰肌筋膜远端部分，并将其与耻骨肌相联结。在髂外血管汇入股部处，髂耻筋膜从其后绕行向下，形成股鞘的后壁。该鞘的顶部是由筛状筋膜，即阔筋膜的一部分（参见下文中有关阔筋膜与髂胫束的部分）组成的。而在远端，髂腰肌插入小转子，其筋膜与覆盖股直肌的阔筋膜一起向下继续延续（图8.24，图8.25）。因此，髂耻筋膜联结髋部屈肌（髂腰肌、耻骨肌），并一直延续到参与膝关节前进运动（knee antepulsion）[1]的股直肌处。髂腰肌通过髂耻囊（或髂腰肌囊）与髋关节分离。根据Van Dyke等人（1987年）的研究，15%的个体中该囊与髋关节相联结。

（六）阔筋膜与髂胫束

阔筋膜是大腿的深筋膜。其后方由臀大肌肌筋膜和臀中肌肌筋膜的延伸汇合组成，侧面由阔筋膜张肌组成，前方则由髂腰肌筋膜与腹部肌肉的肌筋膜延伸组成。阔筋膜在肢体外侧面覆盖严密，其中髂胫束的外侧是覆盖最牢固的（图8.26，图8.27）。而大腿内侧面的阔筋膜则较为薄弱。该区筋膜疏松多孔，因而被称为筛状筋膜。阔筋膜平均厚1 mm。由于疏松结缔组织的存在，其很容易与下方的肌肉分离。在远端，部分股内侧肌与股外侧肌直接进入阔筋膜的内侧（图8.28，图8.29）。

大腿内外侧存在两个主要的肌间隔（图8.27）。它们附着在股骨嵴及其上下方的延伸处。外侧肌间隔相对更牢固一些，在近端与臀大肌和股二头肌短头上的许多肌纤维附着，在远端则附着在股

外侧肌的纤维上。内侧肌间隔相对薄弱，并将股内侧肌与内收肌、耻骨肌分隔开。此外，在内收肌和腱肌之间还有一个不明显的间隔。由此，大腿被三个肌间隔分为前筋膜室、内侧筋膜室和后筋膜室。每个筋膜室由特定的神经支配：前筋膜室由股神经支配，后筋膜室由坐骨神经支配，内侧筋膜室由闭孔神经支配。

阔筋膜在缝匠肌和股薄肌外形成了两个鞘膜，且鞘膜内部肌肉具有自主性（图8.30，图8.31）。由于在筋膜与肌外膜之间存在疏松结缔组织，因此缝匠肌可以在其鞘膜内（缝匠肌鞘）自由活动。根据Burnet等人（2004年）的研究，环绕缝匠肌的筋膜融合为阔筋膜和内侧肌间隔。在远端，缝匠肌筋膜延伸至小腿筋膜。因此，缝匠肌鞘让这部分肌肉相对自由，同时也保持了筋膜的延续性。同样，股薄肌也是封闭在自己的鞘膜（股薄肌鞘）内的，鞘膜使肌肉可以自由活动的同时也保持了筋膜的延续性。

阔筋膜形成内收肌管（Hunter管），即在大腿中1/3的腱膜通道。它从股三角的顶端延伸至大收肌开口（内收肌裂孔）。它走行于大腿的前侧与内侧，由阔筋膜覆盖。该筋膜绕过股血管，由股内侧肌延伸至长收肌和大收肌处。这部分阔筋膜通常被称为内收肌膜，Tubbs等（2007年）提出，由于内收肌裂孔处股动脉受压是公认的，因此临床医生也可以尝试探索在内收肌膜上方血管近端的潜在压迫。该学者还推测，内收肌膜在大收肌和股内侧肌之间存在功能上的协同作用。

阔筋膜是由两个或三个纤维层形成的深筋膜。每层的原纤维的空间取向均不同。通常情况下，纵向纤维和斜向纤维较为普遍，而横向纤维较为少见（图8.32～8.35）。这种结构特点使得筋膜可以适应肌肉的体积变化，从而像系带一样联结髋关节、膝关节和踝关节。较重要的纵向纤维在外侧且较厚，有特定的术语表述，即髂胫束。尽管在许多解剖教科书中都有这样的描述，但它其实并不是一个独立的结构。相反，阔筋膜环绕整个大腿，而髂胫束只是其中的一部分，其广泛联结外侧肌间隔，并固定于股骨下端（图8.13，

1　我们倾向于使用术语"antepulsion"，因为下肢的前向运动与曲髋和伸膝相关。这两种运动相互拮抗，但都对应一种前向运动，并在大腿前区深筋膜纵行纤维束的作用下得以协调。

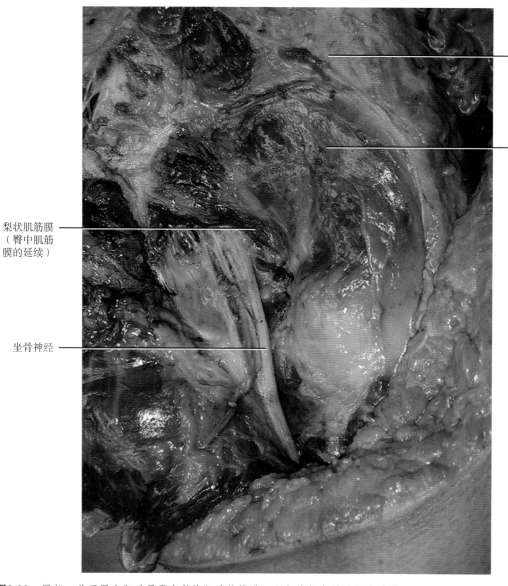

髂嵴水平的臀中
肌筋膜

清除臀大肌后的
臀中肌筋膜

梨状肌筋膜
（臀中肌筋
膜的延续）

坐骨神经

图8.22 臀部。移开臀大肌后暴露出梨状肌及其筋膜。注意其与坐骨神经的关系

临床精粹8.4 梨状肌综合征

　　这种综合征仍然被认为是一个有争议的诊断，同时也是导致坐骨神经痛的一个罕见病因（alpin，2009年；Miller，2012年）。根据Miller的理论，梨状肌综合征的诊断标准如下：

- 坐、爬楼梯和（或）腿交叉等动作会导致臀部和腿部的疼痛加重。
- 疼痛、坐骨切迹区（梨状肌）触痛以及梨状肌张力增加时出现疼痛。
- 电生理检测未发现坐骨神经出现轴索损失。
- 没有影像学的异常或其他证据可以解释坐骨神经痛的出现（例如神经根型颈椎病、肿瘤等）。

- 在影像学（X线透视或超声）和（或）肌电图引导下向梨状肌下注射药物会缓解60%以上的臀部及腿部的疼痛。

　　坐骨神经通常从梨状肌下方通过，但也常出现一些解剖变异，如坐骨神经从梨状肌中穿过或绕过，或一分为二的直接穿过梨状肌。没有理论可以明确证明坐骨神经与梨状肌的解剖关系，和梨状肌综合征的发病率之间存在着必然联系。由于坐骨神经鞘膜是梨状肌筋膜的延续，因此，该筋膜张力的增加可能会影响坐骨神经鞘膜的正常功能，从而造成类似神经压迫的症状。

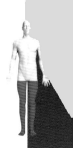

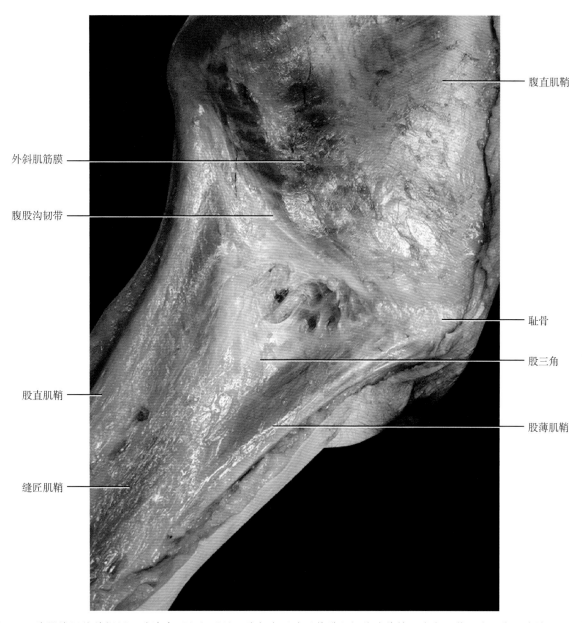

外斜肌筋膜

腹股沟韧带

股直肌鞘

缝匠肌鞘

腹直肌鞘

耻骨

股三角

股薄肌鞘

图8.23 腹股沟区的前视图。移除皮下组织以显示腹部和下肢深筋膜之间的连续性。腹直肌鞘远端延伸至耻骨，即股薄肌鞘的起点。腹股沟韧带延伸成为阔筋膜与腹外斜肌腱膜。缝匠肌和股薄肌鞘则与阔筋膜相延续

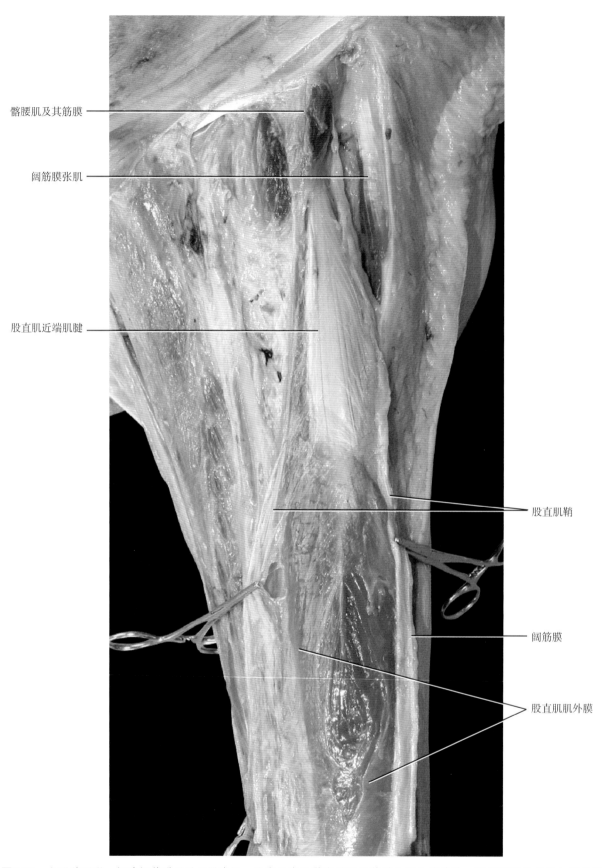

髂腰肌及其筋膜

阔筋膜张肌

股直肌近端肌腱

股直肌鞘

阔筋膜

股直肌肌外膜

图8.24 大腿前面观。切除阔筋膜以显示股直肌。注意股直肌鞘和髂腰肌筋膜之间的连续性。阔筋膜使股直肌与阔筋膜张肌相延续。参与髋关节前方突进运动的肌肉都是由阔筋膜联结在一起的

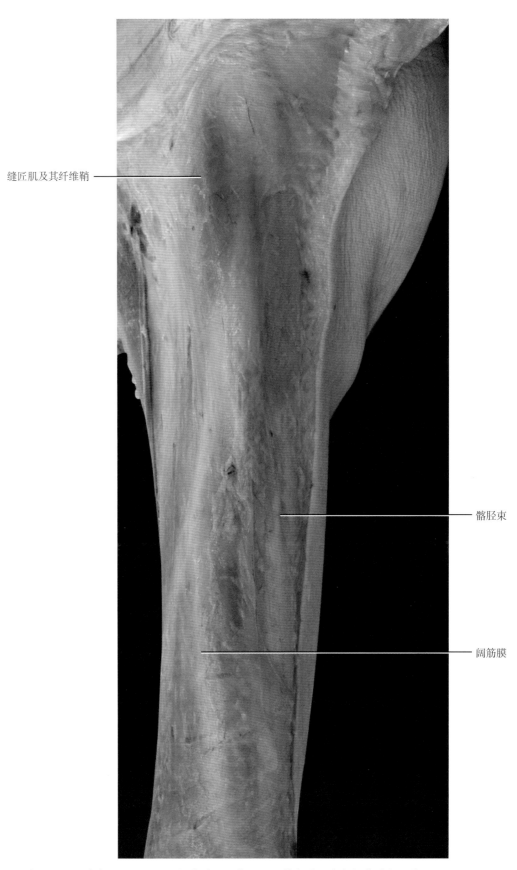

缝匠肌及其纤维鞘 ——

髂胫束

阔筋膜

图8.25 大腿前面观。切除皮下组织以显示阔筋膜。注意缝匠肌鞘和髂胫束与阔筋膜相延续

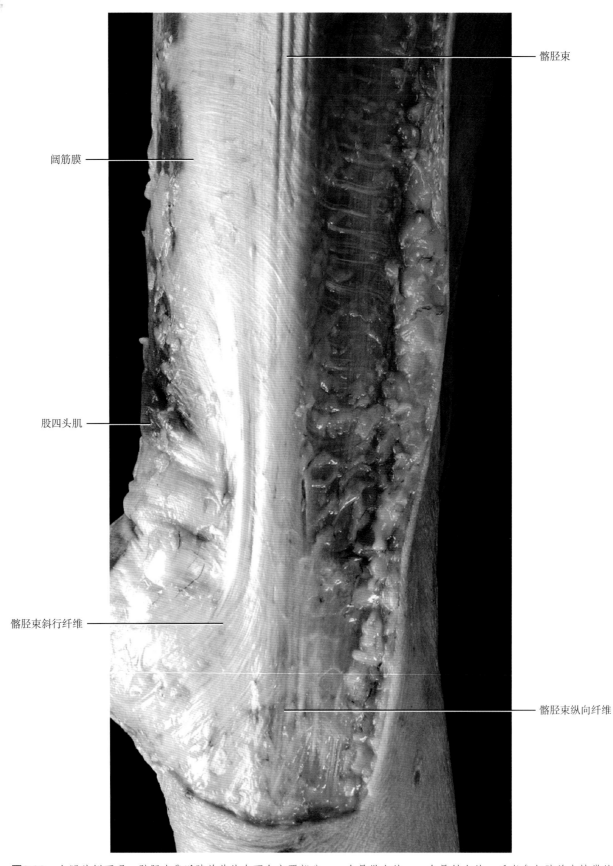

髂胫束

阔筋膜

股四头肌

髂胫束斜行纤维

髂胫束纵向纤维

图8.26 大腿外侧面观。髂胫束靠近膝关节处有两个主要部分，一个是纵向的，一个是斜向的。后者参与膝前支持带的组成，并与鹅足肌的肌筋膜延伸相联结

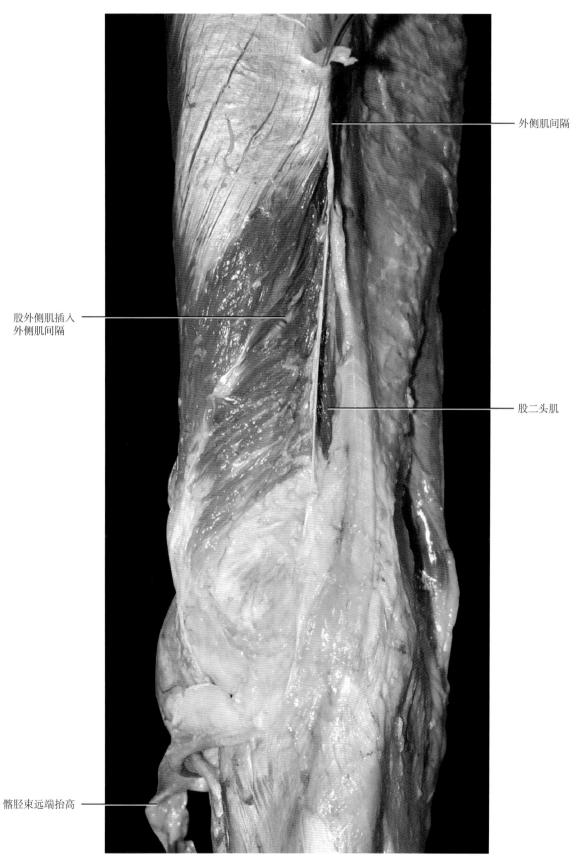

外侧肌间隔

股外侧肌插入
外侧肌间隔

股二头肌

髂胫束远端抬高

图8.27　大腿外侧面观。阔筋膜被切除以显示股外侧肌及其插入的外侧肌间隔。股二头肌纤维也有很多来自该间隔。外侧肌间隔起于髂胫束下方的阔筋膜内侧

阔筋膜

股直肌及
其肌外膜

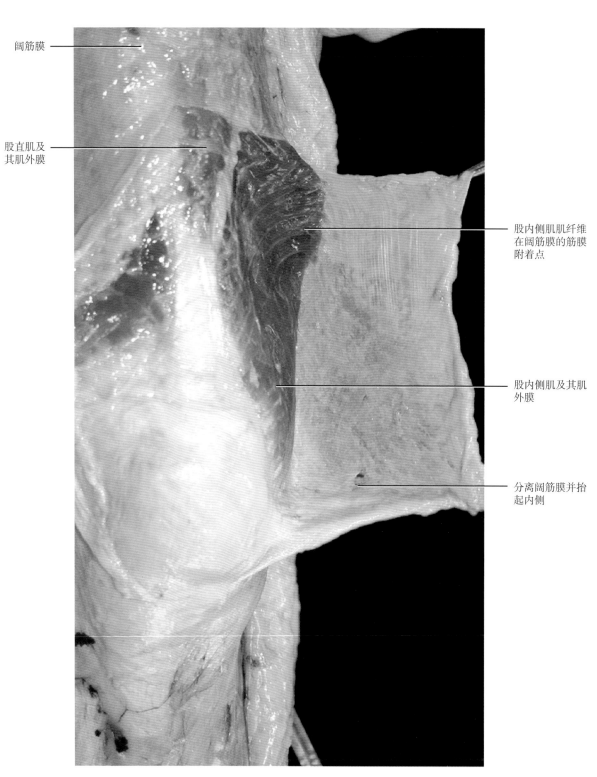

股内侧肌肌纤维
在阔筋膜的筋膜
附着点

股内侧肌及其肌
外膜

分离阔筋膜并抬
起内侧

图8.28 膝前面观。将阔筋膜从底层肌肉分离出来并从内侧抬起。股内侧肌有一些纤维嵌入阔筋膜，而其远端相对于阔筋膜而言则是游离的（由于肌外膜的存在）

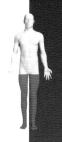

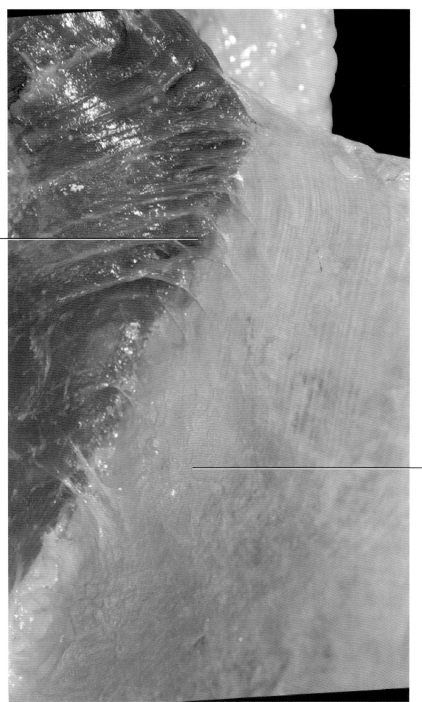

股内侧肌肌纤维
嵌入阔筋膜

分离阔筋膜并
抬起内侧

图8.29　股内侧肌筋膜嵌入阔筋膜内侧的局部放大图

图8.19，图8.26）。髂胫束及其相关肌肉的作用是弯曲和外展髋关节。此外，髂胫束还有助于稳定膝关节侧方，同时也是阔筋膜张肌和臀大肌的远侧肌腱附着端。髂胫束的远端附着于胫骨外侧髁，并穿过髌骨下方延伸为斜形肌筋膜，参与膝前韧带的构成。该附着结构允许小腿筋膜的横向拉伸。此外，这种联结可以解释Wu和Shih（2004年）的结论，即在髌骨对线不良的患者中，在转子区对髂胫束挛缩进行手术松解后，其一致角与外侧髌股角得到明显改善。这些作者得出的结论是（证明了我们的想法），髂胫束影响髌骨轨迹并控制髌骨外侧支持结构。后来，Vieira等（2007年）强调了髂胫束能维持膝关节横向稳定性并支持膝关节，具有非常重要的作用。髂胫束也广泛附着在大腿的外侧肌间隔上，并终止于胫骨上端的Gerdy结节（Fairclough等，2007年）。

阔筋膜特定的斜形结构（膝关节支持带）可以在前后部分被识别（图8.36～8.41）。膝前支持带是由两或三个纤维层组成，每层之间被薄层疏松结缔组织分隔。最表浅的纤维层是由经过髌骨前方并延续至小腿筋膜的阔筋膜组成。其下方的纤维层是斜形股肌（内侧和外侧）的延续。最深一层由股直肌和股中间肌的纵向延伸形成。这层纤维层一部分附着于髌骨骨膜，一部分延续到小腿筋膜。Wangwinyuvirat等（2009年）发现，髌骨近端整个股四头肌肌腱平均厚度为8.54 mm，但是只有一部分纤维（7.87 mm）嵌入近端髌骨孔，而另一部分纤维（0.68 mm）则通过髌骨表面。组织学分析表明，那些继续穿过髌骨的纤维是股直肌肌腱纵向纤维的远端延伸。这项研究证实，股直肌肌腱的一些纤维穿过髌骨，联结股四头肌和髌腱。

膝前支持带的内侧部分是Thawait等（2012年）研究的重点。他们的研究证实，它是由以下三层组成：

- 第一层（浅层），与深筋膜相延续。
- 第二层（中层），是内侧副韧带浅部的延伸。
- 第三层（深层），与关节囊相延续。

第一层与第三层融合在一起，沿膝关节内侧前方走行，而第二层和第三层则融合在一起，沿关节后方走行。膝前支持带外侧部分同样由几个纤维层组成：髂胫束的延伸、股外侧肌肌筋膜延伸及关节囊韧带。

从MRI上可以看到，膝关节支持带为厚度0.8～1 mm的低信号强度带。在膝前疼痛或髌股关节对线不良的患者中，膝前支持带内外侧部分的厚度很有可能存在明显的差异。髌外侧支持带过紧可能会导致髌骨外侧倾斜异常及髌股关节外侧压力过大（髌骨外侧高压综合征）、摩擦相关的上外侧Hoffa脂肪垫水肿以及早期的髌股关节病。支持带还可能产生其他一些改变，如纤维化、增厚、变薄、支持带附着处骨生成的改变以及支持带层的骨化。Thawait等（2012年）发现，一些慢性的病例中，改变压力会导致支持带一侧增厚并伴随着对侧支持带减弱。

特定的筋膜加固物也出现在膝关节后方。其他作者没有描述膝后支持带，只有少数人（Terry和La Prade，1996年）提到膝关节弓状韧带复合体。该复合体可被看作是膝后支持带的深层部分，它是由缝匠肌、腘肌、半膜肌和股二头肌肌筋膜延伸而成。Tubbs等人发现股二头肌肌腱有内侧板和外侧板，每个都由前后两部分组成，附着在股骨外侧髁、腘肌肌腱和腘弓状韧带上。这些作者推测这些筋膜扩张可以起到协同、联结股二头肌和腘肌的作用。在兔子中，股二头肌筋膜延伸的功能是非常重要的。Crum等（2003年）分析了在兔子中股二头肌远端的附着，并发现该肌肉并没有附着在腓骨上，而仅仅附着在了小腿胫前肌筋膜上。这很有可能提高了它的弹跳能力。

在内侧，缝匠肌、股薄肌和半腱肌的肌筋膜延伸形成鹅足浅层。半膜肌肌筋膜延伸形成鹅足深层（图8.42～8.47）。根据Mochizuki等（2004年）的研究，股薄肌肌腱和半腱肌肌腱远端部分经常会有纵向筋膜与小腿筋膜结合并一同向下延伸。半膜肌有小的斜行筋膜与覆盖在腓肠肌内侧头上的阔筋膜结合并一同延伸。这些作者认为，由于缝匠肌、股薄肌、半腱肌、半膜肌和腓肠肌

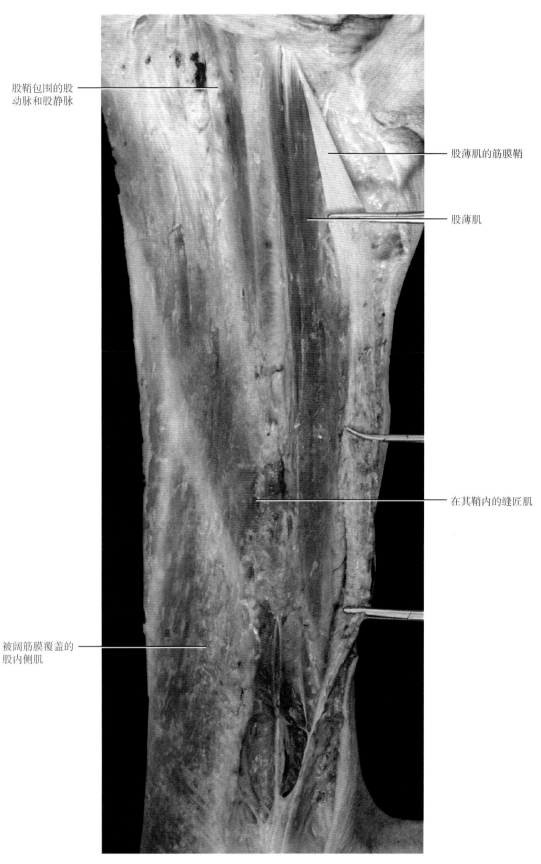

股鞘包围的股
动脉和股静脉

股薄肌的筋膜鞘

股薄肌

在其鞘内的缝匠肌

被阔筋膜覆盖的
股内侧肌

图8.30 右大腿内侧视图。股薄肌鞘被打开以显示肌肉。注意股薄肌、缝匠肌和股鞘及其阔筋膜的连续性

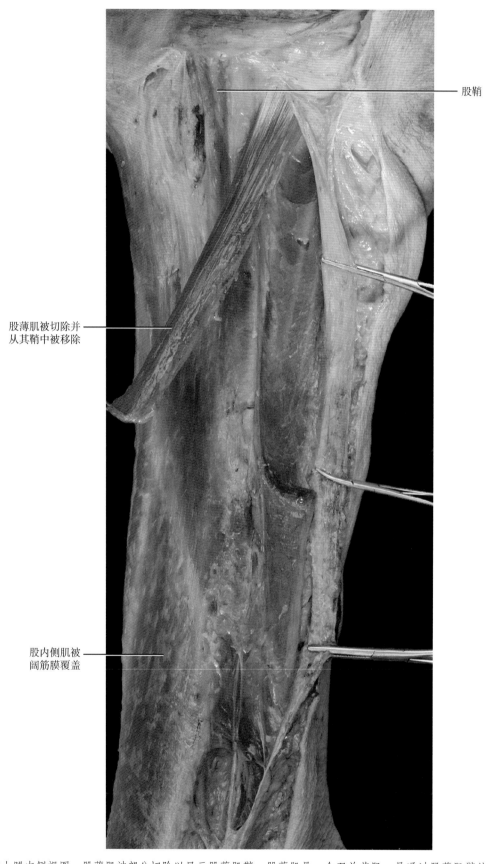

股鞘

股薄肌被切除并
从其鞘中被移除

股内侧肌被
阔筋膜覆盖

图8.31　右大腿内侧视图。股薄肌被部分切除以显示股薄肌鞘。股薄肌是一个双关节肌，是通过股薄肌鞘从更深的单关节肌中分离出来的

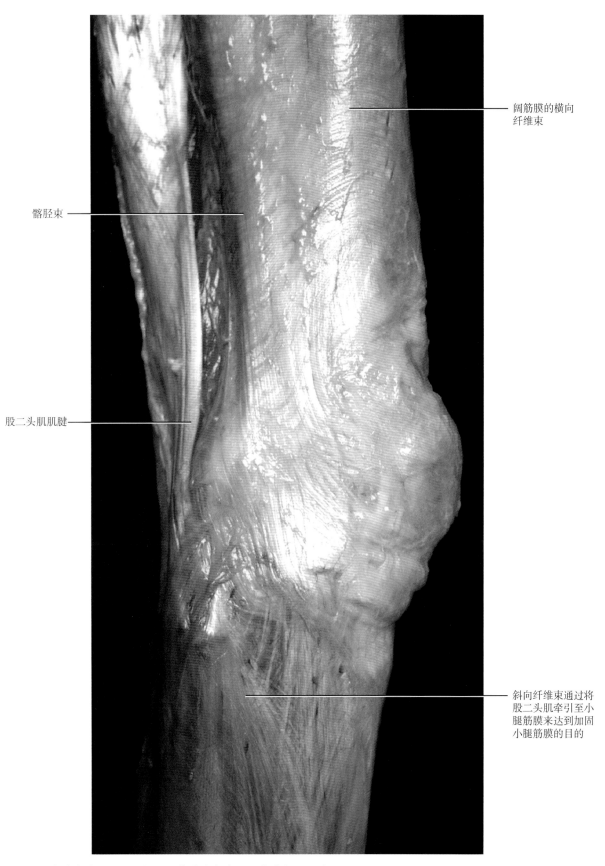

阔筋膜的横向
纤维束

髂胫束

股二头肌肌腱

斜向纤维束通过将
股二头肌牵引至小
腿筋膜来达到加固
小腿筋膜的目的

图8.32　膝关节外侧视图。加固深筋膜的各种组织是清晰可见的

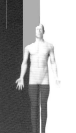
覆盖在髌骨上的阔筋膜 —————————

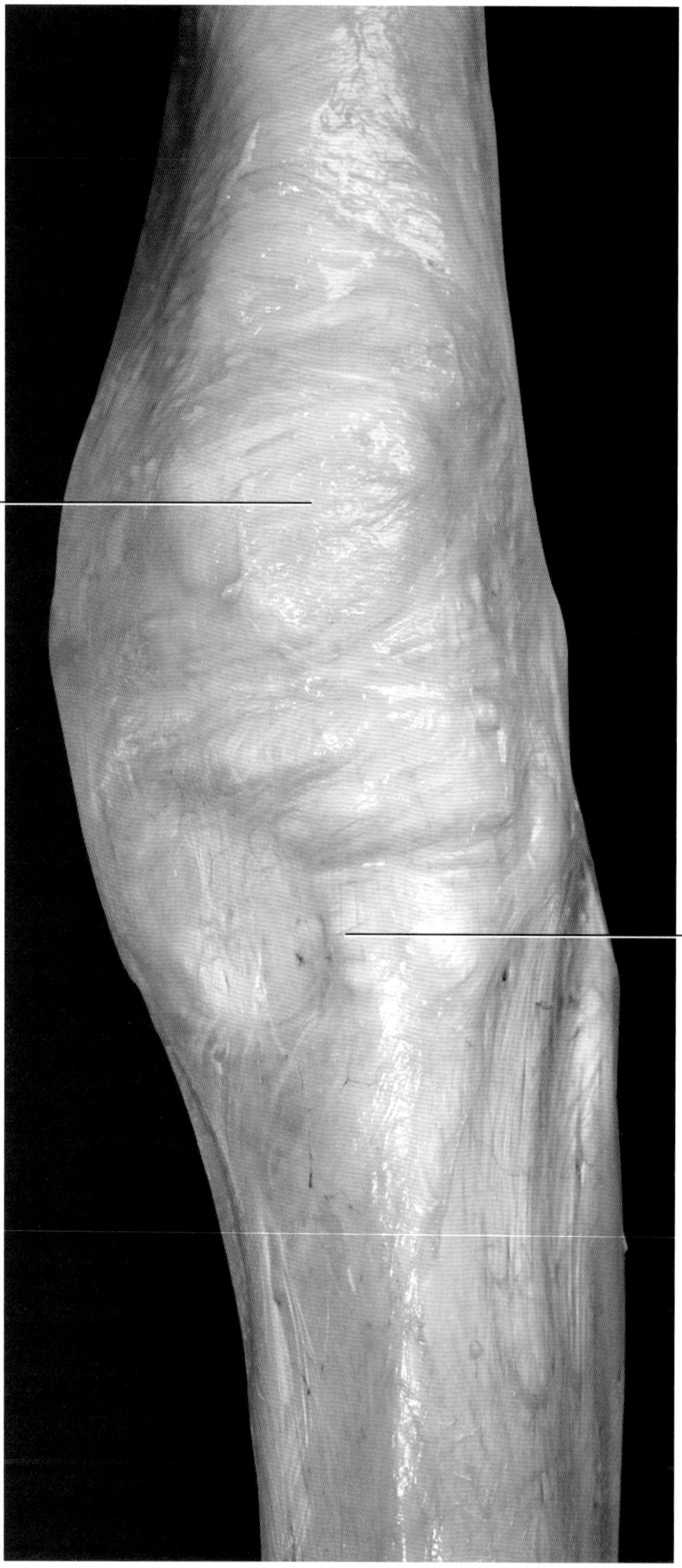

————— 覆盖在胫骨粗隆上的阔筋膜

图8.33　膝关节前面观。阔筋膜和小腿筋膜形成了一个穿过膝关节的独特的结构，覆盖在髌骨及股四头肌肌腱上

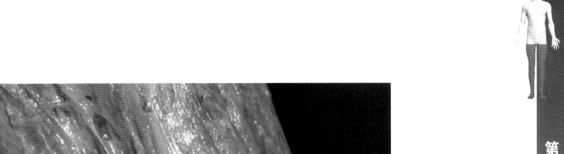

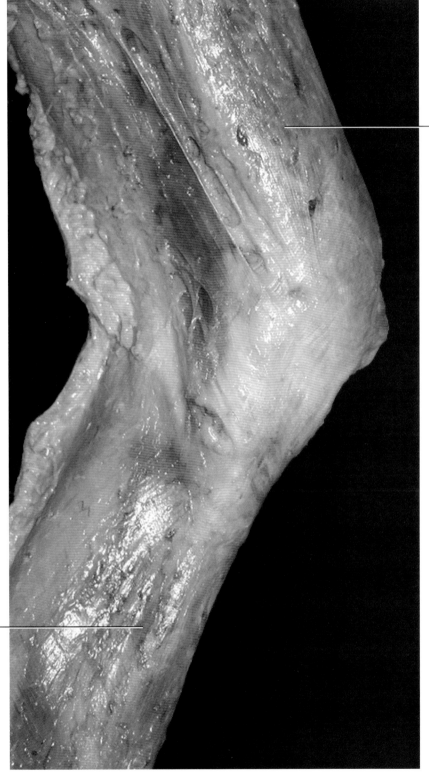

覆盖在股内侧肌上的阔筋膜

小腿筋膜

图8.34 膝关节内侧视图

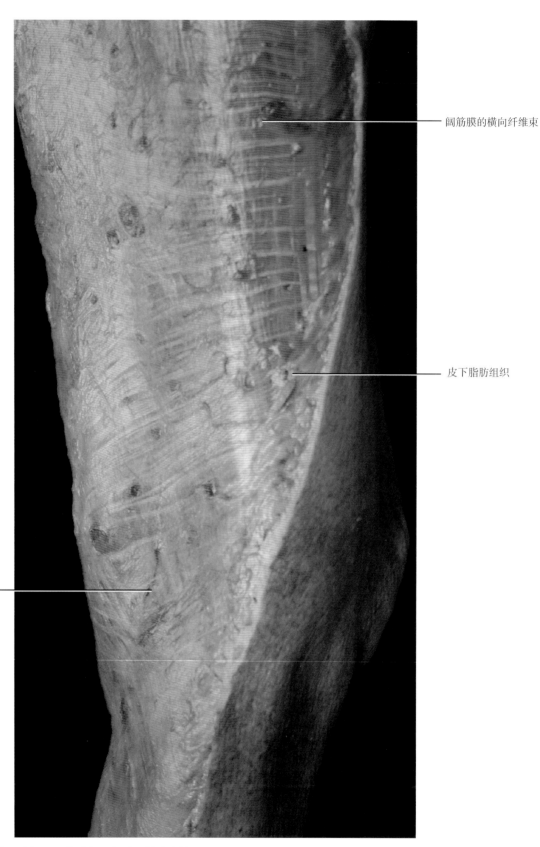

阔筋膜的横向纤维束

皮下脂肪组织

覆盖在腘窝区
的阔筋膜

图8.35　膝关节后外侧观。各种纤维束对阔筋膜的增强作用是显而易见的

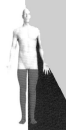

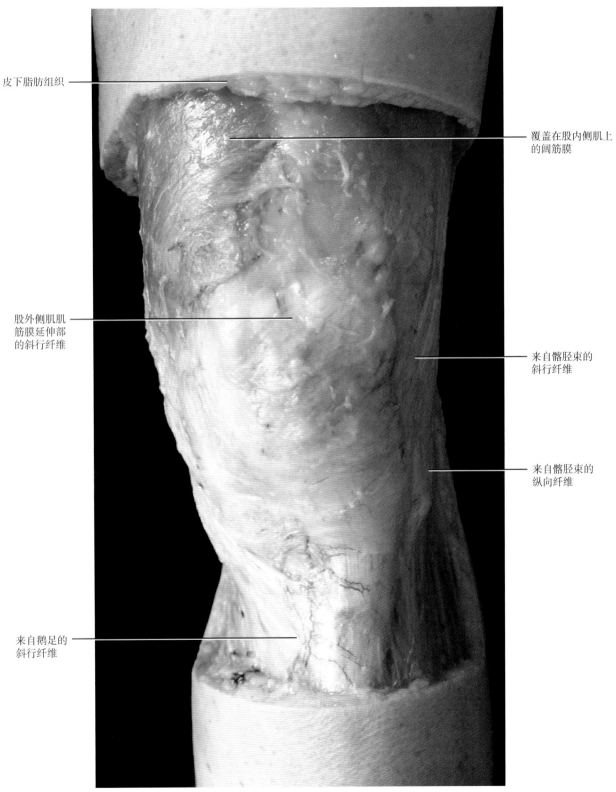

皮下脂肪组织

覆盖在股内侧肌上的阔筋膜

股外侧肌肌筋膜延伸部的斜行纤维

来自髂胫束的斜行纤维

来自髂胫束的纵向纤维

来自鹅足的斜行纤维

图8.36 膝关节前面观。深筋膜的胶原纤维束向多方延伸，形成了膝前支持带

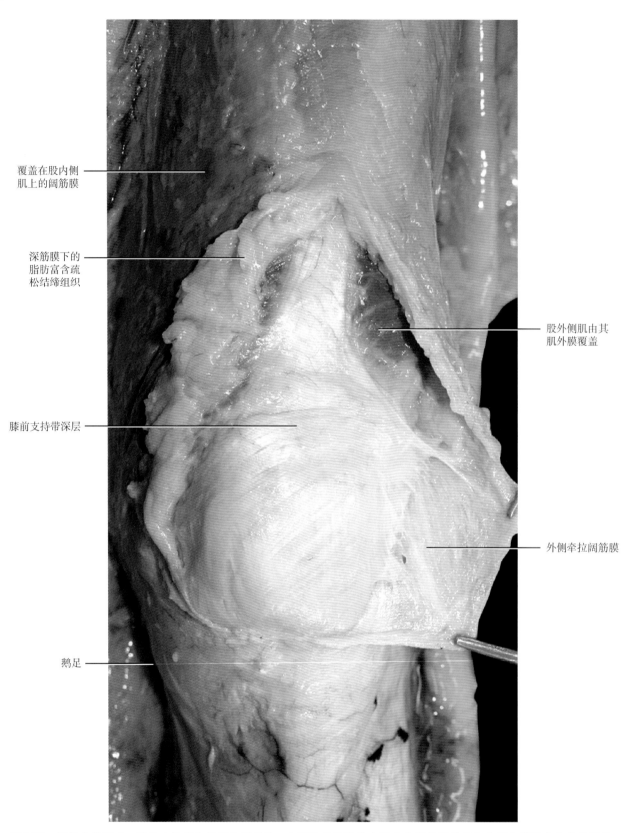

覆盖在股内侧肌上的阔筋膜

深筋膜下的脂肪富含疏松结缔组织

膝前支持带深层

鹅足

股外侧肌由其肌外膜覆盖

外侧牵拉阔筋膜

图8.37 膝关节前面观。膝前支持带包括两个纤维层：由两股斜肌腱增大形成的深层纤维层和由阔筋膜形成的浅层纤维层。关节囊也可能参与支持带的组成，形成第三个纤维层

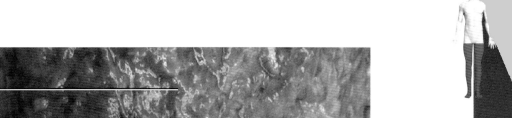

脂肪小叶和深层脂肪
组织的皮支持带

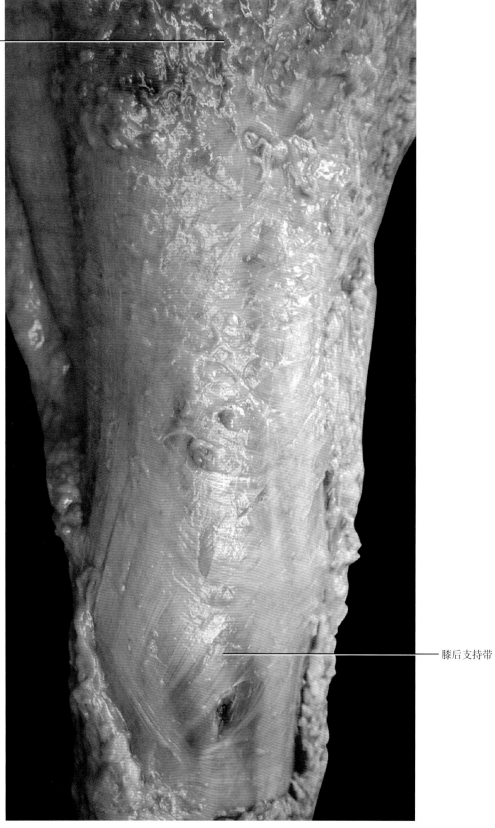

膝后支持带

图8.38 膝后视图。深层脂肪组织的蜂窝结构清晰可见。腘窝区的深筋膜通过膝后支持带上的斜行纤维束得以增强

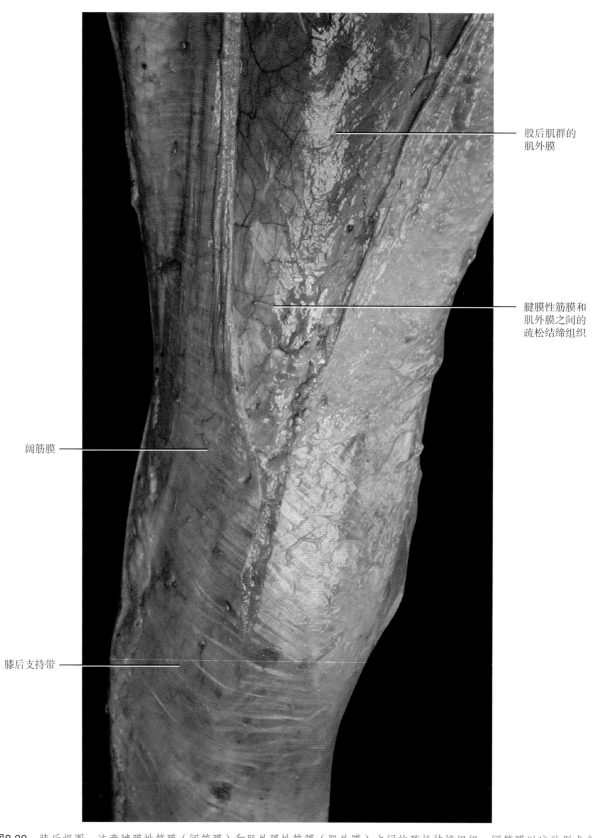

股后肌群的
肌外膜

腱膜性筋膜和
肌外膜之间的
疏松结缔组织

阔筋膜

膝后支持带

图8.39 膝后视图。注意腱膜性筋膜（阔筋膜）和肌外膜性筋膜（肌外膜）之间的疏松结缔组织。阔筋膜以这种形式充当髋关节与膝关节之间的桥梁

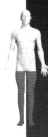

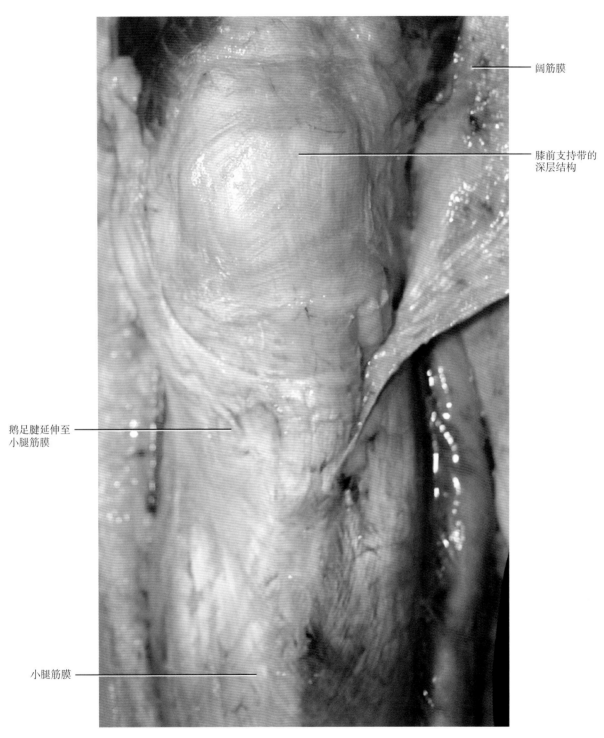

阔筋膜

膝前支持带的
深层结构

鹅足腱延伸至
小腿筋膜

小腿筋膜

图8.40　膝前支持带

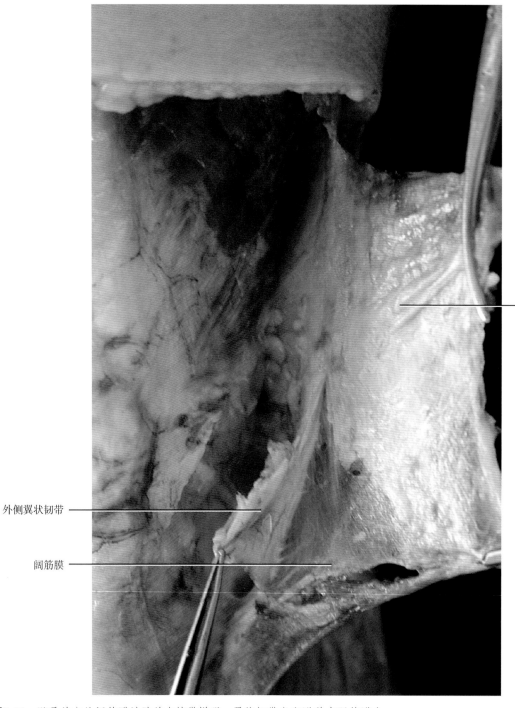

膝前支持带
加强深筋膜

外侧翼状韧带

阔筋膜

图8.41 髌骨前方的阔筋膜被膝前支持带增强。翼状韧带牢牢附着在深筋膜上

的张力存在，这些肌筋膜延伸可以作为复合筋膜张肌，并在直立姿势下对膝关节内侧的稳定起重要的作用。

最终，阔筋膜后方的尾部延伸是通过与腓肠肌筋膜的融合实现的，而其前方的尾部延伸则是通过胫骨前肌嵌入小腿筋膜来实现的。这种情况下，胫骨前肌并没有直接嵌入阔筋膜，而是嵌入了与阔筋膜相延续的小腿筋膜中。我们应该意识到，这两种结构之间的划分仅仅是为了教学。

（七）小腿筋膜

小腿部的肌肉被小腿筋膜包裹（图8.48~8.51），小腿筋膜上接阔筋膜，下接足部深筋膜，并与胫骨嵴、胫骨髁、腓骨头和内外踝的骨膜相融合。小腿筋膜的平均厚度是900 μm，其在小腿前部和上部较厚而致密。股二头肌及髂胫束的肌筋膜延伸部加固其外侧；股四头肌肌筋膜延伸部加固其前侧；缝匠肌、股薄肌、半腱肌和半膜肌的肌腱加固其内侧。胫骨前肌和趾长伸肌的近端附着点位于小腿筋膜深面（图8.52~8.53）。

De Maeseneer等（2000年）发现，小腿筋膜于膝关节内侧附着于内侧副韧带的浅层，于膝关节后侧附着于膝关节囊。在小腿的远端1/3处，由于疏松结缔组织的存在，小腿筋膜与它周围的肌肉和肌腱完全隔开。在踝关节附近，支持带的横向及斜行纤维加固小腿筋膜。在后方，小腿筋膜较薄，易与其下的肌肉相分离。在腘窝处，小隐静脉穿过小腿筋膜。

小腿筋膜形成两个强大的肌间隔：前腓间隔、后腓间隔。上述肌间隔构成小腿外侧筋膜室的边界，并将腓骨长短肌从前或（和）后小腿筋膜室的肌肉中分离出来。此外，小腿筋膜还形成横向的肌间隔，也称为小腿深部横向筋膜，分开小腿后侧浅、深部肌肉。深部横向筋膜为比目鱼肌的许多肌纤维提供附着点。在小腿部，上述肌间隔所构成的筋膜室都由特定的神经支配：腓深神经支配前筋膜室，腓浅神经支配外侧筋膜室，胫神经支配后筋膜室。

踝关节周围支持带清晰可见，但其不能与小腿筋膜或足部深筋膜相分离（Stecco等，2010年）。因此，尽管可以通过其在骨、肌肉的附着点及其与肌腱的关系辨别出主要的支持带束支，但准确描述它们的界限仍存在困难。一般可以辨认出四个主要的支持带，在不同的个体还可发现其他具有支持带特征的筋膜强化结构。

伸肌上支持带表现为小腿筋膜的一个横向纤维性增厚，其位于胫腓联合近端3 cm处（图8.54，图8.55）。该支持带内侧附着于胫骨前面，与胫骨骨膜相移行，并附着于腓骨的外侧壁。在远端它的解剖学标志明确。在近端，支持带逐渐减弱并融入小腿筋膜，不是在所有的个体中都能分辨出支持带的近端边界。可以分辨者的支持带近端边

> **临床精粹 8.5** 髂胫带综合征
>
> 髂胫束联结骨盆与膝关节处的肌肉。它让膝关节在伸展和局部屈曲时保持稳定，并在行走和奔跑中发挥作用。在向前稍微弯曲膝盖时，髂胫束是膝盖对抗重力的主要支撑结构。许多臀大肌的纤维融合到髂胫束及外侧肌间隔后部（与髂胫束相延续）。臀大肌其他纤维有斜向的，在股外侧肌上方绕过髂胫束延伸至筋膜。股外侧肌的许多纤维也延伸为外侧肌间隔前部，并最终在膝关节处与膝前韧带融合。因此，髂胫束和外侧肌间隔一起，协调臀大肌和股外侧肌的运动。
>
> 髂胫带综合征通常是一种与跑步相关的腿部损伤，但也可以出现在骑自行车或远足时。其他患髂胫带综合征的风险包括步态异常，如过度旋前、腿长度差异或屈腿畸形。目前认为髂胫带综合征是一种在Gerdy结节处靠近股骨外侧髁的髂胫束远端的过度使用综合征，且与髂胫束和股骨外侧髁之间的过度摩擦有关，即摩擦"点燃"了髂胫束或其下的囊。但是Fairclough等人（2007年）认为，在膝关节屈伸过程中，髂胫带综合征并不能在内侧髁上方向前或向后移动的过程中产生摩擦力。他们认为髂胫带综合征是由于高度血管化、神经支配的脂肪层和疏松结缔组织使压力增高，从而使髂胫束与内侧髁分离。因此，髂胫带综合征的病因与髂胫束张力的缓慢增高有关，是由于阔筋膜张肌和臀大肌张力的增高引起的。Ober实验可能对检测髂胫束张力有用，但我们也建议同时检测臀大肌和阔筋膜张肌的张力，因为他们是髂胫束张力的主要组成部分。Chen等人（2006年）用MRI证实了臀肌挛缩导致了髂胫束向后内侧位移。髂胫带综合征的解决只有在髋关节肌肉功能的生物力学机制研究清楚后方能得以实现。

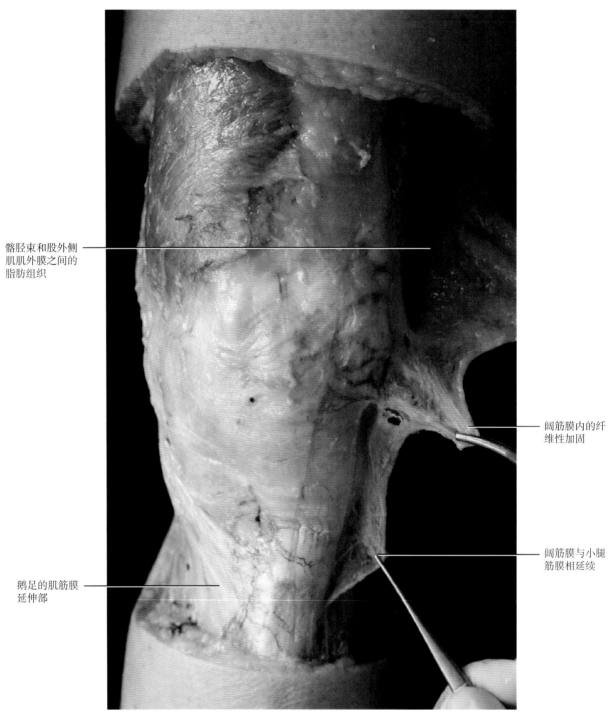

髂胫束和股外侧肌肌外膜之间的脂肪组织

阔筋膜内的纤维性加固

阔筋膜与小腿筋膜相延续

鹅足的肌筋膜延伸部

图8.42 膝关节前面观。阔筋膜移行于小腿筋膜，股肌收缩拉伸膝关节前支持带进而拉伸小腿筋膜

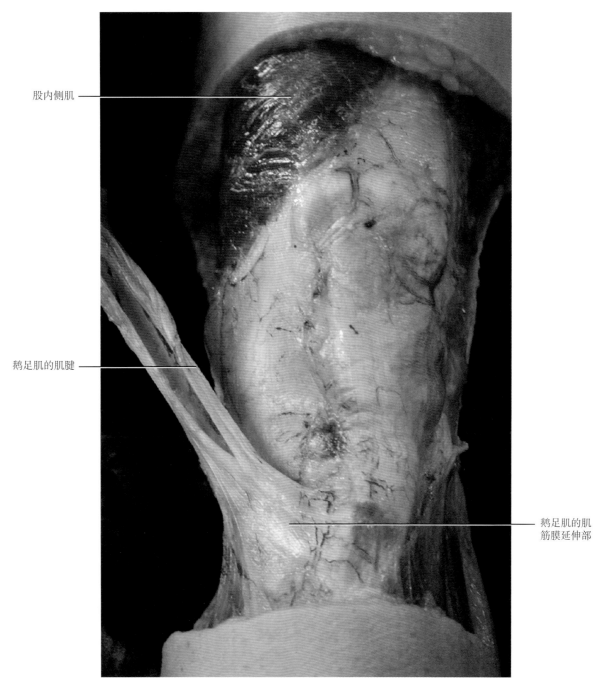

股内侧肌

鹅足肌的肌腱

鹅足肌的肌筋膜延伸部

图8.43 将鹅足肌群与其近端止点分离并拉伸，其肌筋膜延伸部与小腿筋膜相连。鹅足肌与髂胫束维持膝关节前面的稳定

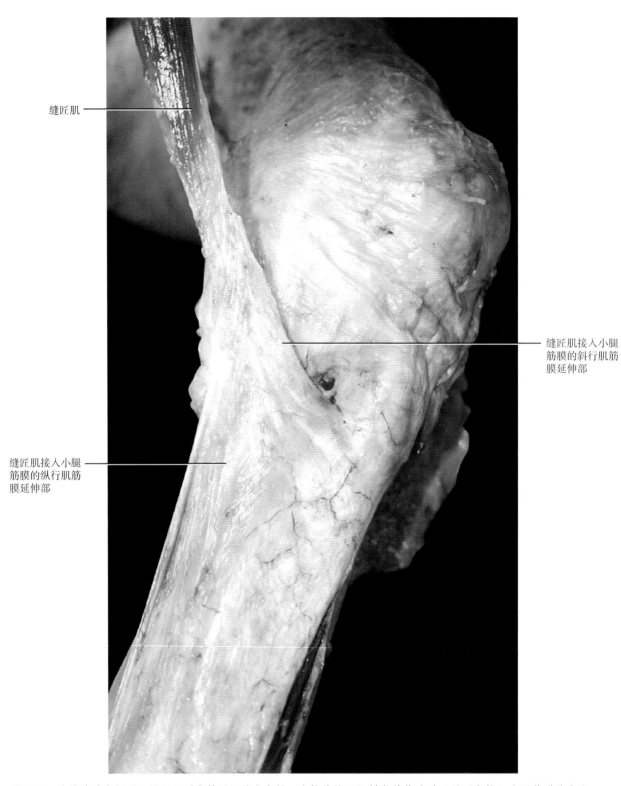

缝匠肌

缝匠肌接入小腿筋膜的斜行肌筋膜延伸部

缝匠肌接入小腿筋膜的纵行肌筋膜延伸部

图8.44 膝关节前内侧观。缝匠肌形成鹅足肌的浅表层。当拉伸缝匠肌刺激其收缩时可见两条接入小腿筋膜的力线：一条纵行，一条斜行。此现象与缝匠肌的肌筋膜延伸部有关。缝匠肌肌腱呈斜行，其延伸部穿过中线与髂胫束的斜行延伸部相联结。借此，阔筋膜张肌和缝匠肌在运动过程中将臀部与膝部紧密相连

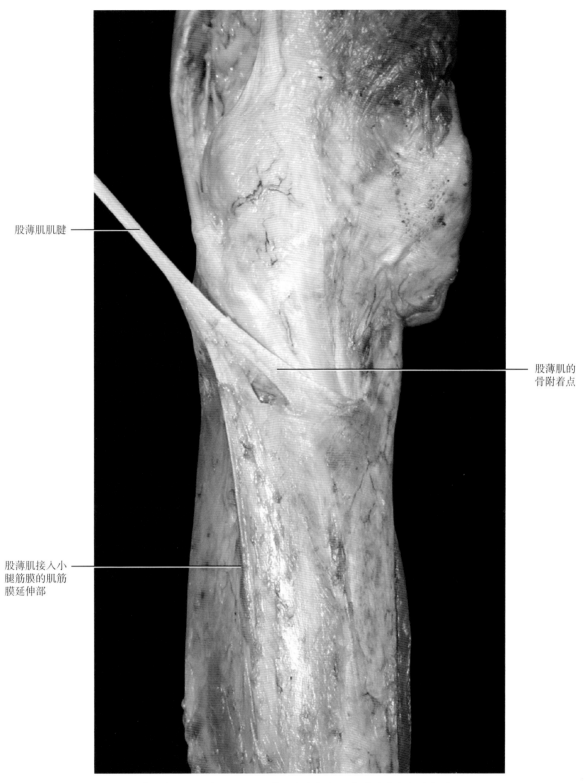

股薄肌肌腱

股薄肌的
骨附着点

股薄肌接入小
腿筋膜的肌筋
膜延伸部

图8.45 膝关节前内侧观。股薄肌较缝匠肌位置更深，其延伸部与小腿筋膜的内侧部分相连

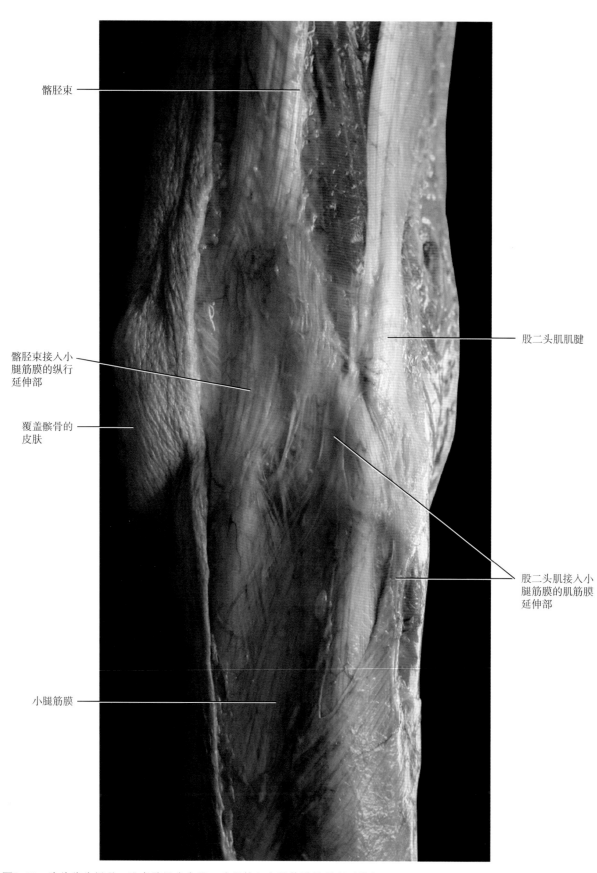

髂胫束

髂胫束接入小腿筋膜的纵行延伸部

覆盖髌骨的皮肤

小腿筋膜

股二头肌肌腱

股二头肌接入小腿筋膜的肌筋膜延伸部

图8.46 膝关节外侧观。注意髂胫束和股二头肌接入小腿筋膜的纵行延伸部

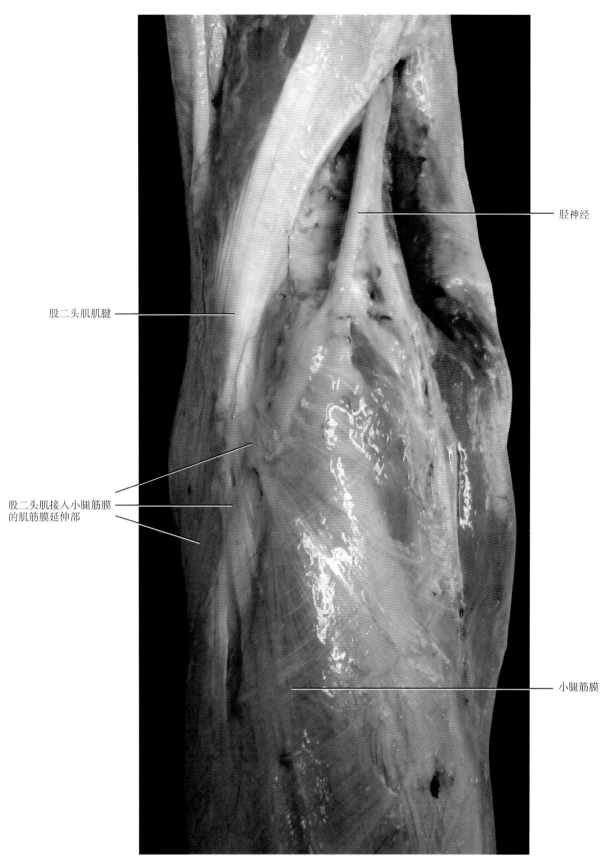

胫神经

股二头肌肌腱

股二头肌接入小腿筋膜
的肌筋膜延伸部

小腿筋膜

图8.47 膝关节后面观。股二头肌有一些接入小腿筋膜的肌筋膜延伸部：一条纵行，两条斜行。第一条拉伸小腿筋膜的外侧部，其余拉伸小腿筋膜的后侧部。借此，股二头肌收缩时将拉伸整个腓骨腱鞘

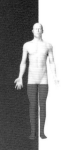

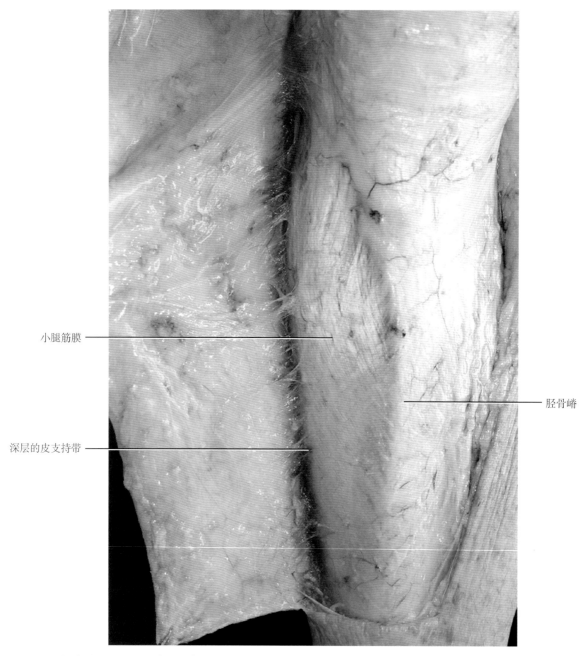

小腿筋膜

胫骨嵴

深层的皮支持带

图8.48 小腿部前外侧观。将浅筋膜同皮肤、浅层脂肪组织一起与深筋膜分离。小腿筋膜外观为一层纤维组织，覆盖所有肌肉和骨骼。在胫骨嵴周围与骨膜相黏附

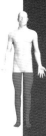

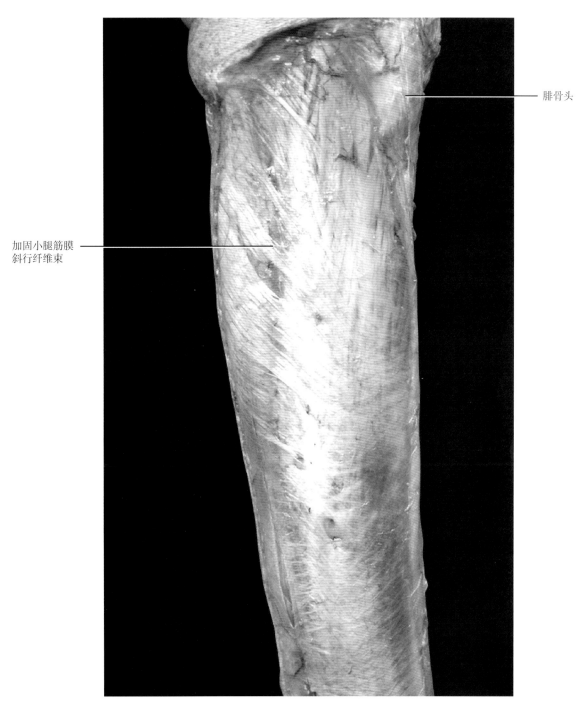

腓骨头

加固小腿筋膜
斜行纤维束

图8.49 小腿后面观。小腿筋膜为许多纤维束加固

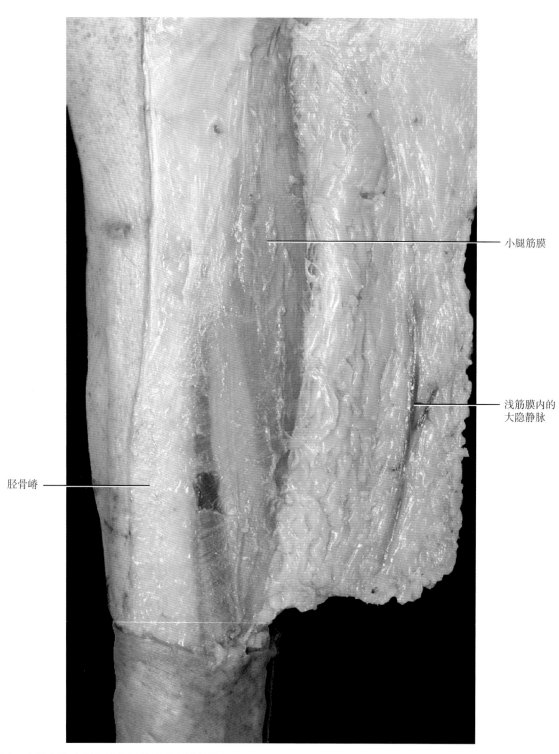

小腿筋膜

浅筋膜内的
大隐静脉

胫骨嵴

图8.50 小腿的前内侧区域的深筋膜（小腿筋膜）

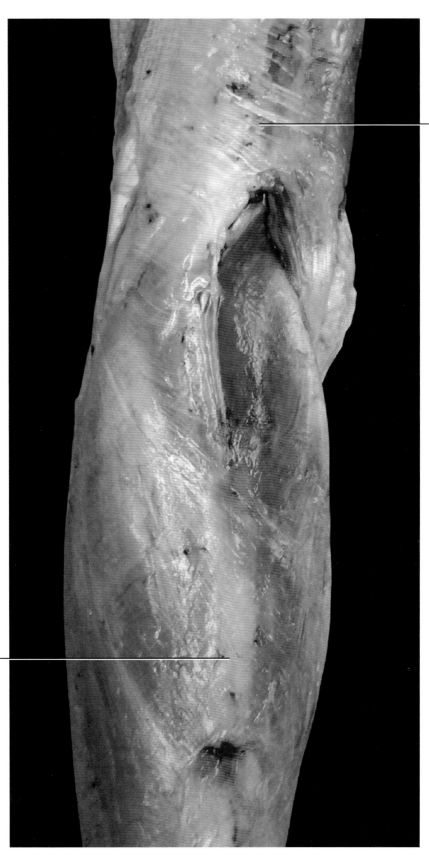

为阔筋膜加固的纤维束

覆盖在小腿三头肌上的小腿筋膜

图8.51　小腿后部的深筋膜（腱膜性筋膜）

第八章　下肢筋膜

345

临床精粹8.6 筋膜室综合征

筋膜室综合征是指一个密闭的解剖空腔内压力增大，导致其腔内循环受阻和组织功能受损的临床症状。这种循环受阻可能会导致肌肉和神经暂时或永久性的损害。筋膜室综合征可分为急性和慢性。

急性筋膜室综合征通常由外伤引起，比如小腿闭合性骨折或挫伤。即使外伤可能相对较轻，也能引起急性筋膜室综合征。急性筋膜室综合征是需要迅速诊断和治疗（筋膜切开术）的急症。深筋膜的弹性较差，这限制了筋膜室体积的扩张而导致腔内压力急剧大幅增加，进而影响静脉回流和动脉血流。

慢性筋膜室综合征是一种运动诱发的，筋膜室内肌肉局部缺血所致的，以周期性疼痛和功能障碍为特征的疾病。当过度运动停止时，症状可逐渐消退，再次开始运动时，症状会再次出现。任何人都可能患上慢性筋膜室综合征，但在长期从事重复动作的运动员中更为普遍，其最易累及小腿的前筋膜室，而最易受累的人群是跑步运动者。尽管如此，任何由深筋膜形成的筋膜室都可能发病。例如，Orava等（1998年）描述了9例患有大腿前部筋膜室综合征的个体（4名举重运动员，3名健美运动员，1名远足爱好者和1名单车运动员，其中4名患者使用合成代谢类固醇）。Leppilahti等（2002年）描述了因双腿剧烈运动所诱发的大腿内侧筋膜室综合征。此外还提及在慢性筋膜室综合征中，筋膜鞘内压力持续升高，这可能与肌肉体积的过度增大有关（例如，这种慢性筋膜室综合征在运动员中很典型，尤其是使用了合成代谢类固醇的运动员），也可能是由于深筋膜逐渐变僵硬而不能适应运动时的肌肉体积的变化。因此，筋膜室内的压力增加可能是由表面改变（腱膜僵化）与内部改变（肌肉体积的增加）共同造成的。

界距离胫跗关节约9 cm。不同个体的伸肌上支持带的厚度和纤维的走向都不一样。大多数个体的纤维走向为横向，但有些个体的纤维沿内侧斜行向上。胫骨前肌、趾长伸肌和蹞长伸肌的肌腱都从伸肌上支持带下方通过。

伸肌下支持带是最容易辨认的踝部支持带（图8.54～8.56）。通常将其描述为Y形，Y的两个分支向内侧延伸。Y的主干起始于胫腓远端关节的远端1.5 cm，并附着于距骨的足底面和踝关节囊。支持带外侧分支有两个清晰的结构：一个在浅部，与腓骨肌下支持带联结并附着于跟骨的前外侧；另一个在深部，附着于跗骨窦。在内侧，

Y的两个分支分离：一个向上走行，附着于胫骨髁（内上支）；另一支向下走行，联结屈肌支持带的浅表部并附着于足底腱膜的边缘（内下支）。内上支越过蹞长伸肌及其血管和神经，其纤维随后分散包绕胫骨前肌；内下支为蹞展肌的一组纤维附着，并在该肌肉附近有所增厚。蹞短伸肌和趾短伸肌的许多肌纤维起于伸肌下支持带的内侧。

屈肌支持带从内踝延伸至跟骨内侧面以形成踝管。趾长屈肌、蹞长屈肌、胫骨后肌的肌腱，胫骨后血管和胫神经自踝管通过。屈肌支持带的前缘较厚，形成一个纤维环，蹞展肌附着于此（图8.57）。屈肌支持带于后侧包绕跟腱，随后与腓骨肌上支持带联结。屈肌支持带的深层为跖方肌提供附着点。

腓骨肌上支持带和腓骨肌下支持带是踝关节外侧的纤维束，联结腓骨长肌肌腱和腓骨短肌肌腱。腓骨肌上支持带外观呈四边形的薄层，自外踝向远端和后方延伸至跟骨外侧面（图8.58）。在后方，它分为两层：浅层和深层。浅层包绕跟腱，然后和屈肌支持带联结。它没有明确的解剖学边界，尤其是上界，其逐渐减弱融入小腿筋膜。腓骨肌上支持带的深层走行于跟腱和蹞长屈肌之间，加固小腿筋膜的深层。腓骨肌下支持带与伸肌下支持带外侧支的浅层相连，表现为穿过腓骨长短肌肌腱的垂直纤维束（图8.59）。其中一些纤维附着于跟骨，并在两个肌腱之间形成一个隔膜。

许多足内在肌的肌纤维都附着于踝关节支持带。由于踝关节支持带和小腿筋膜相延续，因此这些肌纤维将小腿筋膜向远端拉伸。小腿筋膜的前部被趾短伸肌向尾端拉伸，后者附着于足背筋膜和伸肌下支持带（图8.60）。小腿筋膜的内侧部被蹞展肌拉伸，后者牢固地附着在踝关节屈肌支持带上（图8.57）。小趾展肌的许多肌纤维附着于包裹其的深筋膜，此筋膜与小腿筋膜联结，为小腿筋膜提供外侧拉伸。因此，每次小趾展肌收缩时，都会拉伸其深筋膜，从而纵向拉紧小腿筋膜的外侧部。小腿筋膜与跖筋膜间的连续性为小腿

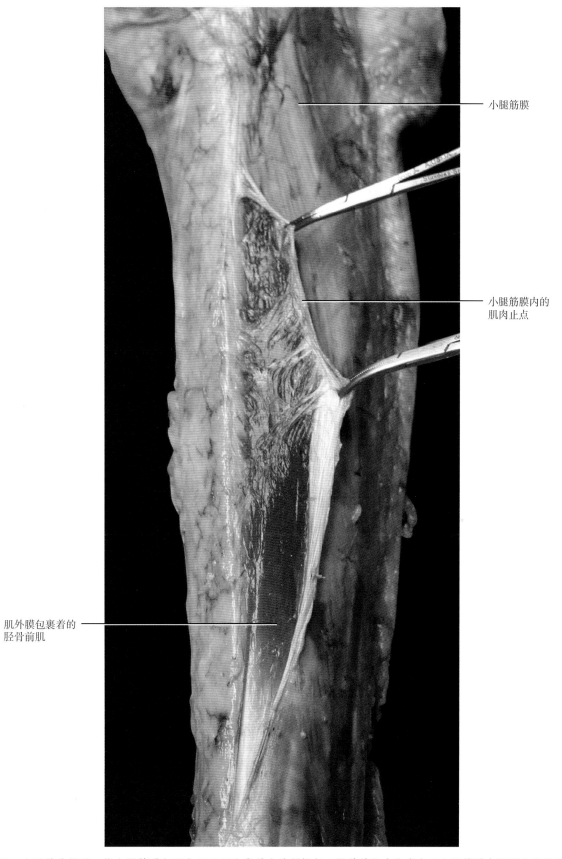

小腿筋膜

小腿筋膜内的
肌肉止点

肌外膜包裹着的
胫骨前肌

图8.52 小腿前外侧观。将小腿筋膜与下方组织面分离并向外侧提起。胫骨前肌有许多止于小腿筋膜内侧面的肌纤维，
同时其远端被肌外膜包裹，并能在小腿筋膜下灵活运动

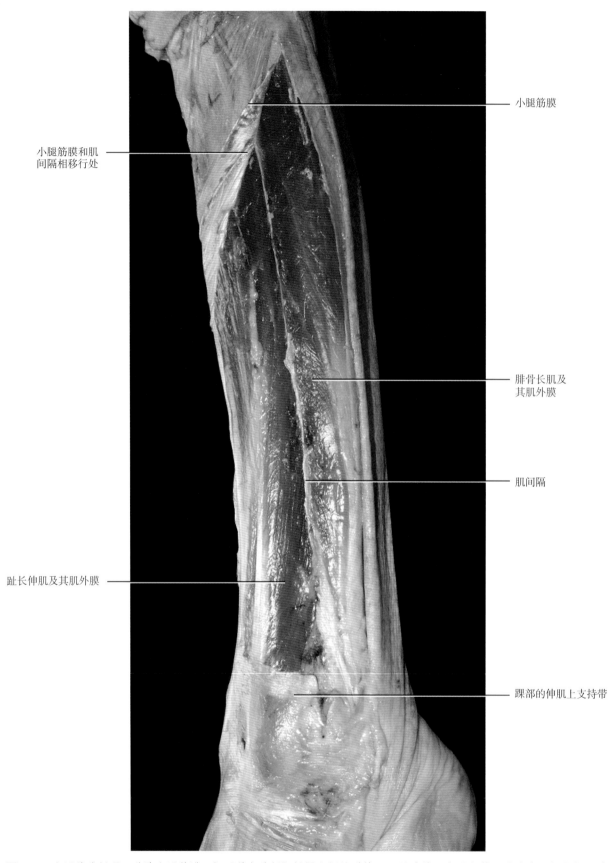

小腿筋膜

小腿筋膜和肌间隔相移行处

腓骨长肌及其肌外膜

肌间隔

趾长伸肌及其肌外膜

踝部的伸肌上支持带

图8.53 小腿前外侧观。移除小腿筋膜，切开其与外侧肌间隔之间的联结，可见腓骨肌和趾长伸肌的许多肌纤维都附着在此肌间隔上

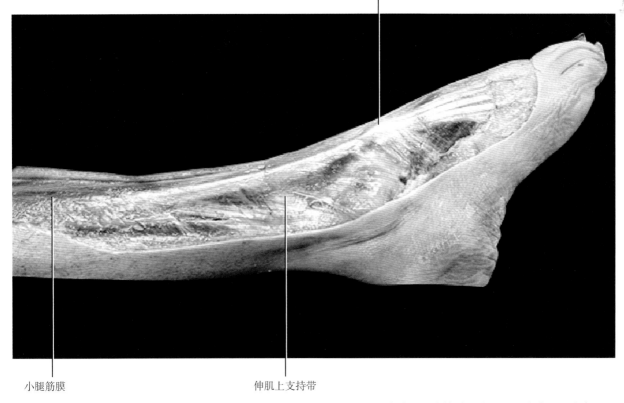

伸肌下支持带

小腿筋膜   伸肌上支持带

图8.54　小腿和足部的前外侧观。移除皮下组织以暴露深筋膜。可见小腿筋膜与足背筋膜相移行，踝关节周围存在一些纤维性加固结构（踝关节支持带），这些纤维性加固结构的走行与作用于深筋膜上的机械力方向一致

伸肌上支持带

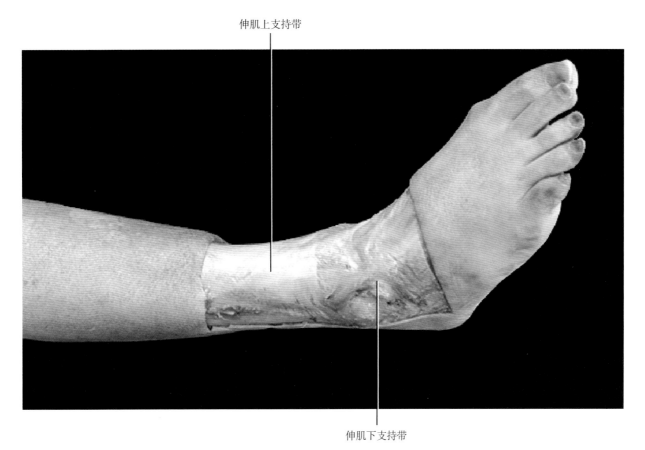

伸肌下支持带

图8.55　右踝前外侧观。注意与图8.54中伸肌上支持带的不同之处。此支持带较厚，可见横行的胶原纤维束。而另一张图中可见伸肌上支持带较薄，且其纤维为斜行

349

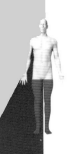

伸肌下支持带

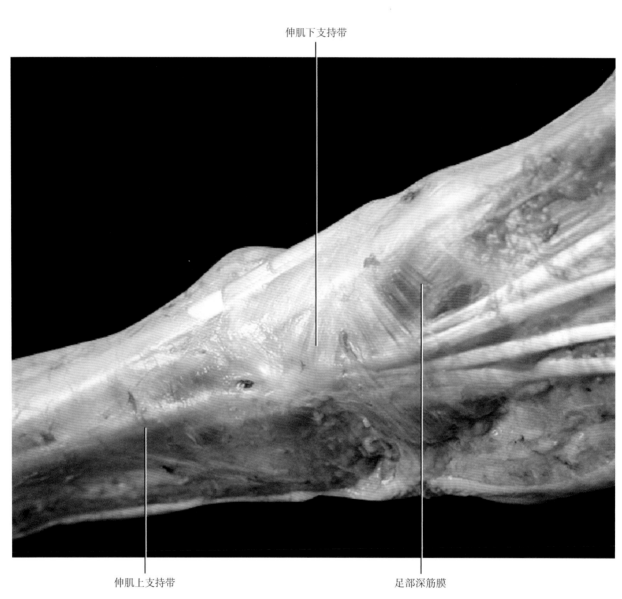

伸肌上支持带

足部深筋膜

图8.56 踝部前面观。此伸肌下支持带的胶原纤维束沿不同方向走行，很明显支持带被作用在深筋膜上的各种牵拉力塑型

筋膜提供远端拉伸。跖筋膜为许多内在肌提供附着点，在小腿筋膜后部与足跟之间提供牵引。

最后，必须专门用一段来介绍跖肌，因为它常被认为是筋膜张肌而非强有力的肌肉（图8.61）。跖肌起于股骨外侧髁上线和膝关节囊。在某些情况下，其只起于膝关节囊和小腿筋膜，而不起于骨上。Nayak等（2010年）发现跖肌肌腱远端附着于足部屈肌支持带的情形占29%，附着于跟骨的情形占29%，附着于跟腱周围小腿筋膜的情形占27%。也就是说，跖肌的起止点都应纳入筋膜结构。在8%的个体中，跖肌完全缺如。当跖肌收缩时，其向尾侧拉伸关节囊后部和腘筋膜，并向近端拉伸屈肌支持带或小腿筋膜的后内侧部分，借此使膝部及足部的运动协调。

（八）足部筋膜

足部有许多肌联结的筋膜，如足背筋膜（外侧与小趾展肌筋膜相连，内侧与踇展肌筋膜相连），跖筋膜的两端和骨间肌筋膜。另一个薄筋膜层位于趾短屈肌的下方，使趾短屈肌与跖方肌隔开。该趾长屈肌的肌腱及足底外侧的血管神经经该筋膜层所形成的筋膜面走行。跖方肌的下方是踇短屈肌、小趾展肌和踇收肌，这些肌肉都被一层菲薄的筋膜层包绕。

目前对于肌筋膜室的数量及位置仍无定论。Ling与Krumar（2008年）在足底表面辨认出三条从后足至中足走行的坚韧、垂直的筋膜隔膜。这些隔膜将足后半部分隔成三个筋膜室：内侧筋膜室（内含踇展肌和踇短屈肌）、中间筋膜室（中心筋膜室或跟骨筋膜室，内含趾短屈肌、跖方肌和位置更深的踇收肌）和外侧筋膜室（内含小趾展肌和小趾短屈肌）。最后，在第1和第5跖骨之间，还有一个由4条内在肌形成的内在筋膜室。

1. 足背部筋膜

足背部筋膜为一薄纤维层，向上与踝关节伸肌下支持带相移行（图8.63）。它为足背的肌腱（趾长伸肌和踇长伸肌）形成腱鞘（图8.64）。趾短伸肌和踇短伸肌的部分肌纤维附着在其内侧面。当这些肌肉收缩时，会向尾侧拉伸足背部

筋膜和伸肌上支持带。足背部筋膜也被胫骨前肌和第3腓骨肌的肌筋膜延伸部牵引向颅侧（图8.65 ~ 8.68）。

在足内侧，足背筋膜与包裹踇展肌的踇展肌筋膜相连。踇展肌有许多筋膜附着点，其部分肌纤维起自踝部屈肌支持带，还有部分起自跖筋膜以及踇展肌和趾短屈肌间的肌间隔。由于踇展肌是联结足背部筋膜、跖筋膜以及小腿筋膜的桥梁，故其被视为维持足部筋膜张力的关键因素。

足背筋膜于外侧形成小趾展肌的筋膜室。小趾展肌的部分纤维起自足底筋膜，其余纤维起自其与趾短屈肌之间的肌间隔。

2. 骨间肌筋膜

Kalin和Hirsch（1987年）发现，足背和足底的骨间肌不仅起自于跖骨，还起自邻近跗跖关节的韧带组织和毗邻肌肉的筋膜。Oukouchi等人（1992年）发现，足底和足背的骨间肌经常包含一些附属小肌腱，这些肌腱延续为足背筋膜。由于这些筋膜的联结，一块肌肉收缩产生的张力可以触发其他肌肉收缩，所以它们才能作为一个协调的整体发挥作用。为了适应不平坦的地面，足必须是灵活而有适应能力的。在其他时候，骨间肌筋膜是一个最好的硬性结构，骨间肌之间的广泛联结显示，当机体需要坚硬度的时候，它们也可以成为足部重要的稳定装置。

足背筋膜于外侧形成小趾展肌的筋膜室。小

临床精粹 8.7　踝管综合征

踝管综合征是胫后神经远支的压迫综合征，与其走行于屈肌支持带下方有关（图8.62）。足底内侧至前三个趾沿线的疼痛和（或）感觉异常多见。内踝后方Tinel征可为阳性，两点辨别能力可受损。使踝关节最大限度地被动外翻、背屈，此时所有的跖趾关节将最大限度地背屈，保持这个动作5 ~ 10秒可能会激发该综合征。

该综合征可由外伤、自身免疫性疾病、足内翻、肌腱炎和神经节囊肿等引起。深筋膜和屈肌支持带张力的增加也可引发此综合征，可能与外伤、过量运动和踇展肌（其许多肌纤维附着于支持带上）的过度紧张有关。Hudes K（2010年）用交叉摩擦按摩与器械辅助筋膜剥离术（足跟外侧、前足的跖面与背面）来治疗此综合征。

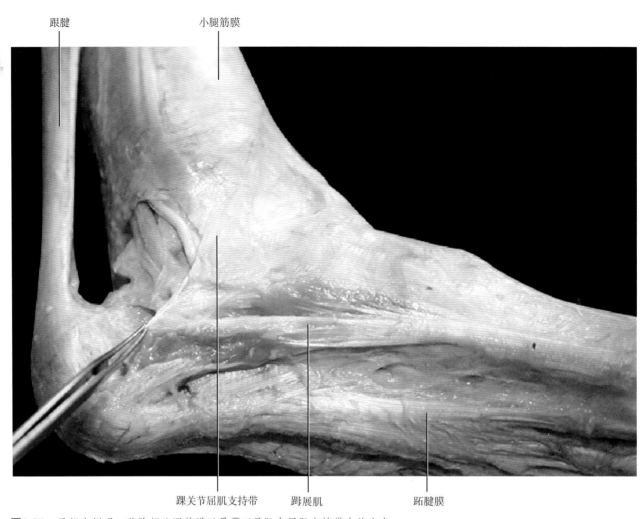

跟腱　　　　　　　　　　小腿筋膜

踝关节屈肌支持带　　　　蹑展肌　　　　　　跖腱膜

图8.57　足部内侧观。移除部分深筋膜以暴露蹑展肌在屈肌支持带上的止点

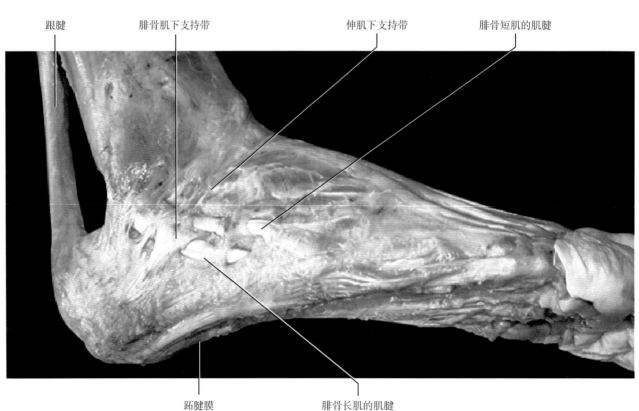

跟腱　　　腓骨肌下支持带　　　　　伸肌下支持带　　　　腓骨短肌的肌腱

跖腱膜　　　　　　　　腓骨长肌的肌腱

图8.58　踝部和足部的外侧观。腓骨肌下支持带覆盖了腓骨肌（腓骨长肌和腓骨短肌）的肌腱，并在足背侧与伸肌下支持带移行。注意跖腱膜和跟腱的连续性

352

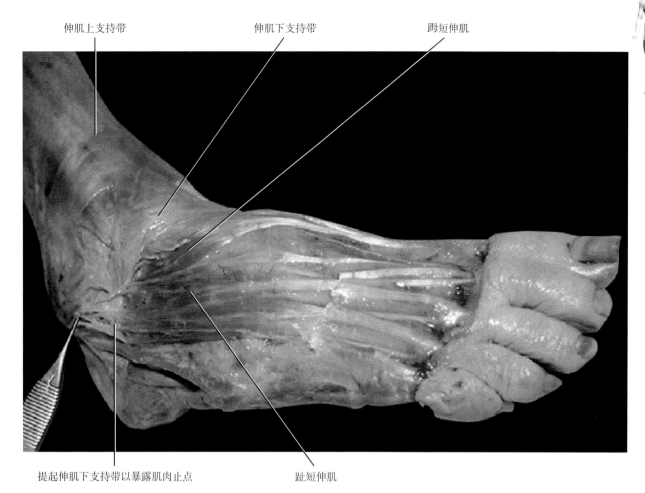

伸肌上支持带　　　　　　伸肌下支持带　　　　　　　　蹬短伸肌

提起伸肌下支持带以暴露肌肉止点　　　　　　　趾短伸肌

图8.59　足背部。移除部分深筋膜以暴露足内在肌群。此图显示了趾短伸肌的筋膜止点，趾短伸肌的许多肌纤维起自伸肌下支持带的内侧面。支持带纤维的分布和厚度由作用在趾短伸肌的筋膜上的牵拉力所决定

趾展肌的部分纤维起自足底筋膜，其余纤维起自其与趾短屈肌之间的肌间隔。

3.　足底筋膜[2]

由于足底筋膜在足部生物力学中具有重要作用以及它与多种病理现象有关，所以关于足底筋膜的研究可能比身体大多数筋膜都更频繁。足底筋膜由致密的胶原纤维组成，这些纤维主要是纵向走行的（图8.69）。足底筋膜有两层纤维层：浅层和深层。深筋膜浅层由纵行纤维组成，这些纤维起自跟骨结节中段，在远端分散形成五条带，延续为五个脚趾筋膜片。深筋膜深层更薄，而且并不遍及足底筋膜的每一处。它由横向走行的胶原纤维束组成。在趾骨头更易识别出深筋膜深层，一些垂直间隔在这里把足底筋膜深层固定在趾骨上。这个结构与跖腱膜相连[3]，所以我们可以确定，足底筋膜浅层与浅筋膜、深筋膜深层相连。在足部，深浅两层深筋膜融合形成足底筋膜。很多垂直纤维隔（皮肤浅支持带）从足底筋膜浅层发出，把足底筋膜牢固联结于皮肤上。在这些纤维隔之间，有充当缓冲器的脂肪小叶。

2　研究者在这个结构是深筋膜还是腱膜的问题上有争议。Dorland医学词典把腱膜定义为"一个白色、扁平的肌腱扩张，联结肌肉的运动部分"，而深筋膜的定义是"覆盖于肌肉和身体不同器官的片状或带状纤维组织"。因为足底筋膜覆盖和保护足部的固有肌肉，所以可以将其当成一种深筋膜。另外，腱膜的胶原纤维彼此平行，而足底筋膜由纵行和横行的胶原束组成（这恰好是深筋膜的典型结构）。

3　跖腱膜应该是跖筋膜，即足底（深）筋膜，但是在常见术语中还是被叫作跖腱膜。我们虽然采用了这个命名，但是认为这个结构是深筋膜。

353

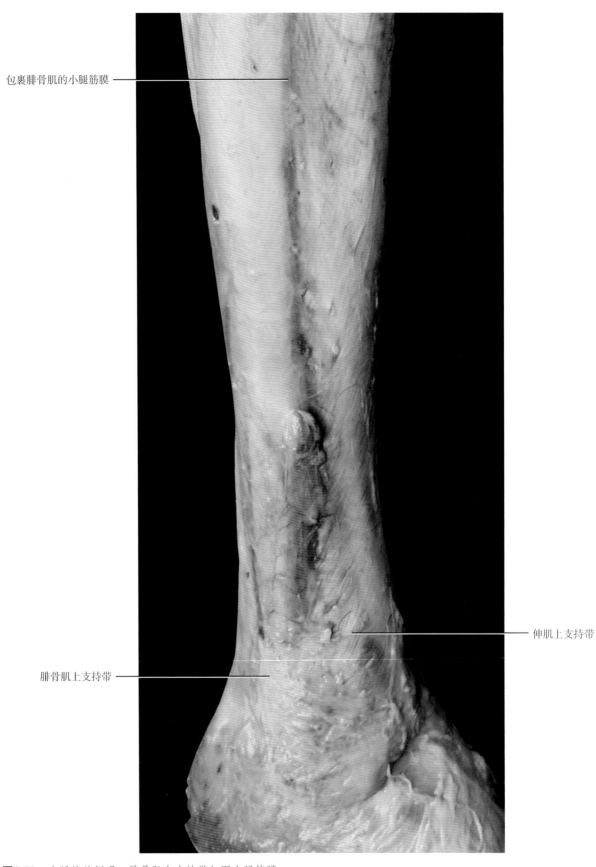

包裹腓骨肌的小腿筋膜

伸肌上支持带

腓骨肌上支持带

图8.60 小腿的外侧观。腓骨肌上支持带加固小腿筋膜

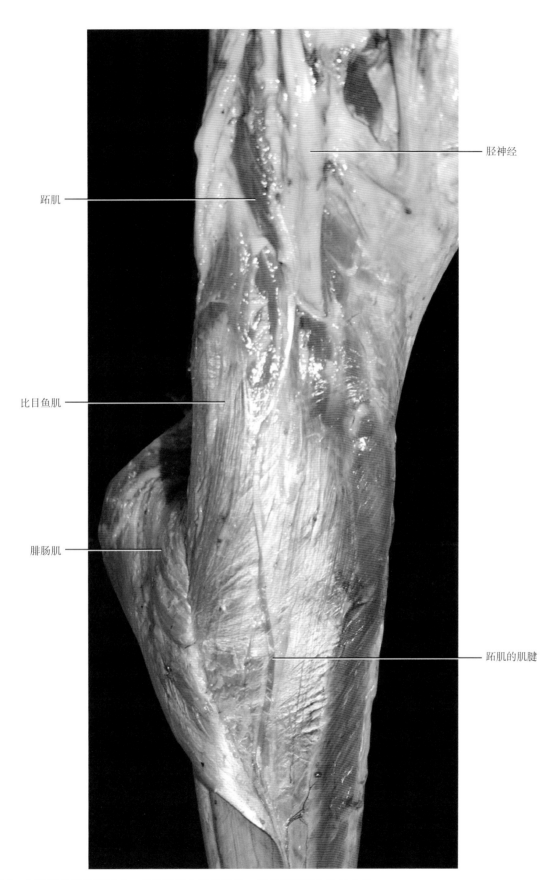

胫神经

跖肌

比目鱼肌

腓肠肌

跖肌的肌腱

图8.61　小腿深筋膜室后面观。将腓肠肌分离并提起，以暴露跖肌和比目鱼肌

临床精粹 8.8　Morton 病（神经瘤和跖痛症）

跖骨间足底神经周围出现纤维化和结缔组织增生，最常累及第二和第三跖骨间隙（位于第二到第三跖骨头和第三到第四跖骨头之间）。显微镜下表现为受累神经元明显变形伴周围广泛地向心性纤维化。主要症状表现为负重时疼痛和（或）麻木，有时脱掉鞋袜可缓解。趾头间的直接压力，以及压迫前大趾和脚趾导致的足横弓

受压都会加重这些症状（Mulder征）。趾深横韧带是神经瘤形成的主要因素之一，但其机制尚未阐明。Mariano De Prado（2003年）提出趾深横韧带松解，通过骨切开术使跖骨缩短而不切断神经，来治疗Morton神经瘤。这种减压减少了作用于神经的压力，缓解了疼痛。按照David（2012年）建议的手法可以得到相似的结果。

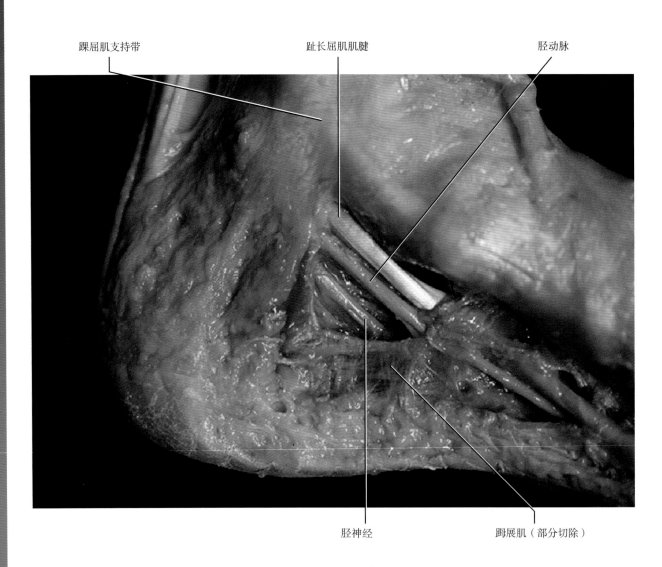

踝屈肌支持带　　　　趾长屈肌肌腱　　　　胫动脉

胫神经　　　　　　蹈展肌（部分切除）

图8.62　踝关节内侧观，移除部分深筋膜和蹈展肌，以暴露踝管内结构

临床精粹 8.9　跟痛症

　　跟痛症在成人中很常见，它可以导致明显的不适和残疾。各种各样的软组织、骨组织和系统功能障碍都可以导致跟痛症。可以先用询问病史和下肢体格检查进行跟痛症解剖学源头的定位，以缩窄鉴别诊断的范围。成人最常见的跟痛原因是足底筋膜炎。据报道，足底筋膜炎患者在晨起后的第一步或者久坐后起身时，跟痛会加重。在体格检查时，跟骨结节触痛明显，并且在脚趾被动背屈时加重。跟腱炎或肌腱炎可能与跟痛症有关。另外，周围黏液囊嵌入跟腱也会使跟腱发炎，产生疼痛。跟骨应力性骨折容易发生在参加需要跑和跳的运动的运动员中。跟痛症患者可伴有刺痛感、灼烧感或麻木，可能患有踝管综合征。足跟点萎缩可能表现为弥漫性的足底跟痛，尤其是在老年和肥胖患者中。由于在跟腱旁组织和足底筋膜之间有明确的筋膜联结，因此足底筋膜和小腿三头肌中任意一个或者两个的张力增加均可导致跟痛症。Carlson等人（2000年）证实，跟腱的过度拉伸和（或）过度紧绷都是足底筋膜炎的危险因素。跟痛症患者的每一次体格检查都应该包括对足底筋膜和小腿三头肌组织紧缩感和筋膜受限程度的评估（Stecco等，2013年）。

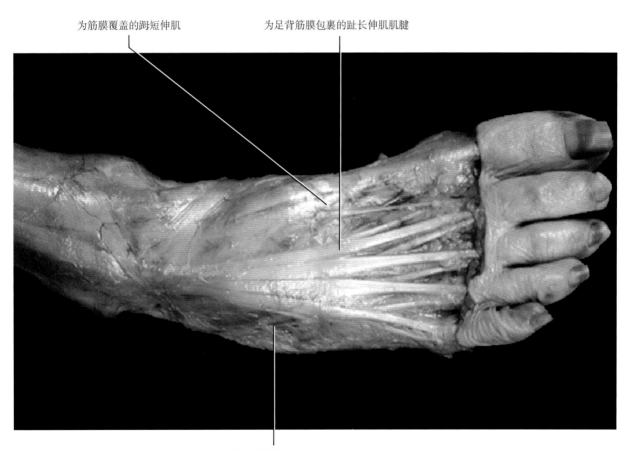

为筋膜覆盖的踇短伸肌　　　　　　　为足背筋膜包裹的趾长伸肌肌腱

为筋膜覆盖的小趾展肌

图8.63　足背部。深筋膜覆盖了所有肌腱和肌肉，其外侧与小趾展肌的筋膜相连。足背筋膜近端与小腿筋膜相连

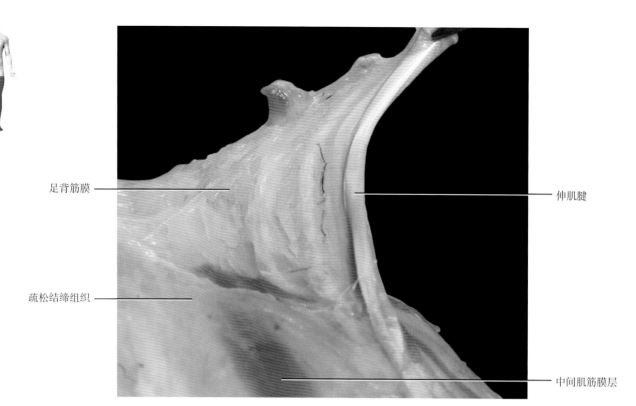

足背筋膜 —————— 伸肌腱

疏松结缔组织 —————— 中间肌筋膜层

图8.64 足背区域。所有趾长屈肌肌腱和蹈长屈肌肌腱都埋藏于足背筋膜中。这层深筋膜在每个肌腱周围分开，包绕肌腱形成单独的腱鞘。在足背筋膜层下还有另一个肌筋膜层，由趾短屈肌和蹈短屈肌组成。在这两个肌筋膜层之间，有疏松结缔组织

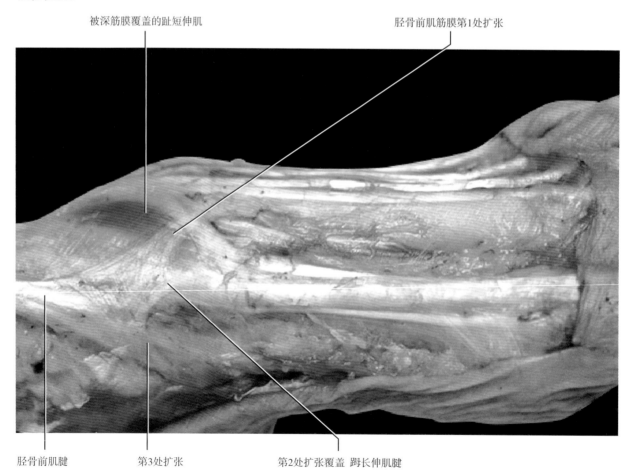

被深筋膜覆盖的趾短伸肌   胫骨前肌筋膜第1处扩张

胫骨前肌腱   第3处扩张   第2处扩张覆盖 蹈长伸肌腱

图8.65 足背区域内侧观。胫骨前肌的肌筋膜有3处扩张至足背筋膜。每次胫骨前肌收缩，都会牵拉足背筋膜。第1处筋膜扩张插入位置的内侧面，恰好是足背筋膜上趾短伸肌的附着点。第2处筋膜扩张覆盖了蹈长伸肌；第3处筋膜扩张向内侧行走，汇入蹈外展肌

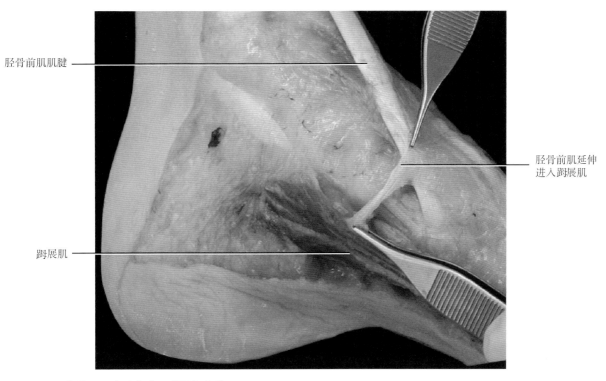

胫骨前肌肌腱

胫骨前肌延伸进入踇展肌

踇展肌

图8.66 胫骨前肌肌腱延伸进入踇展肌筋膜

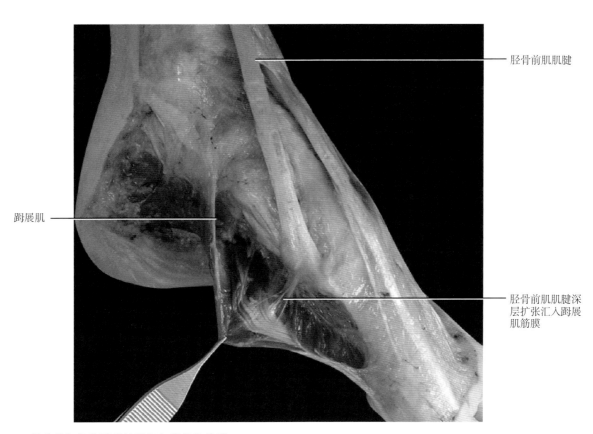

踇展肌

胫骨前肌肌腱

胫骨前肌肌腱深层扩张汇入踇展肌筋膜

图8.67 胫骨前肌肌腱深层扩张汇入踇展肌筋膜

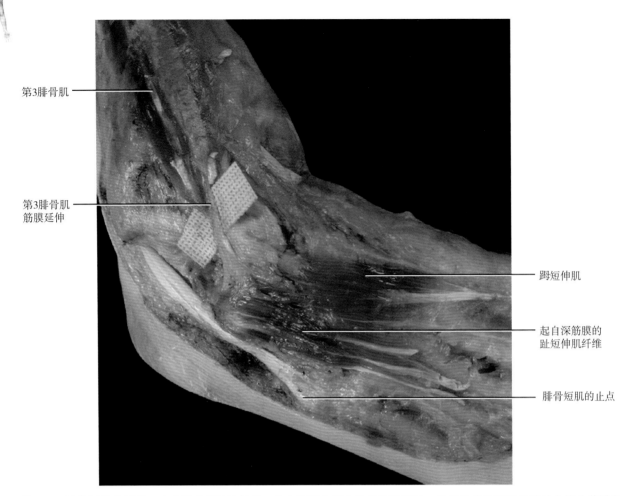

第3腓骨肌

第3腓骨肌
筋膜延伸

踇短伸肌

起自深筋膜的
趾短伸肌纤维

腓骨短肌的止点

图8.68 足背区域外侧观。为了显示更深的层面，已去除深筋膜和趾长伸肌肌腱。趾短伸肌和踇短伸肌被它们的筋膜包绕，筋膜又被第3腓骨肌筋膜延伸部牵拉。在这些肌肉深层，足背深筋膜覆盖骨间肌

不同研究表明，足底筋膜平均厚度在2.2～3.9 mm之间。根据Pascual Huerta等人（2008年）的超声波扫描结果，足底筋膜的平均厚度是（1.99±0.65）mm，插入部位厚度为（3.33±0.69）mm，距离插入部位1 cm处的筋膜厚度为（2.70±0.69）mm，距离插入部位2 cm处的筋膜厚度为（2.64±0.69）mm。根据Moraes do Carmo等人（2008年）的解剖学研究结果，足底筋膜中央区域平均厚度为4.4 mm，外周区域平均厚度2.7 mm，内侧筋膜较薄。足底筋膜厚度因患者性别、体重和病理状态（足底筋膜炎、糖尿病等）不同而有所不同，但不随年龄而改变。不同研究发现，足底筋膜炎患者筋膜厚度增加，根据研究和测量的点不同，增加2.9～6.2 mm（图8.70）。

足底筋膜可以分为三个部分：中间部分是最

强壮有力和最厚的，内侧和外侧部分与深筋膜相延续，分别包绕大趾和第五脚趾的固有肌肉。内侧和外侧两个肌间隔，于足底肌内侧群、中间群和外侧群之间斜垂直延伸到达骨面。足底腱膜中央区覆盖长短趾屈肌，外侧部分覆盖小趾展肌，内侧部分包绕踇趾展肌。足底腱膜向内与屈肌支持带相连，向外与腓骨肌下支持带相连。

很多学者（Benjamin，2009年；Benninghoff和Goerttler，1978年；Erdemir等人，2004年；Shaw等人，2008年；Wood Jones，1944年）发现，足底筋膜与跟腱相连。这样，足底筋膜有助于跟腱部位压力分布均匀，使足跟压力向前足传送，反之亦然。Snow等人（1995年）指出，年龄增大会导致联结跟腱和足底筋膜的纤维数目持续性减少。新生儿有致密的纤维联结，中年人只有由跟腱延续而形

成筋膜的骨膜表面纤维，而在老年人足部，没有发现任何联结。我们最近的研究（Stecco等人，2013年）表明，在所有年龄的人群中，通过跟骨上的一层筋膜，足底筋膜和跟腱旁组织有联结（图8.71，图8.72）。

足底筋膜可以帮助维持纵向的足弓形态，把足跟压力传至前足（Erdemir等，2004年）。它既可以作为杆状结构，也可以作为网架结构（Hicks，1954年；Salathe等，1986年）：当跖骨承受前进时的巨大曲力的时候，是杆状结构；当足承受着陆和站立姿势时的冲击力的时候，是网架结构。Sarrafian（1987年）已经很清楚地解释了足底筋膜作为杆状结构时的作用。他把足比作一个弯板，后足位于矢状平面，前足位于水平面，前后足之间的弯曲形成足弓。当身体重量通过踝关

临床精粹 8.10　足底筋膜炎

足底筋膜炎是足底筋膜的炎症，主要发生在它插入跟骨的部位。在跑步运动员（Warren，1990年）和需要长期在较硬平面上行走的工人中尤为常见，也与负重、鞋足弓部位支撑太少或没有以及脚底支撑的变化有关。一般认为，足底筋膜炎是过度拉伸，反复承受过大压力，足过度旋前，扁平足或者高足弓结构以及跟腱过度紧张导致的一种使用过度综合征。适当的拉伸练习和夜间背屈夹板常被用来减小足底深筋膜张力。外伤撕裂导致足底筋膜炎的较少见。在患不同的系统性疾病时，足底筋膜也可能发生改变。例如，1型糖尿病患者足底筋膜更容易糖基化、氧化和增厚。有些学者认为，这种筋膜增厚可以作为组织糖基化的替代指标和微血管疾病的标志物。足底筋膜也可能与银屑病、强直性脊柱炎和纤维瘤有关（莱德豪斯病）。它还可能在钙化、软骨性化生等退行性病变时出现增厚。

内侧部　　　　　中间部

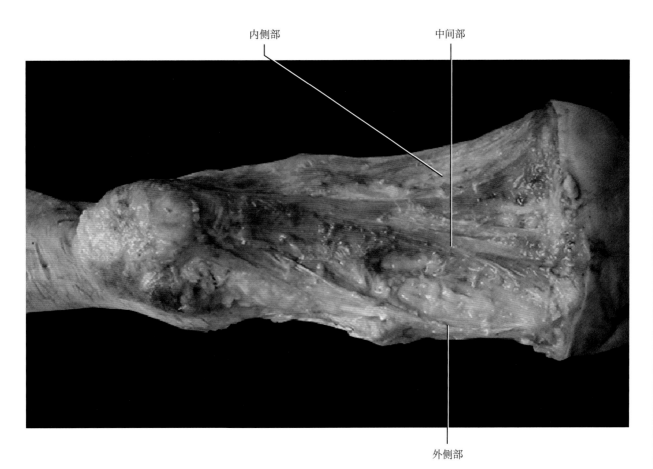

外侧部

图8.69　足底。为了展示足底筋膜，皮下组织已被剔除。足底筋膜有一个中间部和两个较薄的区域：内侧部与踇展肌筋膜相连，外侧部与小趾展肌相连。注意，所有的胶原纤维束都在跟骨交汇

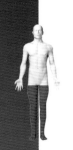

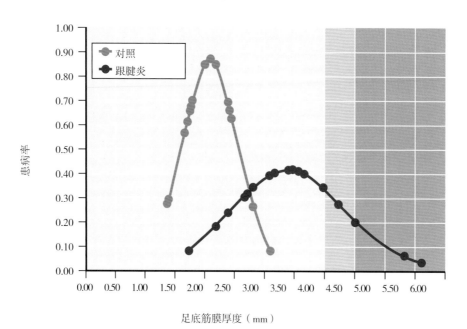

纵坐标：患病率

横坐标：足底筋膜厚度（mm）

图例：对照、跟腱炎

跟腱炎人群和对照组的足底筋膜厚度评估

图8.70 健康人群（蓝色）和跟腱炎患者（红色）的足底筋膜厚度比较。很明显，跟腱炎患者足底筋膜更厚。这个数据提示，由于足底筋膜与跟腱旁组织相连，对跟腱炎患者都要进行足底筋膜的检查

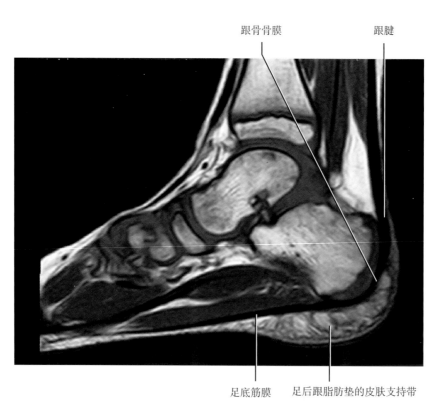

跟骨骨膜   跟腱

足底筋膜   足后跟脂肪垫的皮肤支持带

图8.71 一个6岁儿童的MRI图像。足底筋膜显示为一条清晰可见的黑线，通过跟骨骨膜与跟腱相联结。在MRI下可见足后跟脂肪垫的皮肤支持带

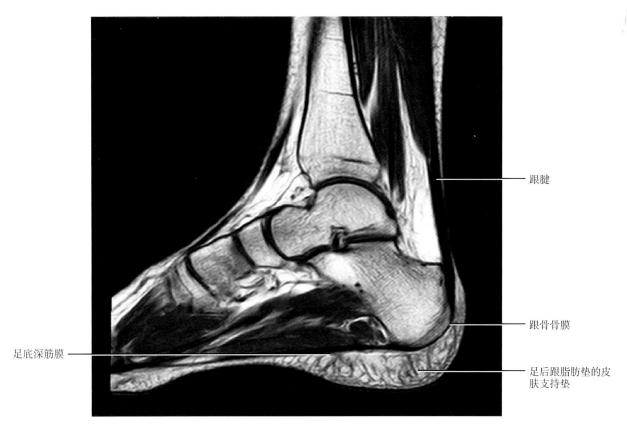

跟腱

跟骨骨膜

足后跟脂肪垫的皮肤支持垫

足底深筋膜

图8.72　成人足部MRI。能显示足底深筋膜和跟腱通过骨膜联结，但该联结较薄

节作用于足部的时候，足背承受压缩负荷，足底承受拉伸负荷。这样，足底筋膜成为足部的一个杠杆，减轻足底受到的拉伸负荷。足底筋膜承担了14%的足部总负荷。在尸体标本上，足底筋膜破裂时承受的平均压力为（1189±244）N。手术松解经常被用来减轻足底压力。在尸体标本上进行松解，结果足弓高度平均下降（7.4±4.1）mm，足弓水平长度延长15%。另外，足底筋膜在缓冲撞击和肌力过程中具有重要作用，因此，也保护了足底血管和神经。

Pacini小体和Ruffini小体被认为是机械性刺激感受器。它们的存在提示，支配足底筋膜的神经参与本体感受，保持稳定和控制足运动。由于大量肌筋膜的插入，足底筋膜可以感觉到足的位置和不同固有肌肉的收缩状态。如果这些肌肉过度收缩，足底筋膜和它包含的神经末梢会过度牵拉。这些特性为研究这个复杂的组织提供了新的线索。足底筋膜可看成是一个车夫，指挥足底的肌肉，并帮助它们在运动时与其他结构相互协调。

参考文献

Andersen, H.L., Andersen, S.L., Tranum-Jensen, J., 2012. Injection inside the paraneural sheath of the sciatic nerve: Direct comparison among ultrasound imaging, macroscopic anatomy, and histologic analysis. Reg. Anesth. Pain Med. 37 (4), 410–414.

Benjamin, M., 2009. The fascia of the limbs and back: A review. J. Anat. 214 (1), 1–18.

Benninghoff, A., Goerttler, K., 1978. Lehrbuch der Anatomie des Menschen, vol. 1, second ed. Urban & Schwarzenberg, München, pp. 430–450.

Burnet, N.G., Bennett-Britton, T., Hoole, A.C., Jefferies, S.J., Parkin, I.G., 2004. The anatomy of sartorius muscle and its implications for sarcoma radiotherapy. Sarcoma 8 (1), 7–12.

Caggiati, A., 2000. Fascial relations and structure of the tributaries of the saphenous veins. Surg. Radiol. Anat. 22 (3–4), 191–196.

Canoso, J.J., Stack, M.T., Brandt, K.D., 1983. Hyaluronic acid content of deep and subcutaneous bursae of man. Ann. Rheum. Dis. 42 (2), 171–175.

Carlson, R.E., Fleming, L.L., Hutton, W.C., 2000. The

biomechanical relationship between the tendoachilles, plantar fascia and metatarsophalangeal joint dorsiflexion angle. Foot Ankle Int. 21 (1), 18–25.

Chen, C.K., Yeh, L., Chang, W.N., Pan, H.B., Yang, C.F., 2006. MRI diagnosis of contracture of the gluteus maximus muscle. AJR Am. J. Roentgenol. 187 (2), W169–W174.

Cichowitz, A., Pan, W.R., Ashton, M., 2009. The heel: anatomy, blood supply, and the pathophysiology of pressure ulcers. Ann. Plast. Surg. 62 (40), 423–429.

Crum, J.A., La Prade, R.F., Wentorf, F.A., 2003. The anatomy of the posterolateral aspect of the rabbit knee. J. Orthop. Res. 21 (4), 723–729.

Davis, F., 2012. Therapeutic massage provides pain relief to a client with morton' s neuroma: A case report. Int. J. Ther. Massage. Bodywork. 5 (2), 12–19.

De Maeseneer, M., Van Roy, F., Lenchik, L., Barbaix, E., De Ridder, F., Osteaux, M., 2000. Three layers of the medial capsular and supporting structures of the knee: MR imaging – anatomic correlation. Radiographics 20, Spec No, S83–S89.

De Prado, M., 2003. Cirugía percutánea del pie. Masson, Barcellona, pp. 213–220.

Dunn, T., Heller, C.A., McCarthy, S.W., Dos Remedios, C., 2003. Anatomical study of the "trochanteric bursa". Clin. Anat. 16 (3), 233–240.

Dye, S.F., Campagna-Pinto, D., Dye, C.C., Shifflett, S., Eiman, T., 2003. Soft-tissue anatomy anterior to the human patella. J. Bone Joint Surg. Am. 85-A (6), 1012–1017.

Erdemir, A., Hamel, A.J., Fauth, A.R., Piazza, S.J., Sharkey, N.A., 2004. Dynamic loading of the plantar aponeurosis in walking. J. Bone Joint Surg. Am. 86-A (3), 546–552.

Fairclough, J., Hayashi, K., Toumi, H., et al., 2007. Is iliotibial band syndrome really a friction syndrome? J. Sci. Med. Sport 10 (2), 74–76.

Halpin, R.J., Ganju, A., 2009. Piriformis syndrome: a real pain in the buttock? Neurosurgery 65 (4 Suppl.), A197–A202.

Hicks, J.H., 1954. The mechanics of the foot. II. The plantar aponeurosis and the arch. J. Anat. 88 (1), 25–30.

Hudes, K., 2010. Conservative management of a case of tarsal tunnel syndrome. J. Can. Chiropr. Assoc. 54 (2), 100–106.

Kalin, P.J., Hirsch, B.E., 1987. The origins and function of the interosseous muscles of the foot. J. Anat. 152 (June), 83–91.

Kimani, J.K., 1984. The structural and functional organization of the connective tissue in the human foot with reference to the histomorphology of the elastic fibre system. Acta Morphol. Neerl. Scand. 22 (4), 313–323.

Leppilahti, J., Tervonen, O., Herva, R., Karinen, J., Puranen, J., 2002. Acute bilateral exercise-induced medial compartment syndrome of the thigh. Correlation of repeated MRI with clinicopathological findings. Int. J. Sports Med. 23 (8), 610–615.

Ling, Z.X., Kumar, V.P., 2008. The myofascial compartments of the foot: A cadaver study. J. Bone Joint Surg. Br. 90 (8), 1114–1118.

Miller, T.A., White, K.P., Ross, D.C., 2012. The diagnosis and management of piriformis syndrome: Myths and facts. Can. J. Neurol. Sci. 39 (5), 577–583.

Mochizuki, T., Akita, K., Muneta, T., Sato, T., 2004. Pes anserinus: layered supportive structure on the medial side of the knee. Clin. Anat. 17 (1), 50–54.

Moraes do Carmo, C.C., Fonseca de Almeida Melão, L.I., Valle de Lemos Weber, M.F., Trudell, D., Resnick, D., 2008. Anatomical features of plantar aponeurosis: cadaveric study using ultrasonography and magnetic resonance imaging. Skeletal Radiol. 37 (10), 929–935.

Nayak, S.R., Krishnamurthy, A., Ramanathan, L., et al., 2010. Anatomy of plantaris muscle: a study in adult Indians. Clin. Ter. 161 (3), 249–252.

Orava, S., Laakko, E., Mattila, K., Mäkinen, L., Rantanen, J., Kujala, U.M., 1998. Chronic compartment syndrome of the quadriceps femoris muscle in athletes. Diagnosis, imaging and treatment with fasciotomy. Ann. Chir. Gynaecol. 87 (1), 53–58.

Oukouchi, H., Murakami, T., Kikuta, A., 1992. Insertions of the lumbrical and interosseous muscles in the human foot. Okajimas Folia Anat. Jpn 69 (2–3), 77–83.

Pascual Huerta, J., García, J.M., Matamoros, E.C., Matamoros, J.C., Martínez, T.D., 2008. Relationship of body mass index, ankle dorsiflexion, and foot pronation on plantar fascia thickness in healthy, asymptomatic subjects. J. Am. Podiatr. Med. Assoc. 98 (5), 379–385.

Salathe, E.P., Jr., Arangio, G.A., Salathe, E.P., 1986. A biomechanical model of the foot. J. Biomech. 19 (12), 989–1001.

Sarrafian, S.K., 1987. Functional characteristics of the foot and plantar aponeurosis under tibiotalar loading. Foot Ankle 8 (1), 4–18.

Schweighofer, G., Mühlberger, D., Brenner, E., 2010. The anatomy of the small saphenous vein: fascial and neural relations, saphenofemoral junction, and valves. J. Vasc. Surg. 51 (4), 982–989.

Shaw, H.M., Vázquez, O.T., McGonagle, D., Bydder, G.,

Santer, R.M., Benjamin, M., 2008. Development of the human Achilles tendon enthesis organ. J. Anat. 213 (6), 718–724.

Silva, F., Adams, T., Feinstein, J., Arroyo, R.A., 2008. Trochanteric bursitis: refuting the myth of inflammation. J. Clin. Rheumatol. 14 (2), 82–86.

Snow, S.W., Bohne, W.H., 2006. Observations on the fibrous retinacula of the heel pad. Foot Ankle Int. 27 (8), 632–635.

Snow, S.W., Bohne, W.H., Di Carlo, E., Chang, V.K., 1995. Anatomy of the Achilles tendon and plantar fascia in relation to the calcaneus in various age groups. Foot Ankle Int. 16 (7), 418–421.

Stecco, C., Corradin, M., Macchi, V., et al., 2013. Plantar fascia anatomy and its relationship with Achilles tendon and paratenon. J. Anat. 223 (6), 665–676.

Stecco, C., Macchi, V., Porzionato, A., et al., 2010. The ankle retinacula: morphological evidence of the proprioceptive role of the fascial system. Cells Tissues Organs 192 (3), 200–210.

Terry, G.C., LaPrade, R.F., 1996. The posterolateral aspect of the knee. Anatomy and surgical approach. Am. J. Sports Med. 24 (6), 732–739.

Thawait, S.K., Soldatos, T., Thawait, G.K., Cosgarea, A.J., Carrino, J.A., Chhabra, A., 2012. High resolution magnetic resonance imaging of the patellar retinaculum: normal anatomy, common injury patterns, and pathologies. Skeletal Radiol. 41 (2), 137–148.

Tubbs, R.S., Caycedo, F.J., Oakes, W.J., Salter, E.G., 2006. Descriptive anatomy of the insertion of the biceps femoris muscle. Clin. Anat. 19 (6), 517–521.

Tubbs, R.S., Loukas, M., Shoja, M.M., Apaydin, N., Oakes, W.J., Salter, E.G., 2007. Anatomy and potential clinical significance of the vastoadductor membrane. Surg. Radiol. Anat. 29 (7), 569–573.

Van Dyke, J.A., Holley, H.C., Anderson, S.D., 1987. Review of iliopsoas anatomy and pathology. Radiographics 7 (1), 53–84.

Vieira, E.L., Vieira, E.A., da Silva, R.T., Berlfein, P.A., Abdalla, R.J., Cohen, M., 2007. An anatomic study of the iliotibial tract. Arthroscopy 23 (3), 269–274.

Vleeming, A., Pool-Goudzwaard, A.L., Stoeckart, R., van Wingerden, J.P., Snijders, C.J., 1995. The posterior layer of the thoracolumbar fascia. Its function in load transfer from spine to legs. Spine 20 (7), 753–758.

Wangwinyuvirat, M., Dirim, B., Pastore, D., et al., 2009. Prepatellar quadriceps continuation: MRI of cadavers

with gross anatomic and histologic correlation. Am. J. Roentgenol. 192 (3), W111–W116.

Warren, B.L., 1990. Plantar fasciitis in runners: Treatment and prevention. Sports Med. 10 (5), 338–345.

Wood Jones, F., 1944. Structure and Function as Seen in the Foot. Baillière, Tindall and Cox, London, pp. 1–324.

Woodley, S.J., Mercer, S.R., Nicholson, H.D., 2008. Morphology of the bursae associated with the greater trochanter of the femur. J. Bone Joint Surg. Am. 90 (2), 284–294.

Wu, C.C., Shih, C.H., 2004. The influence of iliotibial tract on patellar tracking. Orthopedics 27 (2), 199–203.

书目

Aguiar, R.O., Viegas, F.C., Fernandez, R.Y., Trudell, D., Haghighi, P., Resnick, D., 2007. The prepatellar bursa: cadaveric investigation of regional anatomy with MRI after sonographically guided bursography. Am. J. Roentgenol. 188 (4), W355–W358.

Campanelli, V., Fantini, M., Faccioli, N., Cangemi, A., Pozzo, A., Sbarbati, A., 2011. Three-dimensional morphology of heel fat pad: an in vivo computed tomography study. J. Anat. 219 (5), 622–631.

Cardinal, E., Chhem, R.K., Beauregard, C.G., Aubin, B., Pelletier, M., 1996. Plantar fasciitis: sonographic evaluation. Radiology 201 (1), 257–259.

Cheng, H.Y., Lin, C.L., Wang, H.W., Chou, S.W., 2008. Finite element analysis of the plantar fascia under stretch: The relative contribution of windlass mechanism and Achilles tendon force. J. Biomech. 41 (9), 1937–1944.

Cheung, J.T., Zhang, M., An, K.N., 2006. Effect of Achilles tendon loading on plantar fascia tension in the standing foot. Clin. Biomech. 21 (2), 194–203.

Cheung, J.T.M., Zhang, M., An, K.N., 2004. Effects of plantar fascia stiffness on the biomechanical responses of the ankle–foot complex. Clin. Biomech. 19 (8), 839–846.

Evans, P., 1979. The postural function of the iliotibial tract. Ann. R. Coll. Surg. Engl. 61 (4), 271–280.

Gerlach, U.J., Lierse, W., 1990. Functional construction of the superficial and deep fascia system of the lower limb in man. Acta. Anat. 139 (1), 11–25.

Gibbon, W.W., Long, G., 1999. Ultrasound of the plantar aponeurosis (fascia). Skeletal Radiol. 28 (1), 21–26.

Jahss, M.H., Michelson, J.D., Desai, P., et al., 1992. Investigations into the fat pads of the sole of the foot: Anatomy and histology. Foot Ankle 13 (5), 233–242.

Kitaoka, H.B., Luo, Z.P., An, K.N., 1997. Effect of plantar

fasciotomy on stability of arch of foot. Clin. Orthop. Relat. Res. (344), 307–312.

Kitaoka, H.B., Luo, Z.P., An, K.N., 1997. Mechanical behavior of the foot and ankle after plantar fascia release in the unstable foot. Foot Ankle Int. 18 (1), 8–15.

Marotel, M., Cluzan, R.V., Pascot, M., Alliot, F., Lasry, J.L., 2002. Lymphedema of the lower limbs: CT staging. Rev. Med. Interne 23 (Suppl. 3), 398s–402s.

Murphy, G.A., Pneumaticos, S.G., Kamaric, E., Noble, P.C., Trevino, S.G., Baxter, D.E., 1998. Biomechanical consequences of sequential plantar fascia release. Foot Ankle Int. 19 (3), 149–152.

Natali, A.N., Fontanella, C.G., Carniel, E.L., 2012. A numerical model for investigating the mechanics of calcaneal fat pad region. J. Mech. Behav. Biomed. Mater. 5 (1), 216–223.

Ozdemir, H., Yilmaz, E., Murat, A., Karakurt, L., Poyraz, A.K., Ogur, E., 2005. Sonographic evaluation of plantar fasciitis and relation to body mass index. Eur. J. Radiol. 54 (3), 443–447.

Reina, N., Abbo, O., Gomez-Brouchet, A., Chiron, P., Moscovici, J., Laffosse, J.M., 2013. Anatomy of the bands of the hamstring tendon: How can we improve harvest quality? Knee 20 (2), 90–95.

Sayegh, F., Potoupnis, M., Kapetanos, G., 2004. Greater trochanter bursitis pain syndrome in females with chronic low back pain and sciatica. Acta Orthop. Belg. 70 (5), 423–428.

Starok, M., Lenchik, L., Trudell, D., Resnick, D., 1997. Normal patellar retinaculum: MR and sonographic imaging with cadaveric correlation. AJR Am. J. Roentgenol. 168 (6), 1493–1499.

Stecco, A., Stecco, C., Macchi, V., et al., 2011. RMI study and clinical correlations of ankle retinacula damage and outcomes of ankle sprain. Surg. Radiol. Anat. 33 (10), 881–890.

Stecco, C., Pavan, P.G., Macchi, V., et al., 2009. Mechanics of crural fascia: from anatomy to constitutive modeling. Surg. Radiol. Anat. 31 (7), 523–529.

Tsai, W.C., Chiu, M.F., Wang, C.L., Tang, F.T., Wong, M.K., 2000. Ultrasound evaluation of plantar fasciitis. Scand. J. Rheumatol. 29 (4), 255–259.

Williams, B.S., Cohen, S.P., 2009. Greater trochanteric pain syndrome: A review of anatomy, diagnosis and treatment. Anesth. Analg. 108 (5), 1662–1670.

Wright, D.G., Rennels, D.C., 1964. A study of elastic properties of plantar fascia. J. Bone Joint Surg. Am. 46, 482–492.

索引

索引